中医歌诀白话解丛书

汤头歌诀白话解

第 6 版

北京中医药大学

李庆业 高 琳 王云阁 赵 晖 杨 桢 编 著

马少丹 吴宏东 吴晓丹 协 编

U0391683

人民卫生出版社

图书在版编目（CIP）数据

汤头歌诀白话解 / 李庆业等编著 . —6 版 . —北京：
人民卫生出版社，2016

ISBN 978-7-117-23040-7

Ⅰ . ①汤… Ⅱ . ①李… Ⅲ . ①方歌 – 译文 – 中国 –
清代 Ⅳ . ①R289.4

中国版本图书馆 CIP 数据核字（2016）第 191929 号

人卫社官网	www.pmph.com	出版物查询，在线购书
人卫医学网	www.ipmph.com	医学考试辅导，医学数
		据库服务，医学教育
		资源，大众健康资讯

中医歌诀白话解丛书
汤头歌诀白话解
第 6 版

编　　著：李庆业　高　琳　王云阁　赵　晖　杨　桢
出版发行：人民卫生出版社（中继线 010-59780011）
地　　址：北京市朝阳区潘家园南里 19 号
邮　　编：100021
E - mail：pmph @ pmph.com
购书热线：010-59787592　010-59787584　010-65264830
印　　刷：三河市尚艺印装有限公司
经　　销：新华书店
开　　本：850×1168　1/32　印张：9
字　　数：267 千字
版　　次：1961 年 10 月第 1 版　　2016 年 12 月第 6 版
　　　　　2024 年 2 月第 6 版第11次印刷（总第 59 次印刷）
标准书号：ISBN 978-7-117-23040-7/R · 23041
定　　价：25.00 元

打击盗版举报电话：010-59787491　E-mail：WQ @ pmph.com
（凡属印装质量问题请与本社市场营销中心联系退换）

第6版前言

汤头，原为汤剂的俗称，此处为方剂的代名词。汤头歌诀，即是用诗歌体编写的方剂书籍。

从古至今中医方剂之多浩如烟海，至明代《普济方》已载方61 739首，到现在已达到数十万首。为了便于常用方剂的学习掌握，由博返约势所必然。许多医家学者根据自身经历对方剂进行了精选细筛，至清代汪昂选名方205首，分门别类，将其组成、功用、主治等用诗歌体熔为一炉，便于记诵，深受欢迎，300年来，使广大中医初学者受益匪浅。近人严云（苍山）又在原书基础上，增补了一部分常用方和幼科方剂作为增辑，使其内容更加丰富。

由于原书限于诗歌文体，文词过简，且原注又用古文，不易为当代读者完全理解，为此北京中医药大学方剂教研室于1961年始，首由王绵之教授主持编写了第一、二版《汤头歌诀白话解》，1999年、2008年和2013年分别在先前版本的基础上进行了第三、四、五版修订。随着各版的不断修订，本书所收录方剂不断增多，内容也日益丰富，为初学者提供了较大方便。

但是，随着方剂学科的不断发展，以及对临床疾病认识的深入，原书中的部分方剂已鲜为临床所应用。因此，在第六次修订中，将少数以毒剧药为主的方剂，以及多年来罕用的少数方剂进行了删减，以便读者更有效地进行学习。

本书内容结构仍沿用第五版体例，每方分【歌诀】【注释】【组成】【用法】【功用】【主治】【方析】【附方】八个部分论述。

关于书中组成药物的用量，为强调原方作者的组方思想和配伍特色，每首方剂的组成药物均保留原方用量。古今度量衡制度差异较大，一般认为，自秦至北周，古代1两约折合0.45~0.52市两（1市两≈30g）；自隋唐至清代，古代 1 两约折合 1~1.2 市两。此处原方用量仅供参考，各位读者临床应用时需遵照药典规定用量进行处方，以保证用药安全。

因本书以汪昂《汤头歌诀》及严苍山《汤头歌诀正续集》为蓝本，部分方剂与所载方源存在差异。本版修订中遵照如下原则：

1. 出处 以《汤头歌诀》《汤头歌诀正续集》所载出处为主要依据，若出处有误，则依《中医方剂大辞典》修正。

2. 组成 歌诀所述组成与原方组成不符者，依歌诀进行白话解，并在后加注，对药物差异进行说明。

3. 剂量 以所载方源记录的剂量为主要依据，若原方无剂量，而《汤头歌诀》及《汤头歌诀正续集》中已补入者，以《汤头歌诀》及《汤头歌诀正续集》中所载剂量为依据。

由于编写水平所限，内容难免存在疏漏之处，敬希读者提出宝贵意见，为进一步修订提供参考。

高 琳

2016 年 7 月

目　录

汤头歌诀辑录 ……………………………… 1

一、补益之剂 …………… 001
二、发表之剂 …………… 003
三、攻里之剂 …………… 005
四、涌吐之剂 …………… 007
五、和解之剂 …………… 007
六、表里之剂 …………… 008
七、消补之剂 …………… 010
八、理气之剂 …………… 010
九、理血之剂 …………… 012
十、祛风之剂 …………… 014
十一、祛寒之剂 ………… 016
十二、祛暑之剂 ………… 018

十三、利湿之剂 ………… 018
十四、润燥之剂 ………… 021
十五、泻火之剂 ………… 023
十六、除痰之剂 ………… 026
十七、收涩之剂 ………… 029
十八、杀虫之剂 ………… 030
十九、痈疡之剂 ………… 030
二十、经产之剂 ………… 032
附：（一）便用杂方 …… 034
附：（二）幼科 ………… 035
经络歌诀 ………………… 035

汤头歌诀白话解 …………………………… 041

一、补益之剂 …………… 041

1. 四君子汤 …………… 041
　附方：（1）六君子汤 … 041
　（2）异功散 ………… 042
　（3）香砂六君子汤 … 042
2. 升阳益胃汤 ………… 042
3. 黄芪鳖甲散 ………… 043
4. 秦艽鳖甲散 ………… 043
5. 秦艽扶羸汤 ………… 044
6. 紫菀汤 ……………… 044

7. 百合固金汤 ………… 045
8. 补肺阿胶散 ………… 046
9. 小建中汤 …………… 046
　附方：（1）黄芪建中汤 … 047
　（2）十四味建中汤 … 047
10. 益气聪明汤 ……… 047

增辑 …………………… 048

1. 独参汤 ……………… 048
2. 龟鹿二仙胶 ………… 048

3. 保元汤 …………………… 049

4. 还少丹 …………………… 049

5. 金匮肾气丸 …………… 050

　附方：（1）济生肾气丸 …… 050

　　（2）六味地黄丸 …… 051

　　（3）麦味地黄丸 …… 051

　　（4）知柏地黄丸 …… 051

　　（5）杞菊地黄丸 …… 051

　　（6）归芍地黄丸 …… 051

　　（7）参麦地黄丸 …… 051

6. 右归饮 …………………… 052

　附方：左归饮 ………… 052

7. 当归补血汤 …………… 052

　附方：玉屏风散 ……… 053

8. 七宝美髯丹 …………… 053

9. 天王补心丹 …………… 054

10. 虎潜丸 ………………… 054

11. 河车大造丸 ………… 055

12. 斑龙丸 ………………… 055

二、发表之剂 …………… 056

1. 麻黄汤 …………………… 056

2. 桂枝汤 …………………… 057

　附方：桂枝麻黄各半汤 … 057

3. 大青龙汤 ……………… 057

4. 小青龙汤 ……………… 058

5. 葛根汤 …………………… 059

6. 升麻葛根汤 ………… 059

7. 九味羌活汤 ………… 060

8. 神术散 …………………… 060

　附方：（1）太无神术散 …… 061

　　（2）海藏神术散 ……… 061

　　（3）白术汤 …………… 061

9. 麻黄附子细辛汤 …… 061

10. 人参败毒散 ………… 062

　附方：（1）败毒散 ……… 062

　　（2）消风败毒散 …… 062

11. 再造散 ………………… 062

12. 麻黄人参芍药汤 … 063

13. 神白散 ………………… 063

　附方：葱豉汤 ………… 064

14. 十神汤 ………………… 064

增辑 ……………………… 065

1. 银翘散 …………………… 065

2. 桑菊饮 …………………… 065

3. 防风解毒汤 ………… 066

4. 竹叶柳蒡汤 ………… 066

5. 华盖散 …………………… 067

　附方：三拗汤 ………… 067

三、攻里之剂 …………… 068

1. 大承气汤 ……………… 068

2. 小承气汤 ……………… 069

　附方：三化汤 ………… 069

3. 调胃承气汤 ………… 069

4. 木香槟榔丸 ………… 070

5. 枳实导滞丸 ………… 070

　附方：木香导滞丸 …… 071

6. 温脾汤 …………………… 071

7. 蜜煎导法 ……………… 072

附方：猪胆汁导法 ………… 072

增辑 ………… 072

1. 芍药汤 ………… 072
　　附方：导气汤 ………… 073
2. 香连丸 ………… 073
　　附方：白头翁汤 ………… 073
3. 更衣丸 ………… 073
　　附方：麻子仁丸 ………… 074

四、涌吐之剂 ………… 074

1. 瓜蒂散 ………… 074
　　附方：（1）三圣散 ………… 075
　　（2）栀子豉汤 ………… 075
　　（3）烧盐方 ………… 075
2. 稀涎散 ………… 075
　　附方：通关散 ………… 076

五、和解之剂 ………… 076

1. 小柴胡汤 ………… 076
2. 四逆散 ………… 077
3. 黄连汤 ………… 077
4. 黄芩汤 ………… 078
　　附方：（1）黄芩加半夏
　　　　　生姜汤 ………… 078
　　（2）芍药甘草汤 ………… 078
5. 逍遥散 ………… 078
　　附方：加味逍遥散 ………… 079

6. 藿香正气散（丸）………… 079
7. 六和汤 ………… 080
8. 清脾饮 ………… 080
9. 痛泻要方 ………… 081

增辑 ………… 081

1. 何人饮 ………… 081
　　附方：（1）追疟饮 ………… 082
　　（2）休疟饮 ………… 082
　　（3）四兽饮 ………… 082
　　（4）木贼煎 ………… 082
2. 奔豚汤 ………… 082
3. 达原饮 ………… 083
4. 蒿芩清胆汤 ………… 083

六、表里之剂 ………… 084

1. 大柴胡汤 ………… 084
　　附方：（1）柴胡加芒硝汤 ……… 085
　　（2）桂枝加大黄汤 ………… 085
2. 防风通圣散 ………… 085
3. 五积散 ………… 086
　　附方：熟料五积散 ………… 086
4. 三黄石膏汤 ………… 086
5. 葛根黄芩黄连汤 ………… 087
6. 参苏饮 ………… 087
　　附方：（1）芎苏饮 ………… 088
　　（2）香苏饮 ………… 088
7. 茵陈丸 ………… 088
8. 大羌活汤 ………… 089

七、消补之剂 ················· 089

1. 平胃散 ··················· 089
   附方：（1）平陈汤 ········· 090
   （2）胃苓汤 ············· 090
   （3）加味平胃散 ········· 091
   （4）柴平汤 ············· 091
   （5）不换金正气散 ········· 091
2. 保和丸 ··················· 091
   附方：大安丸 ············· 092
3. 健脾丸 ··················· 092
   附方：枳术丸 ············· 092
4. 参苓白术散 ··············· 093
5. 枳实消痞丸 ··············· 094
6. 鳖甲饮子 ················· 095
7. 葛花解醒汤 ··············· 095

八、理气之剂 ··············· 096

1. 补中益气汤 ··············· 096
   附方：调中益气汤 ········· 097
2. 乌药顺气汤 ··············· 097
3. 越鞠丸 ··················· 098
   附方：六郁汤 ············· 099
4. 苏子降气汤 ··············· 099
5. 四七汤 ··················· 100
   附方：《局方》四七汤 ····· 100
6. 四磨汤 ··················· 101
   附方：五磨饮子 ··········· 101
7. 旋覆代赭汤 ··············· 101
8. 正气天香散 ··············· 102
9. 橘皮竹茹汤 ··············· 103

10. 丁香柿蒂汤 ··············· 103
    附方：（1）柿蒂汤 ········· 104
    （2）丁香柿蒂竹茹汤 ····· 104
11. 定喘汤 ··················· 104

增辑 ······················· 105

1. 苏合香丸 ················· 105
2. 栝蒌薤白汤 ··············· 106
   附方：（1）栝蒌薤白
        半夏汤 ··········· 107
   （2）枳实薤白桂枝汤 ····· 107
3. 丹参饮 ··················· 107
   附方：（1）百合汤 ········· 108
   （2）金铃子散 ··········· 108

九、理血之剂 ··············· 108

1. 四物汤 ··················· 109
   附方：（1）八珍汤 ········· 109
   （2）十全大补汤 ········· 109
   （3）胃风汤 ············· 110
2. 人参养荣汤 ··············· 110
3. 归脾汤 ··················· 111
4. 养心汤 ··················· 112
5. 当归四逆汤 ··············· 112
   附方：当归四逆加吴
        茱萸生姜汤 ······· 113
6. 桃仁承气汤 ··············· 114
7. 犀角地黄汤 ··············· 114
8. 咳血方 ··················· 115
9. 秦艽白术丸 ··············· 116

附方：（1）秦艽苍术汤 …… 116
　　　（2）秦艽防风汤 …… 116
10. 槐花散 …… 117
11. 小蓟饮子 …… 117
12. 四生丸 …… 118
13. 复元活血汤 …… 119

增辑 …… 119

1. 黄土汤 …… 119
　附方：赤小豆当归散 …… 120
2. 黑地黄丸 …… 120
3. 血府逐瘀汤 …… 121
4. 少腹逐瘀汤 …… 122
5. 补阳还五汤 …… 122

十、祛风之剂 …… 123

1. 小续命汤 …… 123
2. 大秦艽汤 …… 124
3. 三生饮 …… 125
　附方：星香散 …… 126
4. 地黄饮子 …… 126
5. 独活汤 …… 127
6. 顺风匀气散 …… 128
7. 上中下通用痛风方 …… 129
8. 独活寄生汤 …… 130
　附方：三痹汤 …… 130
9. 消风散 …… 130
10. 川芎茶调散 …… 131
　附方：菊花茶调散 …… 132
11. 清空膏 …… 132

12. 人参荆芥散 …… 133

增辑 …… 134

1. 资寿解语汤 …… 134
2. 小活络丹 …… 135
　附方：大活络丹 …… 135
3. 羚羊钩藤汤 …… 136
4. 镇肝熄风汤 …… 137

十一、祛寒之剂 …… 138

1. 理中汤 …… 138
　附方：附子理中丸 …… 138
2. 真武汤 …… 139
3. 四逆汤 …… 140
　附方：通脉四逆汤 …… 140
4. 白通加猪胆汁汤 …… 141
5. 吴茱萸汤 …… 142
6. 益元汤 …… 142
7. 回阳救急汤 …… 143
8. 四神丸 …… 144
9. 厚朴温中汤 …… 145
10. 导气汤 …… 145
11. 疝气汤 …… 146
12. 橘核丸 …… 147

增辑 …… 147

1. 参附汤 …… 147
　附方：（1）芪附汤 …… 148
　　　（2）术附汤 …… 148

2. 天台乌药散 ·········· 148

3. 黑锡丹 ·········· 149

4. 浆水散 ·········· 150

十二、祛暑之剂 ·········· 151

1. 三物香薷饮 ·········· 151

　　附方：（1）黄连香薷饮 ····· 151

　　（2）五物香薷饮 ·········· 152

　　（3）六味香薷饮 ·········· 152

　　（4）十味香薷饮 ·········· 152

　　（5）二香散 ·········· 152

　　（6）藿薷汤 ·········· 152

　　（7）香薷葛根汤 ·········· 152

2. 清暑益气汤 ·········· 153

3. 缩脾饮 ·········· 153

　　附方：大顺散 ·········· 154

4. 生脉散 ·········· 154

5. 六一散 ·········· 155

　　附方：（1）益元散 ·········· 156

　　（2）碧玉散 ·········· 156

　　（3）鸡苏散 ·········· 156

十三、利湿之剂 ·········· 156

1. 五苓散 ·········· 157

　　附方：（1）四苓散 ·········· 158

　　（2）猪苓汤 ·········· 158

2. 小半夏加茯苓汤 ·········· 158

　　附方：茯苓甘草汤 ·········· 159

3. 肾着汤 ·········· 159

　　附方：防己黄芪汤 ·········· 160

4. 舟车丸 ·········· 160

5. 疏凿饮子 ·········· 161

6. 实脾饮 ·········· 161

7. 五皮饮 ·········· 162

　　附方：五皮饮 ·········· 163

8. 羌活胜湿汤 ·········· 163

　　附方：羌活除湿汤 ·········· 164

9. 大橘皮汤 ·········· 164

10. 茵陈蒿汤 ·········· 165

　　附方：栀子柏皮汤 ·········· 165

11. 八正散 ·········· 166

12. 草薢分清饮 ·········· 166

　　附方：缩泉丸 ·········· 167

13. 当归拈痛汤 ·········· 167

增辑 ·········· 168

1. 五淋散 ·········· 168

2. 三仁汤 ·········· 169

3. 甘露消毒丹 ·········· 169

4. 鸡鸣散 ·········· 170

5. 中满分消汤（丸） ·········· 171

　　附方：中满分消丸 ·········· 172

6. 二妙丸 ·········· 172

　　附方：三妙丸 ·········· 173

十四、润燥之剂 ·········· 173

1. 炙甘草汤 ·········· 173

2. 滋燥养营汤 ·········· 174

3. 活血润燥生津饮 ·········· 175

4. 韭汁牛乳饮 ·········· 175

附方：五汁安中饮 ……… 176
5. 润肠丸 ……… 176
　　附方：活血润燥丸 ……… 177
6. 通幽汤 ……… 177
　　附方：当归润肠汤 ……… 178
7. 搜风顺气丸 ……… 178
8. 消渴方 ……… 178
9. 白茯苓丸 ……… 179
10. 猪肾荠苨汤 ……… 180
11. 地黄饮子 ……… 180
12. 酥蜜膏酒 ……… 181
13. 清燥汤 ……… 182

增辑 ……… 183

1. 沙参麦冬饮 ……… 183
2. 清燥救肺汤 ……… 183
3. 琼玉膏 ……… 184
4. 黄连阿胶汤 ……… 184
　　附方：驻车丸 ……… 185
5. 滋肾通关丸 ……… 185
　　附方：大补阴丸 ……… 186
6. 增液汤 ……… 186
　　附方：黄龙汤 ……… 187

十五、泻火之剂 ……… 187

1. 黄连解毒汤 ……… 187
　　附方：栀子金花丸 ……… 188
2. 附子泻心汤 ……… 188
　　附方：大黄附子汤 ……… 189

3. 半夏泻心汤 ……… 189
4. 白虎汤 ……… 190
　　附方：白虎加人参汤 ……… 190
5. 竹叶石膏汤 ……… 190
6. 升阳散火汤 ……… 191
7. 凉膈散 ……… 191
8. 清心莲子饮 ……… 192
9. 甘露饮 ……… 192
　　附方：（1）河间桂苓
　　　　　　甘露饮 ……… 193
　　（2）子和桂苓甘露饮 ……… 193
10. 清胃散 ……… 193
11. 泻黄散 ……… 194
12. 钱乙泻黄散 ……… 194
13. 泻白散 ……… 195
　　附方：（1）加减泻白散 …… 195
　　（2）加减泻白散 ……… 195
14. 泻青丸 ……… 195
15. 龙胆泻肝汤 ……… 196
16. 当归龙荟丸 ……… 196
17. 左金丸 ……… 197
　　附方：（1）戊己丸 ……… 197
　　（2）连附六一汤 ……… 197
18. 导赤散 ……… 198
19. 清骨散 ……… 198
20. 普济消毒饮 ……… 199
21. 清震汤 ……… 199
22. 桔梗汤 ……… 200
23. 清咽太平丸 ……… 200
24. 消斑青黛饮 ……… 201
25. 辛夷散 ……… 201

26. 苍耳散 ·········· 202
27. 妙香散 ·········· 202

增辑 ·········· 203

1. 紫雪丹 ·········· 203
2. 至宝丹 ·········· 203
3. 万氏牛黄丸 ·········· 204
   附方：安宫牛黄丸 204
4. 玉女煎 ·········· 205
5. 清瘟败毒饮 ·········· 205
6. 化斑汤 ·········· 206
7. 神犀丹 ·········· 206
8. 青蒿鳖甲汤 ·········· 207

十六、除痰之剂 ·········· 207

1. 二陈汤 ·········· 207
   附方：（1）导痰汤 ·········· 208
   （2）温胆汤 ·········· 208
   （3）润下丸 ·········· 208
2. 涤痰汤 ·········· 208
3. 青州白丸子 ·········· 209
4. 清气化痰丸 ·········· 209
5. 顺气消食化痰丸 ·········· 210
6. 礞石滚痰丸 ·········· 210
7. 金沸草散 ·········· 211
   附方：《局方》金沸草散 ·········· 211
8. 半夏天麻白术汤 ·········· 212
9. 常山饮 ·········· 212
10. 截疟七宝饮 ·········· 213

增辑 ·········· 213

1. 三子养亲汤 ·········· 213
   附方：茯苓饮 ·········· 214
2. 指迷茯苓丸 ·········· 214
3. 紫金锭 ·········· 214
4. 小陷胸汤 ·········· 215
   附方：（1）大陷胸汤 ·········· 215
   （2）大陷胸丸 ·········· 215
5. 十枣汤 ·········· 215
   附方：（1）控涎丹 ·········· 216
   （2）葶苈大枣泻肺汤 ·········· 216
6. 千金苇茎汤 ·········· 216
7. 苓桂术甘汤 ·········· 217
   附方：雪羹汤 ·········· 217
8. 金水六君煎 ·········· 217
   附方：神术丸 ·········· 218
9. 止嗽散 ·········· 218

十七、收涩之剂 ·········· 219

1. 金锁固精丸 ·········· 219
2. 茯菟丹 ·········· 219
3. 治浊固本丸 ·········· 220
4. 诃子散 ·········· 220
   附方：河间诃子散 ·········· 221
5. 桑螵蛸散 ·········· 221
6. 真人养脏汤 ·········· 221
7. 当归六黄汤 ·········· 222
8. 柏子仁丸 ·········· 222
9. 牡蛎散 ·········· 223

附方：（1）扑法 ·········· 223

（2）扣法 ·········· 223

增辑 ·········· 223

1. 桃花汤 ·········· 223

2. 济生乌梅丸 ·········· 224

3. 封髓丹 ·········· 224

十八、杀虫之剂 ·········· 225

1. 乌梅丸 ·········· 225

2. 化虫丸 ·········· 225

十九、痈疡之剂 ·········· 226

1. 真人活命饮 ·········· 226

2. 金银花酒 ·········· 227

附方：蜡矾丸 ·········· 227

3. 托里十补散 ·········· 227

4. 托里温中汤 ·········· 228

5. 托里定痛汤 ·········· 228

6. 散肿溃坚汤 ·········· 229

增辑 ·········· 229

1. 醒消丸 ·········· 229

2. 小金丹 ·········· 230

3. 梅花点舌丹 ·········· 230

4. 保安万灵丹 ·········· 231

5. 六神丸 ·········· 232

6. 阳和汤 ·········· 232

二十、经产之剂 ·········· 233

1. 妊娠六合汤 ·········· 233

附方：（1）温六合汤 ·········· 235

（2）连附六合汤 ·········· 235

（3）热六合汤 ·········· 235

（4）寒六合汤 ·········· 235

（5）气六合汤 ·········· 235

（6）风六合汤 ·········· 235

2. 胶艾汤 ·········· 236

附方：（1）胶艾汤 ·········· 236

（2）妇宝丹 ·········· 236

3. 当归散 ·········· 236

4. 黑神散 ·········· 237

5. 清魂散 ·········· 237

6. 羚羊角散 ·········· 238

7. 当归生姜羊肉汤 ·········· 238

附方：（1）当归羊肉汤 ·········· 239

（2）千金羊肉汤 ·········· 239

8. 达生散 ·········· 239

附方：紫苏饮 ·········· 240

9. 参术饮 ·········· 240

10. 牡丹皮散 ·········· 240

11. 固经丸 ·········· 241

12. 柏子仁丸 ·········· 241

增辑 ·········· 242

1. 交加散 ·········· 242

2. 白术散 ·········· 242

3. 竹叶汤 ·········· 243

4. 紫菀汤 ·········· 243

5. 失笑散 …………………… 244

　　附方：独圣散 ………… 244

6. 如圣散 …………………… 244

　　附方：升阳举经汤 …… 244

7. 生化汤 …………………… 245

　　附方：猪蹄汤 ………… 245

8. 保产无忧方 ……………… 245

9. 泰山磐石饮 ……………… 246

10. 抵当丸 …………………… 246

11. 安胎饮子 ………………… 247

　　附方：神造汤 ………… 247

12. 固冲汤 …………………… 247

附：（一）便用杂方 ……… 248

1. 望梅丸 …………………… 248

2. 软脚散 …………………… 248

附：（二）幼科 …………… 249

1. 回春丹 …………………… 249

2. 抱龙丸 …………………… 249

　　附方：（1）琥珀抱龙丸 …… 250

　　（2）牛黄抱龙丸 ………… 250

3. 肥儿丸 …………………… 250

　　附方：验方肥儿丸 …… 251

4. 八珍糕 …………………… 251

5. 保赤丹 …………………… 252

经络歌诀 …………………… 252

（一）十二经脉歌 ………… 252

1. 手太阴肺经歌 …………… 252

2. 手阳明大肠经歌 ………… 253

3. 足阳明胃经歌 …………… 254

4. 足太阴脾经歌 …………… 256

5. 手少阴心经歌 …………… 257

6. 手太阳小肠经歌 ………… 257

7. 足太阳膀胱经歌 ………… 258

8. 足少阴肾经歌 …………… 259

9. 手厥阴心包经歌 ………… 260

10. 手少阳三焦经歌 ………… 261

11. 足少阳胆经歌 …………… 262

12. 足厥阴肝经歌 …………… 263

（二）奇经八脉歌 ………… 264

1. 任脉歌 …………………… 264

2. 冲脉歌 …………………… 264

3. 督脉歌 …………………… 264

4. 跷脉歌 …………………… 264

方剂索引 …………………………………………………………… 267

汤头歌诀辑录

一、补益之剂

1. 四君子汤
四君子汤中和义　　参术茯苓甘草比
益以夏陈名六君　　祛痰补气阳虚饵
除却半夏名异功　　或加香砂胃寒使

2. 升阳益胃汤
升阳益胃参术芪　　黄连半夏草陈皮
苓泻防风羌独活　　柴胡白芍姜枣随

3. 黄芪鳖甲散
黄芪鳖甲地骨皮　　芄菀参苓柴半知
地黄芍药天冬桂　　甘桔桑皮劳热宜

4. 秦艽鳖甲散
秦艽鳖甲治风劳　　地骨柴胡及青蒿
当归知母乌梅合　　止嗽除蒸敛汗高

5. 秦艽扶羸汤
秦艽扶羸鳖甲柴　　地骨当归紫菀偕
半夏人参兼炙草　　肺劳蒸嗽服之谐

6. 紫菀汤
紫菀汤中知贝母　　参苓五味阿胶偶
再加甘桔治肺伤　　咳血吐痰劳热久

7. 百合固金汤
百合固金二地黄　　玄参贝母桔甘藏
麦冬芍药当归配　　喘咳痰血肺家伤

8. 补肺阿胶散
补肺阿胶马兜铃　　鼠粘甘草杏糯停
肺虚火盛人当服　　顺气生津嗽哽宁

9. 小建中汤

小建中汤芍药多　桂姜甘草大枣和
更加饴糖补中脏　虚劳腹冷服之瘥
增入黄芪名亦尔　表虚身痛效无过
又有建中十四味　阴斑劳损起沉疴
十全大补加附子　麦夏苁蓉仔细哦

10. 益气聪明汤

益气聪明汤蔓荆　升葛参芪黄柏并
再加芍药炙甘草　耳聋目障服之清

增　　辑

1. 独参汤

独参功擅得嘉名　血脱脉微可返生
一味人参浓取汁　应知专任力方宏

2. 龟鹿二仙胶

龟鹿二仙最守真　补人三宝气精神
人参枸杞和龟鹿　益寿延年实可珍

3. 保元汤

保元补益总偏温　桂草参芪四味存
男妇虚劳幼科痘　持纲三气妙难言

4. 还少丹

还少温调脾肾寒　茱怀苓地杜牛餐
苁蓉楮实茴巴枸　远志菖蒲味枣丸

5. 金匮肾气丸

金匮肾气治肾虚　熟地怀药及山萸
丹皮苓泽加附桂　引火归原热下趋
济生加入车牛膝　二便通调肿胀除
钱氏六味去附桂　专治阴虚火有余
六味再加五味麦　八仙都气治相殊
更有知柏与杞菊　归芍参麦各分途

6. 右归饮

右归饮治命门衰　附桂山萸杜仲施

地草怀山枸杞子　　便溏阳痿服之宜
左归饮主真阴弱　　附桂当除易麦龟

7. 当归补血汤
当归补血有奇功　　归少芪多力最雄
更有芪防同白术　　别名止汗玉屏风

8. 七宝美髯丹
七宝美髯何首乌　　菟丝牛膝茯苓俱
骨脂枸杞当归合　　专益肾肝精血虚

9. 天王补心丹
天王补心柏枣仁　　二冬生地与归身
三参桔梗朱砂味　　远志茯苓共养神
或以菖蒲更五味　　劳心思虑过耗真

10. 虎潜丸
虎潜脚痿是神方　　虎胫膝陈地锁阳
龟甲姜归知柏芍　　再加羊肉捣丸尝

11. 河车大造丸
河车大造膝苁蓉　　二地天冬杜柏从
五味锁阳归杞子　　真元虚弱此方宗

12. 斑龙丸
斑龙丸用鹿胶霜　　苓柏菟脂熟地黄
等分为丸酒化服　　玉龙关下补元阳

二、发 表 之 剂

1. 麻黄汤
麻黄汤中用桂枝　　杏仁甘草四般施
发热恶寒头项痛　　伤寒服此汗淋漓

2. 桂枝汤
桂枝汤治太阳风　　芍药甘草姜枣同
桂麻相合名各半　　太阳如疟此为功

3. 大青龙汤
大青龙汤桂麻黄　　杏草石膏姜枣藏
太阳无汗兼烦躁　　风寒两解此为良

4. 小青龙汤

小青龙汤治水气　　喘咳呕哕渴利慰

姜桂麻黄芍药甘　　细辛半夏兼五味

5. 葛根汤

葛根汤内麻黄襄　　二味加入桂枝汤

轻可去实因无汗　　有汗加葛无麻黄

6. 升麻葛根汤

升麻葛根汤钱氏　　再加芍药甘草是

阳明发热与头痛　　无汗恶寒均堪倚

亦治时疫与阳斑　　痘疹已出慎勿使

7. 九味羌活汤

九味羌活用防风　　细辛苍芷与川芎

黄芩生地同甘草　　三阳解表益姜葱

阴虚气弱人禁用　　加减临时再变通

8. 神术散

神术散用甘草苍　　细辛藁本芎芷羌

各走一经祛风湿　　风寒泄泻总堪尝

太无神术即平胃　　加入菖蒲与藿香

海藏神术苍防草　　太阳无汗代麻黄

若以白术易苍术　　太阳有汗此方良

9. 麻黄附子细辛汤

麻黄附子细辛汤　　发表温经两法彰

若非表里相兼治　　少阴反热曷能康

10. 人参败毒散

人参败毒茯苓草　　枳桔柴前羌独芎

薄荷少许姜三片　　四时感冒有奇功

去参名为败毒散　　加入消风治亦同

11. 再造散

再造散用参芪甘　　桂附羌防芎芍参

细辛加枣煨姜煎　　阳虚无汗法当谙

12. 麻黄人参芍药汤

麻黄人参芍药汤　　桂枝五味麦冬襄

归芪甘草汗兼补　　虚人外感服之康

13. 神白散
神白散用白芷甘　　姜葱淡豉与相参
一切风寒皆可服　　妇人鸡犬忌窥探
肘后单煎葱白豉　　两方均能散风寒

14. 十神汤
十神汤里葛升麻　　陈草芎苏白芷加
麻黄赤芍兼香附　　时邪感冒效堪夸

增　　辑

1. 银翘散
银翘散主上焦医　　竹叶荆牛薄荷豉
甘桔芦根凉解法　　风温初感此方宜
咳加杏贝渴花粉　　热甚栀芩次第施

2. 桑菊饮
桑菊饮中桔梗翘　　杏仁甘草薄荷饶
芦根为引轻清剂　　热盛阳明入母膏

3. 防风解毒汤
防风解毒荆薄荷　　大力石膏竹叶和
甘桔连翘知木枳　　风温瘀疹肺经多

4. 竹叶柳蒡汤
竹味柳蒡干葛知　　蝉衣荆芥薄荷司
石膏粳米参甘麦　　初起风痧此可施

5. 华盖散
华盖麻黄杏橘红　　桑皮苓草紫苏供
三拗只用麻甘杏　　表散风寒力最雄

三、攻里之剂

1. 大承气汤
大承气汤用芒硝　　枳实厚朴大黄饶
救阴泻热功偏擅　　急下阳明有数条

2. 小承气汤

小承气汤朴实黄　　谵狂痞硬上焦强
益以羌活名三化　　中风闭实可消详

3. 调胃承气汤

调胃承气硝黄草　　甘缓微和将胃保
不用朴实伤上焦　　中焦燥实服之好

4. 木香槟榔丸

木香槟榔青陈皮　　枳壳柏连莪术随
大黄黑丑兼香附　　芒硝水丸量服之
一切实积能推荡　　泻痢食疟用咸宜

5. 枳实导滞丸

枳实导滞首大黄　　芩连曲术茯苓襄
泽泻蒸饼糊丸服　　湿热积滞力能攘
若还后重兼气滞　　木香导滞加槟榔

6. 温脾汤

温脾参附与干姜　　甘草当归硝大黄
寒热并行治寒积　　脐腹绞结痛非常

7. 蜜煎导法

蜜煎导法通大便　　或将猪胆灌肛中
不欲苦寒伤胃腑　　阳明无热勿轻攻

增　　辑

1. 芍药汤

芍药芩连与锦纹　　桂甘槟木及归身
别名导气除甘桂　　枳壳加之效若神

2. 香连丸

香连治痢习为常　　初起宜通勿遽尝
别有白头翁可恃　　秦皮连柏苦寒方

3. 更衣丸

更衣利便治津干　　芦荟朱砂滴酒丸
脾约别行麻杏芍　　大黄枳朴蜜和丸

四、涌 吐 之 剂

1. 瓜蒂散
瓜蒂散中赤小豆　　或入藜芦郁金凑
此吐实热与风痰　　虚者参芦一味勾
若吐虚烦栀豉汤　　剧痰乌附尖方透
古人尚有烧盐方　　一切积滞功能奏

2. 稀涎散
稀涎皂角白矾班　　或益藜芦微吐间
风中痰升人眩仆　　当先服此通其关
通关散用细辛皂　　吹鼻得嚏保生还

五、和 解 之 剂

1. 小柴胡汤
小柴胡汤和解供　　半夏人参甘草从
更用黄芩加姜枣　　少阳百病此为宗

2. 四逆散
四逆散里用柴胡　　芍药枳实甘草须
此是阳邪成厥逆　　敛阴泄热平剂扶

3. 黄连汤
黄连汤内用干姜　　半夏人参甘草藏
更用桂枝兼大枣　　寒热平调呕痛忘

4. 黄芩汤
黄芩汤用甘芍并　　二阳合利枣加烹
此方遂为治痢祖　　后人加味或更名
再加生姜与半夏　　前症兼呕此能平
单用芍药与甘草　　散逆止痛能和营

5. 逍遥散
逍遥散用当归芍　　柴苓术草加姜薄
散郁除蒸功最奇　　调经八味丹栀着

6. 藿香正气散（丸）
藿香正气大腹苏　　甘桔陈苓术朴俱

夏曲白芷加姜枣　感伤岚瘴并能驱

7. 六和汤
六和藿朴杏砂呈　半夏木瓜赤茯苓
术参扁豆同甘草　姜枣煎之六气平
或益香薷或苏叶　伤寒伤暑用须明

8. 清脾饮
清脾饮用青朴柴　苓夏甘芩白术偕
更加草果姜煎服　热多阳疟此方佳

9. 痛泻要方
痛泻要方陈皮芍　防风白术煎丸酌
补泻并用理肝脾　若作食伤医更错

增　辑

1. 何人饮
何人饮治久虚疟　参首归陈煨姜约
追疟青陈柴半归　首乌甘草正未弱
若名休疟脾元虚　参甘归乌甘草酌
四兽果梅入六君　补中兼收须量度
更截实疟木贼煎　青朴夏榔苍术着

2. 奔豚汤
奔豚汤治肾中邪　气上冲胸腹痛佳
芩芍芎归甘草半　生姜干葛李根加

3. 达原饮
达原厚朴与常山　草果槟榔共涤痰
更用黄芩知母入　菖蒲青草不容删

4. 蒿芩清胆汤
俞氏蒿芩清胆汤　陈皮半夏竹茹襄
赤苓枳壳兼碧玉　湿热轻宣此法良

六、表里之剂

1. 大柴胡汤
大柴胡汤用大黄　枳实芩夏白芍将

煎加姜枣表兼里　　妙法内攻并外攘
柴胡芒硝义亦尔　　仍有桂枝大黄汤

2. 防风通圣散

防风通圣大黄硝　　荆芥麻黄栀芍翘
甘桔芎归膏滑石　　薄荷芩术力偏饶
表里交攻阳热盛　　外科疡毒总能消

3. 五积散

五积散治五般积　　麻黄苍芷归芍芎
枳桔桂姜甘茯朴　　陈皮半夏加姜葱
除桂枳陈余略炒　　熟料尤增温散功
温中解表祛寒湿　　散痞调经用各充

4. 三黄石膏汤

三黄石膏芩柏连　　栀子麻黄豆豉全
姜枣细茶煎热服　　表里三焦热盛宣

5. 葛根黄芩黄连汤

葛根黄芩黄连汤　　甘草四般治二阳
解表清里兼和胃　　喘汗自利保平康

6. 参苏饮

参苏饮内用陈皮　　枳壳前胡半夏宜
干葛木香甘桔茯　　内伤外感此方推
参前若去芎柴入　　饮号芎苏治不差
香苏饮仅陈皮草　　感伤内外亦堪施

7. 茵陈丸

茵陈丸用大黄硝　　鳖甲常山巴豆邀
杏仁栀豉蜜丸服　　汗吐下兼三法超
时气毒疠及疟痢　　一丸两服量病调

8. 大羌活汤

大羌活汤即九味　　己独知连白术暨
散热培阴表里和　　伤寒两感差堪慰

七、消 补 之 剂

1. 平胃散
平胃散是苍术朴　　陈皮甘草四般药
除湿散满驱瘴岚　　调胃诸方从此扩
或合二陈或五苓　　硝黄麦曲均堪着
若合小柴名柴平　　煎加姜枣能除疟
又不换金正气散　　即是此方加夏藿

2. 保和丸
保和神曲与山楂　　苓夏陈翘菔子加
曲糊为丸麦汤下　　亦可方中用麦芽
大安丸内加白术　　消中兼补效堪夸

3. 健脾丸
健脾参术与陈皮　　枳实山楂麦蘖随
曲糊作丸米饮下　　消补兼行胃弱宜
枳术丸亦消兼补　　荷叶烧饭上升奇

4. 参苓白术散
参苓白术扁豆陈　　山药甘莲砂薏仁
桔梗上浮兼保肺　　枣汤调服益脾神

5. 枳实消痞丸
枳实消痞四君全　　麦芽夏曲朴姜连
蒸饼糊丸消积满　　清热破结补虚痊

6. 鳖甲饮子
鳖甲饮子治疟母　　甘草芪术芍芎偶
草果槟榔厚朴增　　乌梅姜枣同煎服

7. 葛花解酲汤
葛花解酲香砂仁　　二苓参术蔻青陈
神曲干姜兼泽泻　　温中利湿酒伤珍

八、理 气 之 剂

1. 补中益气汤
补中益气芪术陈　　升柴参草当归身

虚劳内伤功独擅　亦治阳虚外感因
木香苍术易归术　调中益气畅脾神

2. 乌药顺气汤
乌药顺气芎芷姜　橘红枳桔及麻黄
僵蚕炙草姜煎服　中气厥逆此方详

3. 越鞠丸
越鞠丸治六般郁　气血痰火湿食因
芎苍香附兼栀曲　气畅郁舒痛闷伸
又六郁汤苍芎附　甘苓橘半栀砂仁

4. 苏子降气汤
苏子降气橘半归　前胡桂朴草姜依
下虚上盛痰嗽喘　亦有加参贵合机

5. 四七汤
四七汤理七情气　半夏厚朴茯苓苏
姜枣煎之舒郁结　痰涎呕痛尽能纾
又有局方名四七　参桂夏草妙更殊

6. 四磨汤
四磨亦治七情侵　人参乌药及槟沉
浓磨煎服调逆气　实者枳壳易人参
去参加入木香枳　五磨饮子白酒斟

7. 旋覆代赭汤
旋覆代赭用人参　半夏甘姜大枣临
重以镇逆咸软痞　痞硬噫气力能禁

8. 正气天香散
绀珠正气天香散　香附干姜苏叶陈
乌药舒郁兼除痛　气行血活经自匀

9. 橘皮竹茹汤
橘皮竹茹治呕呃　参甘半夏枇杷麦
赤茯再加姜枣煎　方由金匮此方辟

10. 丁香柿蒂汤
丁香柿蒂人参姜　呃逆因寒中气戕
济生香蒂仅二味　或加竹橘用皆良

11. 定喘汤

定喘白果与麻黄　款冬半夏白皮桑
苏杏黄芩兼甘草　肺寒膈热喘哮尝

增　　辑

1. 苏合香丸

苏合香丸麝息香　木丁熏陆气同芳
犀冰白术沉香附　衣用朱砂中恶尝

2. 栝蒌薤白汤

栝蒌薤白治胸痹　益以白酒温肺气
加夏加朴枳桂枝　治法稍殊名亦异

3. 丹参饮

丹参饮里用檀砂　心胃诸痛效验赊
百合汤中乌药佐　专除郁气不须夸
圣惠更有金铃子　酒下延胡均可嘉

九、理血之剂

1. 四物汤

四物地芍与归芎　血家百病此方通
八珍合入四君子　气血双疗功独崇
再加黄芪与肉桂　十全大补补方雄
十全除却芪地草　加粟煎之名胃风

2. 人参养营（荣）汤

人参养营即十全　除却川芎五味联
陈皮远志加姜枣　肺脾气血补方先

3. 归脾汤

归脾汤用术参芪　归草茯神远志随
酸枣木香龙眼肉　煎加姜枣益心脾
怔忡健忘俱可却　肠风崩漏总能医

4. 养心汤

养心汤用草芪参　二茯芎归柏子寻
夏曲远志兼桂味　再加酸枣总宁心

5. 当归四逆汤

当归四逆桂枝芍　　细辛甘草木通着
再加大枣治阴厥　　脉细阳虚由血弱
内有久寒加姜茱　　发表温中通经脉
不用附子及干姜　　助阳过剂阴反灼

6. 桃仁承气汤

桃仁承气五般奇　　甘草硝黄并桂枝
热结膀胱少腹胀　　如狂蓄血最相宜

7. 犀角地黄汤

犀角地黄芍药丹　　血升胃热火邪干
斑黄阳毒皆堪治　　或益柴芩总伐肝

8. 咳血方

咳血方中诃子收　　瓜蒌海石山栀投
青黛蜜丸口嚼化　　咳嗽痰血服之瘳

9. 秦艽白术丸

秦艽白术丸东垣　　归尾桃仁枳实攒
地榆泽泻皂角子　　糊丸血痔便艰难
仍有苍术防风剂　　润血疏血燥湿安

10. 槐花散

槐花散用治肠风　　侧柏黑荆枳壳充
为末等分米饮下　　宽肠凉血逐风功

11. 小蓟饮子

小蓟饮子藕蒲黄　　木通滑石生地襄
归草黑栀淡竹叶　　血淋热结服之良

12. 四生丸

四生丸用三般叶　　侧柏艾荷生地协
等分生捣如泥煎　　血热妄行止衄愜

13. 复元活血汤

复元活血汤柴胡　　花粉当归山甲入
桃仁红花大黄草　　损伤瘀血酒煎祛

增　辑

1. 黄土汤
黄土汤将远血医　　胶芩地术附甘随
更知赤豆当归散　　近血服之效亦奇

2. 黑地黄丸
黑地黄丸用地黄　　还同苍术味干姜
多时便血脾虚陷　　燥湿滋阴两擅长

3. 血府逐瘀汤
血府逐瘀归地桃　　红花枳壳膝芎饶
柴胡赤芍甘桔梗　　血化下行不作劳

4. 少腹逐瘀汤
少腹逐瘀芎炮姜　　元胡灵脂芍茴香
蒲黄肉桂当没药　　调经止痛是良方

5. 补阳还五汤
补阳还五赤芍芎　　归尾通经佐地龙
四两黄芪为主药　　血中瘀滞用桃红

十、祛风之剂

1. 小续命汤
小续命汤桂附芎　　麻黄参芍杏防风
黄芩防己姜甘草　　六经风中此方通

2. 大秦艽汤
大秦艽汤羌独防　　芎芷辛芩二地黄
石膏归芍苓甘术　　风邪散见可通尝

3. 三生饮
三生饮用乌附星　　三皆生用木香听
加参对半扶元气　　卒中痰迷服此灵
星香散亦治卒中　　体肥不渴邪在经

4. 地黄饮子
地黄饮子山茱斛　　麦味菖蒲远志茯
苁蓉桂附巴戟天　　少入薄荷姜枣服

喑厥风痱能治之　虚阳归肾阴精足

5. 独活汤

独活汤中羌独防　芎归辛桂参夏菖
茯神远志白薇草　瘈疭昏愦力能匡

6. 顺风匀气散

顺风匀气术乌沉　白芷天麻苏叶参
木瓜甘草青皮合　㖞僻偏枯口舌喑

7. 上中下通用痛风方

黄柏苍术天南星　桂枝防己及威灵
桃仁红花龙胆草　羌芷川芎神曲停
痛风湿热与痰血　上中下通用之听

8. 独活寄生汤

独活寄生艽防辛　芎归地芍桂苓均
杜仲牛膝人参草　冷风顽痹屈能伸
若去寄生加芪续　汤名三痹古方珍

9. 消风散

消风散内羌防荆　芎朴参苓陈草并
僵蚕蝉蜕藿香入　为末茶调或酒行
头痛目昏项背急　顽麻瘾疹服之清

10. 川芎茶调散

川芎茶调散荆防　辛芷薄荷甘草羌
目昏鼻塞风攻上　正偏头痛悉能康
方内若加僵蚕菊　菊花茶调用亦臧

11. 清空膏

清空芎草柴芩连　羌防升之入顶巅
为末茶调如膏服　正偏头痛一时蠲

12. 人参荆芥散

人参荆芥散熟地　防风柴枳芎归比
酸枣鳖羚桂术甘　血风劳作风虚治

增　辑

1. 资寿解语汤

资寿解语汤用羌　专需竹沥佐生姜
防风桂附羚羊角　酸枣麻甘十味详

2. 小活络丹

小活络丹用二乌　地龙乳没胆星俱
中风手足皆麻木　痰湿流连一服驱
大活络丹多味益　恶风大症此方需

3. 羚羊钩藤汤

俞氏羚羊钩藤汤　桑叶菊花鲜地黄
芍草茯苓川贝茹　凉肝增液定风方

4. 镇肝熄风汤

张氏镇肝熄风汤　龙牡龟牛制亢阳
代赭天冬元芍草　茵陈川楝麦芽襄
痰多加用胆星好　尺脉虚浮萸地匡
加入石膏清里热　便溏龟赭易脂良

十一、祛寒之剂

1. 理中汤

理中汤主理中乡　甘草人参术黑姜
呕利腹痛阴寒盛　或加附子总回阳

2. 真武汤

真武汤壮肾中阳　茯苓术芍附生姜
少阴腹痛有水气　悸眩瞤惕保安康

3. 四逆汤

四逆汤中姜附草　三阴厥逆太阳沉
或益姜葱参芍桔　通阳复脉力能任

4. 白通加猪胆汁汤

白通加尿猪胆汁　干姜附子兼葱白
热因寒用妙义深　阴盛格阳厥无脉

5. 吴茱萸汤
吴茱萸汤人参枣　　重用生姜温胃好
阳明寒呕少阴利　　厥阴头痛皆能保
6. 益元汤
益元艾附与干姜　　麦味知连参草将
姜枣葱煎入童便　　内寒外热名戴阳
7. 回阳救急汤
回阳救急用六君　　桂附干姜五味群
加麝三厘或胆汁　　三阴寒厥见奇勋
8. 四神丸
四神故纸吴茱萸　　肉蔻五味四般须
大枣百枚姜八两　　五更肾泻火衰扶
9. 厚朴温中汤
厚朴温中陈草苓　　干姜草蔻木香停
煎服加姜治腹痛　　虚寒胀满用皆灵
10. 导气汤
寒疝痛用导气汤　　川楝茴香与木香
吴茱萸以长流水　　散寒通气和小肠
11. 疝气汤
疝气方用荔枝核　　栀子山楂枳壳益
再入吴茱暖厥阴　　长流水煎疝痛释
12. 橘核丸
橘核丸中川楝桂　　朴实延胡藻带昆
桃仁二木酒糊合　　癫疝痛顽盐酒吞

增　　辑

1. 参附汤
参附汤疗汗自流　　肾阳脱汗此方求
卫阳不固须芪附　　郁遏脾阳术附投
2. 天台乌药散
天台乌药木茴香　　川楝槟榔巴豆姜
再用青皮为细末　　一钱酒下痛疝尝

3. 黑锡丹

黑锡丹能镇肾寒　硫黄入锡结成团
胡芦故纸茴沉木　桂附金铃肉蔻丸

4. 浆水散

浆水散中用地浆　干姜附桂与良姜
再加甘草同半夏　吐泻身凉立转阳

十二、袪 暑 之 剂

1. 三物香薷饮

三物香薷豆朴先　若云热盛加黄连
或加苓草名五物　利湿袪暑木瓜宣
再加参芪与陈术　兼治内伤十味全
二香合入香苏饮　仍有藿薷香葛传

2. 清暑益气汤

清暑益气参草芪　当归麦味青陈皮
曲柏葛根苍白术　升麻泽泻姜枣随

3. 缩脾饮

缩脾饮用清暑气　砂仁草果乌梅暨
甘草葛根扁豆加　吐泻烦渴温脾胃
古人治暑多用温　暑为阴证此所谓
大顺杏仁姜桂甘　散寒燥湿斯为贵

4. 生脉散

生脉麦味与人参　保肺清心治暑淫
气少汗多兼口渴　病危脉绝急煎斟

5. 六一散

六一滑石同甘草　解肌行水兼清燥
统治表里及三焦　热渴暑烦泻痢保
益元碧玉与鸡苏　砂黛薄荷加之好

十三、利 湿 之 剂

1. 五苓散

五苓散治太阳腑　白术泽泻猪茯苓

膀胱化气添官桂　利便消暑烦渴清
除桂名为四苓散　无寒但渴服之灵
猪苓汤除桂与术　加入阿胶滑石停
此为和湿兼泻热　疸黄便闭喝呕宁

2. 小半夏加茯苓汤

小半夏加茯苓汤　行水散痞有生姜
加桂除夏治悸厥　茯苓甘草汤名彰

3. 肾着汤

肾着汤内用干姜　茯苓甘草白术襄
伤湿身痛与腰冷　亦名甘姜苓术汤
黄芪防己除姜茯　术甘姜枣共煎尝
此治风水与诸湿　身重汗出服之良

4. 舟车丸

舟车牵牛及大黄　遂戟芫花又木香
青皮橘皮加轻粉　燥实阳水却相当

5. 疏凿饮子

疏凿槟榔及商陆　苓皮大腹同椒目
赤豆芫羌泻木通　煎益姜皮阳水服

6. 实脾饮

实脾苓术与木瓜　甘草木香大腹加
草蔻附姜兼厚朴　虚寒阴水效堪夸

7. 五皮饮

五皮饮用五般皮　陈茯姜桑大腹奇
或用五加易桑白　脾虚肤胀此方司

8. 羌活胜湿汤

羌活胜湿羌独芎　甘蔓藁本与防风
湿气在表头腰重　发汗升阳有异功
风能胜湿升能降　不与行水渗湿同
若除独活芎蔓草　除湿升麻苍术充

9. 大橘皮汤

大橘皮汤治湿热　五苓六一二方缀
陈皮木香槟榔增　能消水肿及泻泄

10. 茵陈蒿汤

茵陈蒿汤治疸黄　阴阳寒热细推详
阳黄大黄栀子入　阴黄附子与干姜
亦有不用茵陈者　仲景柏皮栀子汤

11. 八正散

八正木通与车前　萹蓄大黄滑石研
草梢瞿麦兼栀子　煎加灯草痛淋蠲

12. 萆薢分清饮

萆薢分清石菖蒲　草梢乌药益智俱
或益茯苓盐煎服　通心固肾浊精驱
缩泉益智同乌药　山药糊丸便数需

13. 当归拈痛汤

当归拈痛羌防升　猪泽茵陈芩葛朋
二术苦参知母草　疮疡湿热服皆应

增　　辑

1. 五淋散

五淋散用草栀仁　归芍茯苓亦共珍
气化原由阴以育　调行水道妙通神

2. 三仁汤

三仁杏蔻薏苡仁　朴夏白通滑竹伦
水用甘澜扬百遍　湿温初起法堪遵

3. 甘露消毒丹

甘露消毒蔻藿香　茵陈滑石木通菖
芩翘贝母射干薄　暑疫湿温为末尝

4. 鸡鸣散

鸡鸣散是绝奇方　苏叶茱萸桔梗姜
瓜橘槟榔煎冷服　肿浮脚气效彰彰

5. 中满分消汤（丸）

中满分消汤朴乌　归萸麻夏荜升胡
香姜草果参芪泽　连柏苓青益智需
丸用芩连砂朴实　夏陈知泽草姜俱

二苓参术姜黄合　丸热汤寒治各殊

6. 二妙丸

二妙丸中苍柏煎　若云三妙膝须添
痿痹足疾堪多服　湿热全除病自痊

十四、润 燥 之 剂

1. 炙甘草汤

炙甘草汤参姜桂　麦冬生地大麻仁
大枣阿胶加酒服　虚劳肺痿效如神

2. 滋燥养营汤

滋燥养营两地黄　芩甘归芍及艽防
爪枯肤燥兼风秘　火燥金伤血液亡

3. 活血润燥生津饮

活血润燥生津饮　二冬熟地兼瓜蒌
桃仁红花及归芍　利秘通幽善泽枯

4. 韭汁牛乳饮

韭汁牛乳反胃滋　养营散瘀润肠奇
五汁安中姜梨藕　三般加入用随宜

5. 润肠丸

润肠丸用归尾羌　桃仁麻仁及大黄
或加艽防皂角子　风秘血秘善通肠

6. 通幽汤

通幽汤中二地俱　桃仁红花归草濡
升麻升清以降浊　噎塞便秘此方需
有加麻仁大黄者　当归润肠汤名殊

7. 搜风顺气丸

搜风顺气大黄蒸　郁李麻仁山药增
防独车前及槟枳　菟丝牛膝山茱仍
中风风秘及气秘　肠风下血总堪凭

8. 消渴方

消渴方中花粉连　藕汁地汁牛乳研
或加姜蜜为膏服　泻火生津益血痊

9. 白茯苓丸

白茯苓丸治肾消　花粉黄连草薢调
二参熟地覆盆子　石斛蛇床脬胫要

10. 猪肾荠苨汤

猪肾荠苨参茯神　知芩葛草石膏因
磁石天花同黑豆　强中消渴此方珍

11. 地黄饮子

地黄饮子参芪草　二地二冬枇斛参
泽泻枳实疏二腑　躁烦消渴血枯含

12. 酥蜜膏酒

酥蜜膏酒用饴糖　二汁百部及生姜
杏枣补脾兼润肺　声嘶气急酒喝尝

13. 清燥汤

清燥二术与黄芪　参苓连柏草陈皮
猪泽升柴五味曲　麦冬归地痿方推

增　辑

1. 沙参麦冬饮

沙参麦冬饮豆桑　玉竹甘花共合方
秋燥耗伤肺胃液　苔光干咳此堪尝

2. 清燥救肺汤

清燥救肺参草杷　石膏胶杏麦芝麻
经霜收下干桑叶　解郁滋干效可夸

3. 琼玉膏

琼玉膏中生地黄　参苓白蜜炼膏尝
肺枯干咳虚劳症　金水相滋效倍彰

4. 黄连阿胶汤

黄连阿胶鸡子黄　芍药黄芩合自良
更有驻车归醋用　连胶姜炭痢阴伤

5. 滋肾通关丸

滋肾通关桂柏知　溺癃不渴下焦医
大补阴丸除肉桂　地龟猪髓合之宜

6. 增液汤

增液汤中参地冬　　鲜乌或入润肠通
黄龙汤用大承气　　甘桔参归妙不同

十五、泻火之剂

1. 黄连解毒汤

黄连解毒汤四味　　黄柏黄芩栀子备
躁狂大热呕不眠　　吐衄斑黄均可使
若云三黄石膏汤　　再加麻黄及淡豉
此为伤寒温毒盛　　三焦表里相兼治
栀子金花加大黄　　润肠泻热真堪倚

2. 附子泻心汤

附子泻心用三黄　　寒加热药以维阳
痞乃热邪寒药治　　恶寒加附治相当
大黄附子汤同意　　温药下之妙异常

3. 半夏泻心汤

半夏泻心黄连芩　　干姜甘草与人参
大枣和之治虚痞　　法在降阳而和阴

4. 白虎汤

白虎汤用石膏偎　　知母甘草粳米陪
亦有加入人参者　　躁烦热渴舌生苔

5. 竹叶石膏汤

竹叶石膏汤人参　　麦冬半夏竹叶灵
甘草生姜兼粳米　　暑烦热渴脉虚寻

6. 升阳散火汤

升阳散火葛升麻　　羌独防风参芍侪
生炙二草加姜枣　　阳经火郁发之佳

7. 凉膈散

凉膈硝黄栀子翘　　黄芩甘草薄荷饶
竹叶蜜煎疗膈上　　中焦燥实服之消

8. 清心莲子饮

清心莲子石莲参　　地骨柴胡赤茯苓

芪草麦冬车前子　躁烦消渴及崩淋

9. 甘露饮

甘露两地与茵陈　芩枳枇杷石斛伦
甘草二冬平胃热　桂苓犀角可加均

10. 清胃散

清胃散用升麻连　当归生地牡丹全
或益石膏平胃热　口疮吐衄及牙宣

11. 泻黄散

泻黄甘草与防风　石膏栀子藿香充
炒香蜜酒调和服　胃热口疮并见功

12. 钱乙泻黄散

钱乙泻黄升防芷　芩夏石斛同甘枳
亦治胃热及口疮　火郁发之斯为美

13. 泻白散

泻白桑皮地骨皮　甘草粳米四般宜
参茯知芩皆可入　肺炎喘嗽此方施

14. 泻青丸

泻青丸用龙胆栀　下行泻火大黄资
羌防升上芎归润　火郁肝经用此宜

15. 龙胆泻肝汤

龙胆泻肝栀芩柴　生地车前泽泻偕
木通甘草当归合　肝经湿热力能排

16. 当归龙荟丸

当归龙荟用四黄　龙胆芦荟木麝香
黑栀青黛姜汤下　一切肝火尽能攘

17. 左金丸

左金茱连六一丸　肝经火郁吐吞酸
再加芍药名戊己　热泻热痢服之安
连附六一治胃痛　寒因热用理一般

18. 导赤散

导赤生地与木通　草梢竹叶四般攻
口糜淋痛小肠火　引热同归小便中

19. 清骨散

清骨散用银柴胡　胡连秦艽鳖甲符
地骨青蒿知母草　骨蒸劳热保无虞

20. 普济消毒饮

普济消毒芩连鼠　玄参甘桔蓝根侣
升柴马勃连翘陈　僵蚕薄荷为末咀
或加人参及大黄　大头天行力能御

21. 清震汤

清震汤治雷头风　升麻苍术两般充
荷叶一枚升胃气　邪从上散不传中

22. 桔梗汤

桔梗汤中用防己　桑皮贝母瓜蒌子
甘枳当归薏杏仁　黄芪百合姜煎此
肺痈吐脓或咽干　便秘大黄可加使

23. 清咽太平丸

清咽太平薄荷芎　柿霜甘桔及防风
犀角蜜丸治膈热　早间咳血颊常红

24. 消斑青黛饮

消斑青黛栀连犀　知母玄参生地齐
石膏柴胡人参草　便实参去大黄跻
姜枣煎加一匙醋　阳邪里实此方稽

25. 辛夷散

辛夷散里藁防风　白芷升麻与木通
芎细甘草茶调服　鼻生瘜肉此方攻

26. 苍耳散

苍耳散中用薄荷　辛夷白芷四般和
葱茶调服疏肝肺　清升浊降鼻渊瘥

27. 妙香散

妙散山药与参芪　甘桔二茯远志随
少佐辰砂木香麝　悸悸郁结梦中遗

增　辑

1. 紫雪丹
紫雪犀羚朱朴硝　硝磁寒水滑和膏
丁沉木麝升玄草　更用赤金法亦超

2. 至宝丹
至宝朱砂麝息香　雄黄犀角与牛黄
金银二箔兼龙脑　琥珀还同玳瑁良

3. 万氏牛黄丸
万氏牛黄丸最精　芩连栀子郁砂并
或加雄角珠冰麝　退热清心力更宏

4. 玉女煎
玉女煎中地膝兼　石膏知母麦冬全
阴虚胃火牙疼效　去膝地生温热痊

5. 清瘟败毒散
清瘟败毒地连芩　丹石栀甘竹叶寻
犀角玄翘知芍桔　瘟邪泻毒亦滋阴

6. 化斑汤
化斑汤用石膏元　粳米甘犀知母存
或入银丹大青地　温邪斑毒治神昏

7. 神犀丹
神犀丹内用犀君　金汁参蒲芩地群
豉粉银翘蓝紫草　温邪暑疫有奇勋

8. 青蒿鳖甲汤
青蒿鳖甲知地丹　阴分伏热此方攀
夜热早凉无汗者　从里达表服之安

十六、除痰之剂

1. 二陈汤
二陈汤用半夏陈　益以茯苓甘草臣
利气调中兼去湿　一切痰饮此方珍
导痰汤内加星枳　顽痰胶固力能驯

若加竹茹与枳实　　汤名温胆可宁神
润下丸仅陈皮草　　利气祛痰妙绝伦

2. 涤痰汤

涤痰汤用半夏星　　甘草橘红参茯苓
竹茹菖蒲兼枳实　　痰迷舌强服之醒

3. 青州白丸子

青州白丸星夏并　　白附川乌俱用生
晒露糊丸姜薄引　　风痰瘫痪小儿惊

4. 清气化痰丸

清气化痰星夏橘　　杏仁枳实瓜蒌实
芩苓姜汁为糊丸　　气顺火消痰自失

5. 顺气消食化痰丸

顺气消食化痰丸　　青陈星夏菔苏攒
曲麦山楂葛杏附　　蒸饼为糊姜汁抟

6. 礞石滚痰丸

滚痰丸用青礞石　　大黄黄芩沉水香
百病多因痰作祟　　顽痰怪症力能匡

7. 金沸草散

金沸草散前胡辛　　半夏荆甘赤茯因
煎加姜枣除痰嗽　　肺感风寒头目瞀
局方不用细辛茯　　加入麻黄赤芍均

8. 半夏天麻白术汤

半夏天麻白术汤　　参芪橘柏及干姜
苓泻麦芽苍术曲　　太阴痰厥头痛良

9. 常山饮

常山饮中知贝取　　乌梅草果槟榔聚
姜枣酒水煎露之　　劫痰截疟功堪诩

10. 截疟七宝饮

截疟七宝常山果　　槟榔朴草青陈伙
水酒合煎露一宵　　阳经实疟服之妥

增　辑

1. 三子养亲汤
三子养亲痰火方　芥苏莱菔共煎汤
外台别有茯苓饮　参术陈姜枳实尝

2. 指迷茯苓丸
指迷茯苓丸最精　风化芒硝枳半并
臂痛难移脾气阻　停痰伏饮有嘉名

3. 紫金锭
紫金锭用麝朱雄　慈戟千金五倍同
太乙玉枢名又别　祛痰逐秽及惊风

4. 小陷胸汤
小陷胸汤连夏蒌　宽胸开结涤痰周
邪深大陷胸汤治　甘遂硝黄一泻柔
大陷胸丸加杏苈　项强柔痉病能休

5. 十枣汤
十枣汤中遂戟花　强人伏饮效堪夸
控涎丹用遂戟芥　葶苈大枣亦可嘉

6. 千金苇茎汤
千金苇茎生薏仁　瓜瓣桃仁四味邻
吐咳肺痈痰秽浊　凉营清气自生津

7. 苓桂术甘汤
苓桂术甘痰饮尝　和之温药四般良
雪羹定痛化痰热　海蜇荸荠共合方

8. 金水六君煎
金水六君用二陈　再加熟地与归身
别称神术丸苍术　大枣芝麻停饮珍

9. 止嗽散
止嗽散中用白前　陈皮桔梗草荆添
紫菀百部同蒸用　感冒咳嗽此方先

十七、收涩之剂

1. 金锁固精丸
金锁固精芡莲须　　龙骨蒺藜牡蛎需
莲粉糊丸盐酒下　　涩精秘气滑遗无

2. 茯菟丹
茯菟丹疗精滑脱　　菟苓五味石莲末
酒煮山药为糊丸　　亦治强中及消渴

3. 治浊固本丸
治浊固本莲蕊须　　砂仁连柏二苓俱
益智半夏同甘草　　清热利湿固兼驱

4. 诃子散
诃子散用治寒泻　　炮姜粟壳橘红也
河间木香诃草连　　仍用术芍煎汤下
二者药异治略同　　亦主脱肛便血者

5. 桑螵蛸散
桑螵蛸散治便数　　参茯龙骨同龟壳
菖蒲远志及当归　　补肾宁心健忘觉

6. 真人养脏汤
真人养脏诃粟壳　　肉蔻当归桂木香
术芍参甘为涩剂　　脱肛久痢早煎尝

7. 当归六黄汤
当归六黄治汗出　　芪柏芩连生熟地
泻火固表复滋阴　　加麻黄根功更异
或云此药太苦寒　　胃弱气虚在所忌

8. 柏子仁丸
柏子仁丸人参术　　麦麸牡蛎麻黄根
再加半夏五味子　　阴虚盗汗枣丸吞

9. 牡蛎散
阳虚自汗牡蛎散　　黄芪浮麦麻黄根
扑法苇藁牡蛎粉　　或将龙骨牡蛎扪

增　辑

1. 桃花汤
桃花汤用石脂宜　粳米干姜共用之
为涩虚寒少阴利　热邪滞下切难施

2. 济生乌梅丸
济生乌梅与僵蚕　共末为丸好醋参
便血淋漓颇难治　醋吞惟有此方堪

3. 封髓丹
失精梦遗封髓丹　砂仁黄柏草和丸
大封大固春常在　巧夺先天服自安

十八、杀虫之剂

1. 乌梅丸
乌梅丸用细辛桂　人参附子椒姜继
黄连黄柏及当归　温藏安蛔寒厥剂

2. 化虫丸
化虫鹤虱及使君　槟榔芜荑苦楝群
白矾胡粉糊丸服　肠胃诸虫永绝氛

十九、痈疡之剂

1. 真人活命饮
真人活命金银花　防芷归陈草节加
贝母天花兼乳没　穿山角刺酒煎嘉
一切痈疽能溃散　溃后忌服用毋差
大黄便实可加使　铁器酸物勿沾牙

2. 金银花酒
金银花酒加甘草　奇疡恶毒皆能保
护膜须用蜡矾丸　二方均是疡科宝

3. 托里十补散
托里十补参芪芎　归桂白芷及防风
甘桔厚朴酒调服　痈疡脉弱赖之充

4. 托里温中汤
托里温中姜附羌　　茴木丁沉共四香

陈皮益智兼甘草　　寒疡内陷呕泻良

5. 托里定痛汤
托里定痛四物兼　　乳香没药桂心添

再加蜜炒罂粟壳　　溃疡虚痛去如拈

6. 散肿溃坚汤
散肿溃坚知柏连　　花粉黄芩龙胆宣

升柴翘葛兼甘桔　　归芍棱莪昆布全

增　　辑

1. 醒消丸
醒消乳没麝雄黄　　专为大痈红肿尝

每服三钱陈酒化　　醉眠取汗是良方

2. 小金丹
小金专主治阴疽　　鳖麝乌龙灵乳储

墨炭胶香归没药　　阴疽流注乳癌除

3. 梅花点舌丹
梅花点舌用三香　　冰片硼珠朱二黄

没药熊葶蟾血竭　　一丸酒化此方良

4. 保安万灵丹
万灵归术与三乌　　辛草荆防芎活俱

天斛雄麻全蝎共　　阴疽鹤膝湿痹须

5. 六神丸
六神丸治烂喉痧　　每服十丸效可夸

珠粉腰黄冰片麝　　牛黄还与蟾酥加

6. 阳和汤
阳和汤法解寒凝　　外症虚寒色属阴

熟地鹿胶姜炭桂　　麻黄白芥草相承

二十、经产之剂

1. 妊娠六合汤

海藏妊娠六合汤　四物为君妙义长
伤寒表虚地骨桂　表实细辛兼麻黄
少阳柴胡黄芩入　阳明石膏知母藏
小便不利加苓泻　不眠黄芩栀子良
风湿防风与苍术　温毒发斑升翘长
胎动血漏名胶艾　虚痞朴实颇相当
脉沉寒厥亦桂附　便秘蓄血桃仁黄
安胎养血先为主　余因各症细参详
后人法此治经水　过多过少别温凉
温六合汤加芩术　色黑后期连附商
热六合汤栀连益　寒六合汤加附姜
气六合汤加陈朴　风六合汤加芄羌
此皆经产通用剂　说与时师好审量

2. 胶艾汤

胶艾汤中四物先　阿胶艾叶甘草全
妇人良方单胶艾　胎动血漏腹痛全
胶艾四物加香附　方名妇宝调经专

3. 当归散

当归散益妇人妊　术芍芎归及子芩
安胎养血宜常服　产后胎前功效深

4. 黑神散

黑神散中熟地黄　归芍甘草桂炮姜
蒲黄黑豆童便酒　消瘀下胎痛逆忘

5. 清魂散

清魂散用泽兰叶　人参甘草川芎协
荆芥理血兼祛风　产中昏晕神魂帖

6. 羚羊角散

羚羊角散杏薏仁　防独芎归又茯神
酸枣木香和甘草　子痫风中可回春

7. 当归生姜羊肉汤

当归生姜羊肉汤　产后腹痛蓐劳匡
亦有加入参芪者　千金四物甘桂姜

8. 达生散

达生紫苏大腹皮　参术甘陈归芍随
再加葱叶黄杨脑　孕妇临盆先服之
若将川芎易白术　紫苏饮子子悬宜

9. 参术饮

妊娠转胞参术饮　芎芍当归熟地黄
炙草陈皮兼半夏　气升胎举自如常

10. 牡丹皮散

牡丹皮散延胡索　归尾桂心赤芍药
牛膝棱莪酒水煎　气行瘀散血瘕削

11. 固经丸

固经丸用龟甲君　黄柏樗皮香附群
黄芩芍药酒丸服　漏下崩中色黑殷

12. 柏子仁丸

柏子仁丸熟地黄　牛膝续断泽兰芳
卷柏加之通血脉　经枯血少肾肝匡

增　　辑

1. 交加散

交加散用姜地捣　二汁交拌各自炒
姜不辛散地不寒　产后伏热此为宝

2. 白术散

白术散中用四皮　姜陈苓腹五般奇
妊娠水肿肢浮胀　子肿病名此可医

3. 竹叶汤

竹叶汤能治子烦　人参芩麦茯苓存
有痰竹沥宜加入　胆怯闷烦自断根

4. 紫菀汤

紫菀汤方治子嗽　天冬甘桔杏桑会

更加蜂蜜竹茹煎　孕妇咳逆此为最

5. 失笑散

失笑蒲黄及五灵　晕平痛止积无停
山楂二两便糖入　独圣功同更守经

6. 如圣散

如圣乌梅棕炭姜　三般皆煅漏崩良
升阳举经姜栀芍　加入补中益气尝

7. 生化汤

生化汤宜产后尝　归芎桃草炮姜良
倘因乳少猪蹄用　通草同煎亦妙方

8. 保产无忧方

保产无忧芎芍归　荆羌芪朴菟丝依
枳甘贝母姜蕲艾　功效称奇莫浪讥

9. 泰山磐石饮

泰山磐石八珍全　去茯加芪芩断联
再益砂仁及糯米　妇人胎动可安痊

10. 抵当丸

抵当丸用桃仁黄　水蛭虻虫共合方
蓄血胞宫少腹痛　破坚非此莫相当

11. 安胎饮子

安胎饮子建莲先　青苎还同糯米煎
神造汤中须蟹爪　阿胶生草保安全

12. 固冲汤

固冲汤中芪术龙　牡蛎海蛸五倍同
茜草山萸棕炭芍　益气止血治血崩

附：（一）便用杂方

1. 望梅丸

望梅丸用盐梅肉　苏叶薄荷与柿霜
茶末麦冬糖共捣　旋行赍服胜琼浆

2. 软脚散

软脚散中芎芷防　细辛四味碾如霜

轻撒鞋中行远道　足无箴疮汗皆香

附：（二）幼科

1. 回春丹
回春丹用附雄黄　冰麝羌防蛇蝎襄
朱贝竺黄天胆共　犀黄蚕草钩藤良

2. 抱龙丸
抱龙星麝竺雄黄　加入辰砂痰热尝
琥珀抱龙星草枳　苓怀参竺箔朱香
牛黄抱龙星辰蝎　苓竺腰黄珀麝僵
明眼三方凭选择　急惊风发保平康

3. 肥儿丸
肥儿丸用术参甘　麦曲荟苓楂二连
更合使君研细末　为丸儿服自安然
验方别用内金朴　苓术青陈豆麦联
槟曲蟾虫连楂合　砂仁加入积消痊

4. 八珍糕
八珍糕与小儿宜　参术苓陈豆薏依
怀药芡莲糯粳米　健脾益胃又何疑

5. 保赤丹
保赤丹中巴豆霜　朱砂神曲胆星尝
小儿急慢惊风发　每服三丸自不妨

经 络 歌 诀

（一）十二经脉歌

1. 手太阴肺经歌
手太阴肺中焦起　下络大肠胃口行
上膈属肺从肺系　横从腋下臑内萦
前于心与心包脉　下肘循臂骨上廉
遂至寸口上鱼际　大指内侧爪甲根
支络还从腕后出　接次指交阳明经

此经多气而少血　　　是动则为喘满咳
膨膨肺胀缺盆痛　　　两手交瞥为臂厥
肺所主病咳上气　　　喘渴烦心胸满结
臑臂之内前廉痛　　　为厥或为掌中热
肩背痛是气有余　　　小便数欠或汗出
气虚亦痛溺色变　　　少气不足以报息

2. 手阳明大肠经歌

手阳明经大肠脉　　　次指内侧起商阳
循指上廉出合谷　　　两骨两筋中间行
循臂入肘行臑外　　　肩髃前廉柱骨傍
会此下入缺盆内　　　经肺下膈属大肠
支从缺盆上入颈　　　斜贯两颊下齿当
夹口人中交左右　　　上夹鼻孔尽迎香
此经血盛气亦盛　　　是动齿痛颈亦肿
是主津液病所生　　　目黄口干衄鼽动
喉痹痛在肩前臑　　　大指次指痛不用

3. 足阳明胃经歌

足阳明胃鼻颏起　　　下循鼻外入上齿
环唇夹口交承浆　　　颐后大迎颊车里
耳前发际至额颅　　　支循喉咙缺盆入
下膈属胃络脾宫　　　直者下乳夹脐中
支起胃口循腹里　　　下行直合气街逢
遂由髀关下膝膑　　　循胫足跗中趾通
支从中趾入大趾　　　厉兑之穴经尽矣
此经多气复多血　　　振寒伸欠面颜黑
病至恶见火与人　　　忌闻木声心惕惕
闭户塞牖欲独处　　　甚则登高弃衣走
贲响腹胀为骭厥　　　狂疟温淫及汗出
鼽衄口喎并唇胗　　　颈肿喉痹腹水肿
膺乳膝膑股伏兔　　　骭外足跗上皆痛
气盛热在身以前　　　有余消谷溺黄甚
不足身以前皆寒　　　胃中寒而腹胀壅

4. 足太阴脾经歌

太阴脾起足大趾	循趾内侧白肉际
过核骨后内踝前	上腨循胫膝股里
股内前廉入腹中	属脾络胃上膈通
夹咽连舌散舌下	支者从胃注心宫
此经血少而气壮	是动即病舌本强
食则呕出胃脘痛	心中善噫而腹胀
得后与气快然衰	脾病身重不能摇
瘕泄水闭及黄疸	烦心心痛食难消
强立股膝内多肿	不能卧因胃不和

5. 手少阴心经歌

手少阴心起心经	下膈直络小肠承
支者夹咽系目系	直者心系上肺腾
下腋循臑后廉出	太阴心主之后行
下肘循臂抵掌后	锐骨之端小指停
此经少血而多气	是动咽干心痛应
目黄胁痛渴欲饮	臂臑内痛掌热蒸

6. 手太阳小肠经歌

手太阳经小肠脉	小指之端起少泽
循手上腕出踝中	上臂骨出肘内侧
两筋之间臑后廉	出肩解而绕肩胛
交肩之上入缺盆	直络心中循嗌咽
下膈抵胃属小肠	支从缺盆上颈颊
至目锐眦入耳中	支者别颊复上颐
抵鼻至于目内眦	络颧交足太阳接
嗌痛颌肿头难回	肩似拔兮臑似折
耳聋目黄肿颊间	是所生病为主液
颈颔肩臑肘臂痛	此经少气而多血

7. 足太阳膀胱经歌

足太阳经膀胱脉	目内眦上额交巅
支者从巅入耳角	直者从巅络脑间
还出下项循肩膊	夹脊抵腰循膂旋

络肾正属膀胱府　　一支贯臀入腘传
一支从膊别贯胛　　夹脊循髀合腘行
贯腨出踝循京骨　　小趾外侧至阴全
此经少气而多血　　头痛脊痛腰如折
目似脱兮项似拔　　腘如结兮腨如裂
痔疟狂癫疾并生　　衄蛆目黄而泪出
囟项眦腰尻腘腨　　病若动时皆痛彻

8. 足少阴肾经歌

足肾经脉属少阴　　斜从小趾趋足心
出于然骨循内踝　　入跟上腨腘内寻
上股后廉直贯脊　　属肾下络膀胱深
直者从肾贯肝膈　　入肺夹舌循喉咙
支者从肺络心上　　注于胸交手厥阴
此经多气而少血　　是动病饥不欲食
咳唾有血喝喝喘　　目眈心悬坐起辄
善恐如人将捕之　　咽肿舌干兼口热
上气心痛或心烦　　黄疸肠澼及痿厥
脊股后廉之内痛　　嗜卧足下热痛彻

9. 手厥阴心包经歌

手厥阴经心主际　　心包下膈络三焦
起自胸中支出胁　　下腋三寸循臑迢
太阴少阴中间走　　入肘下臂两筋超
行掌心从中指出　　支从小指次指交
是经少气原多血　　是动则病手心热
肘臂挛急腋下肿　　甚则支满在胸胁
心中憺憺时大动　　面赤目黄笑不歇
是主脉所生病者　　掌热心烦心痛掣

10. 手少阳三焦经歌

手少阳经三焦脉　　起手小指次指间
循腕出臂之两骨　　贯肘循臑外上肩
交出足少阳之后　　入缺盆布膻中传
散络心包而下膈　　循属三焦表里联

支从膻中缺盆出　上项出耳上角巅
以屈下颊而至颐　支从耳后入耳缘
出走耳前交两颊　至目锐眦胆经连
是经少血还多气　耳聋嗌肿及喉痹
气所生病汗出多　颊肿痛及目锐眦
耳后肩臑肘臂外　皆痛废及小次指

11. 足少阳胆经歌

足少阳脉胆之经　起于两目锐眦边
上抵头角下耳后　循颈行手少阳前
至肩却出少阳后　入缺盆中支者分
耳后入耳前走　支别锐眦下大迎
合手少阳抵于颐　下加颊车下颈连
复合缺盆下胸膈　络肝属胆表里萦
循胁里向气街出　绕毛际入髀厌横
直者从缺盆下腋　循胸季胁过章门
下合髀厌髀阳外　出膝外廉外辅缘
下抵绝骨出外踝　循跗入小次趾间
支者别跗入大趾　循趾歧骨出其端
此经多气而少血　是动口苦善太息
心胁痛疼转侧难　足热面尘体无泽
头痛颔痛锐眦痛　缺盆肿痛亦肿胁
马刀侠瘿颈腋生　汗出振寒多疟疾
胸胁髀膝胫绝骨　外踝皆痛及诸节

12. 足厥阴肝经歌

足厥阴肝脉所终　大趾之端毛际丛
循足跗上上内踝　出太阴后入腘中
循股入毛绕阴器　上抵小腹夹胃通
属肝络胆上贯膈　布于胁肋循喉咙
上入颃颡连目系　出额会督顶巅逢
支者后从目系出　下行颊里交环唇
支者从肝别贯膈　上注于肺乃交宫
是经血多而气少　腰痛俯仰难为工

妇少腹肿男癀疝　嗌干脱色面尘蒙
胸满呕逆及飧泄　狐疝遗尿或闭癃

（二）奇经八脉歌

1. 任脉歌

任脉起于中极底　以上毛际循腹里
上于关元至咽喉　上颐循面入目是

2. 冲脉歌

冲起气街并少阴　夹脐上行胸中至
冲为五脏六腑海　五脏六腑所禀气
上渗诸阳灌诸精　从下冲上取兹义
亦有并肾下冲者　注少阴络气街出
阴股内廉入腘中　伏行骱骨内踝际
下渗三阴灌诸络　以温肌肉至跗趾

3. 督脉歌

督起小腹骨中央　入系廷孔络阴器
合篡至后别绕臀　与巨阳络少阴比
上股贯脊属肾行　上同太阳起内眦
上额交巅络脑间　下项循肩仍夹脊
抵腰络肾循男茎　下篡亦与女子类
又从少腹贯脐中　贯心入喉颐及唇
上系目下中央际　此为并任亦同冲
大抵三脉同一本　灵素言之每错综
督病少腹冲心痛　不得前后冲疝攻
其在女子为不孕　嗌干遗溺及痔癃
任病男疝女瘕带　冲病里急气逆冲

4. 跷脉歌

跷乃少阴之别脉　起于然骨至内踝
直上阴股入阴间　上循胸入缺盆过
出人迎前入頄眦　合于太阳阳跷和
此皆灵素说奇经　带及二维未说破

汤头歌诀白话解

一、补益之剂

补益之剂，即补益剂。是以补益药物为主组成的方剂，用于治疗各种虚证。虚，是指人体正气不足，包括气、血、阴、阳等各种虚损。根据"虚则补之"（《素问·三部九候论》）的原则，补益剂有补气、补血、补阴、补阳的区别，应当注意辨证选用。

1. 四君子汤（《太平惠民和剂局方》） 助阳补气。

【歌诀】

四君子①汤中和义　参术茯苓甘草比

益以夏陈名六君　祛痰补气阳虚饵②

除却半夏名异功　或加香砂胃寒使③

【注释】 ①四君子：古代称有地位并具冲和之德的人为君子。本方参、术、苓、草四味药皆为补气健脾常用之品，不燥不峻，其性平和，故名为四君子。

②饵：饵（ěr），音耳。即服用。

③使：即使用。

【组成】 人参　白术　茯苓　炙甘草各等分

【用法】 为细末，每服6g，水煎服。

【功用】 益气健脾。

【主治】 脾胃气虚证。症见面色萎白，语声低微，四肢无力，食少便溏，舌质淡，脉虚缓无力。

【方析】 本方为补气的基本方。脾胃气虚为其主证。脾失健运，易生湿邪，为其兼证。方中以人参大补脾胃之气，为君药。白术助君药燥湿健脾，为臣药。茯苓淡渗利湿，使湿从小便出，则脾不为湿邪所困，为佐药。炙甘草甘温益气，并可调和诸药，为使药。

【附方】 （1）六君子汤（《医学正传》） 四君子汤加陈皮、半夏各一钱。水煎服。

功用：健脾止呕。主治：脾胃气虚兼痰湿证。症见不思饮食，恶心呕吐，胸脘痞闷，大便不实，或咳嗽痰多稀白等。

（2）异功散（《小儿药证直诀》） 四君子汤加陈皮等分。上药为细末，每服6g，水一盏，生姜5片，大枣2个，同煎至七分，食前，温，量多少与之（现代用法：水煎服）。功用：健脾益气，理气和胃。主治：脾胃虚弱证。症见食欲不振，或胸脘痞闷，或呕吐泄泻。

（3）香砂六君子汤（《古今名医方论》） 六君子汤加木香七分、砂仁八分。水煎服。功用：健脾和胃，理气止痛。主治：脾胃气虚，寒湿气滞证。症见纳呆嗳气，脘腹胀满疼痛，呕吐泄泻。

按：四君子汤是补气的基础方，歌诀中助阳一词当从气属阳来理解，因方中四味药均无助阳作用。加入陈皮为异功散，以加强健脾理气之功；更加半夏为六君子汤，加强化痰止呕作用。六君子汤加木香、砂仁，重在行气温中止痛。临证时随症加减，变换巧妙，当细心领悟。

2. 升阳益胃汤（《脾胃论》）升阳益胃。

【歌诀】

升阳益胃参术芪　黄连半夏草陈皮
苓泻防风羌独活　柴胡白芍姜枣随

【组成】 黄芪二两　人参　半夏　炙甘草各一两　羌活　独活　防风　白芍各五钱　陈皮四钱　白术　茯苓　泽泻　柴胡各三钱　黄连二钱

【用法】 上药为粗末，每服9g，加姜、枣，水煎服。

【功用】 健脾益气，升阳祛湿。

【主治】 脾胃气虚兼湿证。症见怠惰嗜卧，饮食无味，身体酸重，肢节疼痛，口苦舌干，大便不调，小便频数，或见恶寒，舌淡苔白腻，脉缓无力。

【方析】 脾胃气虚为本方主证。身体酸重，肢节疼痛，为兼湿邪；口苦舌干，为兼有虚热之象。方中重用黄芪益气固表，为君药。人参、白术、甘草助君药益气健脾，兼以和胃燥湿，为臣药。陈皮、半夏理气化痰，降逆和胃；柴胡、防风、羌活、独活散风祛湿；泽泻、茯苓淡渗利尿，使湿有去路；白芍助黄芪调和营卫，补益气血；少人黄连清热泻火，并可防止风药辛燥化热，为佐药。本方以补为主，补中有散，发中有收，实为扶正祛邪之良方。

3. 黄芪鳖甲散（《卫生宝鉴》） 劳热①。

【歌诀】

黄芪鳖甲地骨皮　芫菀参苓柴半知

地黄芍药天冬桂　甘桔桑皮劳热宜

【注释】①劳热：指虚劳发热。主要由气血亏损，或阳衰阴虚所致，以骨蒸潮热，五心烦热等为常见症。

【组成】黄芪　鳖甲　天冬各五钱　地骨皮　秦艽　茯苓　柴胡各三钱　紫菀　半夏　知母　生地　白芍　桑白皮　炙甘草各三钱半　人参　桔梗　肉桂各一钱半

【用法】每服30g，加生姜煎服。

【功用】益气阴，清虚热。

【主治】气阴两虚，虚劳内热证。症见五心烦热，日晡潮热，自汗或盗汗，四肢无力，饮食减少，咳嗽咽干，脉细数无力。

【方析】本方主证为气阴两伤之劳热。咳嗽为肺肾阴虚所致的次要症状。方中黄芪益气固表，天冬滋肾清肺，鳖甲滋阴除蒸，共为君药。人参助黄芪大补元气；生地、知母助天冬滋阴清热；秦艽、地骨皮助鳖甲清虚热，共为臣药。半夏、茯苓、桔梗化痰健脾，宣降肺气；紫菀、桑白皮润肺清热，下气止咳；柴胡、白芍疏肝养血，调畅气机；少用肉桂温肾助阳以促阳生阴长，生姜温中和胃，防补阴药过于滋腻碍胃，共为佐药。炙甘草调和诸药，为使药。

4. 秦艽鳖甲散（《卫生宝鉴》） 风劳①。

【歌诀】

秦艽鳖甲治风劳　地骨柴胡及青蒿

当归知母乌梅合　止嗽除蒸敛汗高

【注释】①风劳：指感受风邪治不及时，以致内传化热，消耗气血，日久成劳。

【组成】鳖甲　地骨皮　柴胡各一两　秦艽　当归　知母各半两

【用法】上药为粗末，每服15g，加青蒿5叶，乌梅1个同煎，临卧空心各一服。

【功用】滋阴养血，清热除蒸。

【主治】阴虚内热之风劳病。症见骨蒸劳热，肌肉消瘦，唇红颊赤，困倦盗汗，咳嗽，脉细数。

【方析】 本方主治风劳病，阴虚内热为其主证。方中鳖甲、地骨皮滋阴清虚热，为君药。秦艽、柴胡、青蒿助君药解肌退热，为臣药。当归、知母滋阴养血；乌梅敛阴止汗，为佐药。诸药共用，滋阴养血，散收并用。若汗出过多，再加黄芪益气固表。

5. 秦艽扶羸^①汤 《兰台轨范》引《直指方》）肺劳^②。

【歌诀】

秦艽扶羸鳖甲柴　地骨当归紫菀偕^③

半夏人参兼炙草　肺劳蒸嗽服之谐^④

【注释】 ①羸：羸（léi），音雷。瘦弱。

②肺劳：虚劳的一种，肺脏虚损所致。症见消瘦乏力，潮热自汗，声音嘶哑，咳嗽吐血，胸闷气短，舌红少苔，脉细数无力。

③偕：偕（xié），音邪。共同。

④谐：谐（xié），音邪。和谐。

【组成】 柴胡二钱 秦艽 人参 当归 炙鳖甲各一钱半 地骨皮 紫菀 半夏 炙甘草各一钱

【用法】 加生姜、大枣，水煎服。

【功用】 清虚热，止劳嗽。

【主治】 肺劳。症见消瘦乏力，潮热自汗，声音嘶哑，咳嗽吐血，胸闷气短，舌红少苔，脉细数无力。

【方析】 本方肺伤内热，气阴两伤为其主证。气阴亏耗，肺燥劳嗽，为其次要症状。方以柴胡、秦艽解肌热，退骨蒸，为君药。鳖甲、地骨皮补阴液，除虚热，为臣药。佐以人参、当归益气养血；紫菀、半夏除痰止嗽；姜、枣益气血，和营卫。炙甘草调和诸药，为使药。

按：本方与秦艽鳖甲散均以清虚热为先，故现在多归入清热剂中。

6. 紫菀汤 《医方集解》）劳热久嗽。

【歌诀】

紫菀汤中知贝母　参苓五味阿胶偶

再加甘桔治肺伤　咳血吐痰劳热久

【组成】 紫菀 阿胶 知母 贝母各二钱 桔梗 人参 茯苓 甘草各五分 五味子十二粒

【用法】 水煎，食后服。一方加莲肉。

【功用】 润肺化痰，清热止嗽。

【主治】 肺气大伤，阴虚火旺证。症见久嗽不止，咳血吐痰，少气懒言，胸胁逆满，以及肺痿变成肺痈。

【方析】 本方肺伤气损，阴虚有热，咳痰吐血为其主证。方以阿胶、紫菀润肺补虚，消痰止嗽，为君药。知母、贝母清肺泻火，润燥消痰，为臣药。人参、茯苓补脾益肺；五味子滋肾敛肺，助止久嗽，共为佐药。桔梗载诸药上行入肺；甘草助人参益气，并调和诸药，为使药。

"肺痿"是指肺叶枯萎，而以咳吐浊唾涎沫为主的慢性虚弱疾患。多由燥热伤津，久咳伤肺，枯萎不荣所致。若治不及时，肺热渐盛，肺阴愈伤，有可能变生"肺痈"（即肺脓肿），若其症见口中干燥，咳吐腥臭浊痰，胸中隐隐作痛等，因病机与本方相符，故亦可用本方治疗。

注：本方为《卫生宝鉴》引海藏方"紫菀散"之异名。

7. 百合固金汤（《医方集解》引赵蕺庵方） 肺伤咳血。

【歌诀】

百合固金二地黄　玄参贝母桔甘藏

麦冬芍药当归配　喘咳痰血肺家伤

【组成】 生地黄二钱　熟地黄三钱　麦冬钱半　百合　芍药　当归　贝母　生甘草各一钱　元参　桔梗各八分

【用法】 水煎服。

【功用】 养阴清热，润肺化痰。

【主治】 肺肾阴亏，虚火上炎证。症见咳嗽气喘，痰中带血，咽喉燥痛，头晕目眩，午后潮热，舌红少苔，脉细数。

【方析】 肺肾阴亏，虚火上炎，为本方主证。肺受火灼，气失宣降，故见咳嗽气喘，为次要症状。方中百合滋阴润肺，清热止咳；生、熟地黄甘寒滋补肾阴，清心凉血，重用为君药。麦冬、玄参助君药滋养肺肾，增液止咳，为臣药。贝母、桔梗润肺化痰，清利咽喉，载药上行；当归、白芍养血柔肝，保肺止咳，同为佐药。生甘草清热泻火，调和诸药，为使药。诸药合用，肺肾同补，虚火自平，痰清咳止，实为治本为主的良方。

8. 补肺阿胶散（《小儿药证直诀》） 止嗽生津。

【歌诀】

补肺阿胶马兜铃　鼠粘甘草杏糯停

肺虚火盛人当服　顺气生津嗽哽[1]宁

【注释】 [1]哽：哽（gěng），音梗。有物堵塞喉咙不能下咽。

【组成】 阿胶—两半　黍粘子（牛蒡子）二钱五分　甘草二钱五分　马兜铃五钱　杏仁七个　糯米—两

【用法】 为末，每服 3 ~ 6g，水煎服。

【功用】 养阴补肺，清热止咳。

【主治】 小儿咳喘之肺虚有热证。症见咳嗽气喘，咽喉干燥，喉中有声，或痰中带血，舌红少苔，脉细数。

【方析】 阴虚肺热为本方主证。阴虚热盛，灼津为痰，气逆不降，故咳痰不爽，为兼证；咳嗽气喘为次要症状。方中重用阿胶，既可滋阴补肺，又可养血止血，为君药。马兜铃、牛蒡子清肺化痰，为臣药。杏仁宣降肺气，止咳平喘；糯米补脾益肺，培土生金，共为佐药。甘草调和诸药，为使药。本方标本兼顾，为治肺虚久咳之有效方剂。

9. 小建中汤（《伤寒论》） 温中散寒。

【歌诀】

小建中汤芍药多　桂姜甘草大枣和

更加饴糖补中脏　虚劳腹冷服之瘥[1]

增入黄芪名亦尔　表虚身痛效无过

又有建中十四味　阴斑劳损起沉疴[2]

十全大补加附子　麦夏苁蓉仔细哦[3]

【注释】 [1]瘥：瘥（chài）。病愈。

[2]疴：疴（kē），音苛。病。沉疴：重病。

[3]哦：哦（é），音鹅。吟咏。

【组成】 芍药六两　桂枝三两　炙甘草二两　生姜三两　大枣十二枚　饴糖—升

【用法】 除饴糖外，其余药物水煎，去渣，溶化饴糖。

【功用】 温中补虚，和里缓急。

【主治】 虚劳里急证。症见腹中时痛，喜温喜按，舌淡苔白，脉细弦；或虚劳而心中动悸，虚烦不宁，面色无华，或手足烦热，咽干口燥。

【方析】 本方所治诸虚，皆以脾胃虚寒，阴阳两虚为其主证。脾胃为后天之本，营卫气血由此化生。中焦虚寒，化源不足，血不养心，故虚烦心悸；营卫不和，则虚劳发热。治当温中补虚，调和阴阳。方中重用饴糖，补脾益气，和里缓急，为君药。白芍酸甘益阴，较桂枝汤中加倍使用，养血缓急；桂枝辛甘，温阳祛寒，共为臣药。生姜温胃止呕，大枣补脾养血，合用调营卫，共为佐药。炙甘草既助饴糖配桂枝辛甘化阳，又合芍药酸甘化阴，并可调和诸药，为使药。本方具有平补阴阳，调和营卫，建立中气的作用，故名建中。

按：本方在《方剂学》教材中多归属温里剂，而就本方君药重用饴糖而论，其作用在于补脾益气，调和阴阳。而桂枝、生姜二味温中之力不如干姜，故将其归为补益剂也有道理。

【附方】 （1）黄芪建中汤（《金匮要略》） 小建中汤加黄芪一两半，用法同小建中汤。

功用：温中补气，和里缓急。

主治：虚劳里急，诸不足。

（2）十四味建中汤（《太平惠民和剂局方》） 由人参 白术 茯苓 炙甘草 熟地黄 白芍 当归 川芎 炙黄芪 肉桂 附子 半夏 麦冬 肉苁蓉14味组成，各等分，研成细末，每服9g，加生姜3片、大枣1枚，水煎温服。功用：补益气血，调和阴阳。主治：阴证发斑。症见手足胸背等部位出现稀疏淡红色斑点，高出皮肤，如蚊虫叮咬状。

10. 益气聪明汤（《东垣试效方》） 聪耳明目。

【歌诀】

益气聪明汤蔓荆　升葛参芪黄柏并

再加芍药炙甘草　耳聋目障服之清

【组成】 黄芪　人参各五钱　葛根　蔓荆子各三钱　白芍　黄柏各二钱 升麻一钱半　炙甘草一钱

【用法】 每服12g，临卧及五更服。

【功用】 补中益气，助升清阳。

【主治】 目疾之中气不足，清阳不升证。症见目内生障，视物昏花，耳鸣耳聋等。

【方析】中气不足，清阳不升为本方主证；心火亢盛为其兼证。方中黄芪、人参温补脾气，意在治本，为君药。葛根、升麻、蔓荆子鼓舞清阳，上行头目；白芍养血柔肝；黄柏清热泻火，为佐药。炙甘草调和诸药，为使药。诸药合用，中气得补，清阳得升，肝肾受益，耳目聪明，故名为益气聪明汤。

增　辑

1. 独参汤（《伤寒大全》）专补元气。

【歌诀】

独参功擅得嘉名　血脱脉微可返生

一味人参浓取汁　应知专任力方宏

【组成】人参

【用法】浓煎取汁。

【功用】大补元气。

【主治】元气欲脱证。症见突然出血不止，大汗出，面色白，气短脉微等。

【方析】人参为治虚劳内伤第一要药，凡一切气、血、津液不足，或暴脱之症皆可用之。人参专补脾肺之气，元气充沛，一身之气得，脱证自除。中医学认为有形之血不能自生，生于无形之气，故本方亦可用于大失血之救急。人参用量宜大，每服30~60g，浓煎。

2. 龟鹿二仙胶（《证治准绳》）大补精髓。

【歌诀】

龟鹿二仙最守真　补人三宝气精神

人参枸杞和龟鹿　益寿延年实可珍

【组成】鹿角十斤　龟甲　枸杞子二十两　人参十五两

【用法】鹿角、龟甲熬胶，再将人参、枸杞熬膏和入。每晨酒调服9g。

【功用】滋阴填精，益气壮阳。

【主治】真元虚损，精血不足证。症见全身瘦削，阳痿遗精，两目昏花，腰膝酸软，久不孕育。

【方析】本方以阴阳精血不足为其主证。方中鹿角温肾阳，益精血，善通督脉；龟甲补阴精，益气血，善通任脉，二药同用，可峻补阴阳，补益精髓，化生气血，为君药。人参补益脾肺；枸杞子滋养肝肾，为臣药。本方药性平和，补阴益阳，能益寿延年，生精助孕。

3. 保元汤（《博爱心鉴》） 温补气虚。

【歌诀】

保元补益总偏温　桂草参芪四味存

男妇虚劳幼科痘　持纲三气①妙难言

【注释】 ①三气：指肺气、胃气、肾气而言。

【组成】 黄芪三钱　人参一钱　炙甘草一钱　肉桂五分至七分

【用法】 水煎服。

【功用】 益气温阳。

【主治】 虚损劳怯，元气不足证。症见倦怠乏力，少气畏寒，以及小儿痘疮，阳虚顶陷，不能发起灌浆者。

【方析】 本方以元气不足为主证；阳气偏虚为兼证。方以黄芪补气升阳，托毒生肌，为君药。人参补益脾肺，大补元气，为臣药。肉桂少量，温暖元阳，为佐药。炙甘草益气和中，调和诸药，为使药。此方温补元气，气充体壮，虚损自复。本方偏于温补，故阴虚血少者慎用。

按：本方是魏氏从李杲黄芪汤借治痘证发展而来，因加官桂以助药力，故名为"保元"。

4. 还少丹（《杨氏家藏方》） 温肾补脾。

【歌诀】

还少温调脾肾寒　茱怀苓地杜牛餐

苁蓉楮实茴巴枸　远志菖蒲味枣丸

【组成】 熟地黄　怀山药　牛膝　枸杞子　山茱萸　茯苓　杜仲　远志　五味子　楮实　小茴香　巴戟天　肉苁蓉　石菖蒲各二两　红枣一百枚

【用法】 红枣去皮核，炼蜜为丸如梧桐子大，每日服2次，每服9g，淡盐汤送下。

【功用】 温肾暖脾，阴阳并补。

【主治】 脾肾两虚证。症见身体瘦弱，腰膝酸软，神疲乏力，饮食无味，健忘怔忡，遗精白浊，阳痿早泄，牙齿浮痛等。

【方析】 脾肾阳虚，精血不足，为本方主证；健忘怔忡，遗精白浊，为心肾不交之兼证。方以肉苁蓉、巴戟天温补肾阳；熟地黄、枸杞子滋补肾阴，阴阳并补，为君药。小茴香、楮实助肉苁蓉、巴戟天散寒补火；杜仲、牛膝补肾强腰膝，为臣药。山药、茯苓、大枣健脾益气；山茱萸、五味子固肾涩精；菖蒲、远志交通心肾以安神，为佐药。此方水火平调，脾肾双补。服药后影响食欲者，可加砂仁、木香、陈皮理气健胃，增强药力。

5. 金匮肾气丸（《金匮要略》） 治肾祖方。

【歌诀】

金匮肾气治肾虚　　熟地怀药及山萸

丹皮苓泽加附桂　　引火归原热下趋

济生加入车牛膝　　二便通调肿胀除

钱氏六味去附桂　　专治阴虚火有余

六味再加五味麦　　八仙都气治相殊

更有知柏与杞菊　　归芍参麦各分途

【组成】 干地黄八两　薯蓣（即山药）　山茱萸各四两　泽泻　茯苓　牡丹皮各三两　桂枝　附子各一两

【用法】 为末，炼蜜为丸，梧桐子大，每服十五丸，加至二十五丸，酒送下，每日2次。

【功用】 补肾助阳。

【主治】 肾阳虚损证。症见腰痛脚软，身半以下常有冷感，少腹拘急，小便不利，或小便反多，入夜尤甚，阳痿早泄，舌淡胖，脉虚弱等。

【方析】 肾阳不足为本方主证。方中干地黄滋补肾阴，少加桂、附助命门之火以温阳化气，乃"阴中求阳"之意，重在微微生火，即生肾气，共为君药。山茱萸、山药补肝益脾，化生精血，为臣药。泽泻、茯苓利水渗湿，并可防地黄之滋腻；牡丹皮清热，防温补而致肝中相火升动，三药于补中寓泻，为佐药。诸药相合，温而不燥，滋而不腻，振奋肾阳，使气化复常，诸症自愈。

【附方】 （1）济生肾气丸（《济生方》） 即本方加车前子、牛膝而成。为末，炼蜜为丸，梧桐子大，每服七十丸，空心米饮下。

功用：温补肾阳，利水消肿。

主治：肾虚水肿，腰重脚肿，小便不利。

（2）六味地黄丸（《小儿药证直诀》） 即本方减桂、附。为末，炼蜜为丸，梧桐子大，每服三丸，空心盐汤下，冬，酒下。

功用：滋补肾阴。

主治：小儿先天阴虚，及男妇肾阴不足，腰酸足软，自汗盗汗，咳嗽发热，耳鸣咽干，以及失血、失声等症。

（3）麦味地黄丸（原名八仙长寿丸《寿世保元》） 即六味地黄丸加五味子、麦冬而成。

功用：滋补肺肾。

主治：肺肾阴虚，或喘或咳者。若去麦冬，名"都气丸"，治肾虚劳嗽，甚至喘不得卧。

（4）知柏地黄丸（《医宗金鉴》） 即六味地黄丸加知母、黄柏而成。

功用：滋阴降火。

主治：阴虚火旺证。症见骨蒸潮热，虚烦盗汗，腰脊酸痛，遗精等症。

（5）杞菊地黄丸（《医级》） 即六味地黄丸加枸杞子、菊花而成。

功用：滋养肝肾。

主治：肝肾阴虚证。症见两目昏花，视物模糊，或眼睛干涩，迎风流泪等症。

（6）归芍地黄丸（《症因脉治》） 即六味地黄丸加当归、白芍而成。

功用：滋补肝肾。

主治：肝肾阴虚，相火内动，头眩耳鸣，午后潮热，或两胁攻痛，手足心热等。

（7）参麦地黄丸（《成方便读》） 即六味地黄丸加西洋参、麦冬而成。

功用：滋补肾阴，益气补肺。

主治：肺肾两亏证。症见咳嗽气喘，内热口燥等。

按：金匮肾气丸与济生肾气丸均俱温补肾阳作用，但后者加用车前子、牛膝，其利水消肿作用增强，多用治阳虚水肿、小便不利等症。六味地黄丸是宋代钱乙在金匮肾气丸基础上，减附、桂而成，为治疗肝肾阴虚之祖方。以下六方均由此加减而来，均具滋补肾阴作用。其中麦味地黄丸偏于滋肾敛肺，适用于肺肾阴虚之喘嗽；都气丸偏于滋肾纳气，适用于肾虚喘逆；知柏地黄丸偏于滋阴降火，适用于阴虚火旺之证；杞菊地黄丸偏于养肝明目，适用于肝肾阴虚，两目昏花之证；归芍地黄丸偏于滋肾阴，养肝血，适用于头眩耳鸣，两胁攻痛之证；参麦地黄丸偏于滋补肾阴，益气清金，适用于肺肾两虚，咳嗽气喘之证。

6. 右归饮（《景岳全书》） 温补肾命。

【歌诀】

右归饮治命门衰　附桂山萸杜仲施

地草怀山枸杞子　便溏阳痿服之宜

左归饮主真阴弱　附桂当除易麦龟

【组成】 熟地黄二三钱　炒山药二钱　枸杞子二钱　山茱萸一钱　炙甘草一二钱　肉桂一二钱　杜仲二钱　制附子一二三钱

【用法】 水煎服。

【功用】 温补肾阳，填精补血。

【主治】 肾阳不足证。症见气怯神疲，腹痛腰酸，肢冷脉细，舌淡苔白，或阴盛格阳，真寒假热等。

【方析】 本方主证为肾阳不足，命门火衰。方以附子、肉桂温养肾阳，为君药。熟地黄、枸杞子培补肾阴，取"阴中求阳"之意，助君药化生肾气，为臣药。山药、山茱萸补脾益肝，收敛涩精；杜仲强壮益精，为佐药。炙甘草和中益气，调和诸药，为使药。本方由金匮肾气丸化裁而成，属"益火之源"的方剂。

【附方】 左归饮（《景岳全书》） 由右归饮减附子、肉桂、杜仲，加茯苓而成，水煎服。

功用：补益肾阴。

主治：肾阴不足，虚火上炎证。症见腰酸遗精，口燥盗汗，舌红少苔，脉细数。

按：本方源于六味地黄丸，为纯甘壮水之剂，重在补左肾肾阴，故称"左归"。右归饮则源于金匮肾气丸，重在补右肾命门之火，以"益火之源"，故名为"右归"。

介宾原方，左归饮药味比右归饮少桂、附、杜仲，无龟甲、麦冬，有茯苓，与歌诀有异，今据原书改正。

7. 当归补血汤（《内外伤辨惑论》） 血虚身热。

【歌诀】

当归补血有奇功　归少芪多力最雄

更有芪防同白术　别名止汗玉屏风

【组成】黄芪一两　当归二钱

【用法】水煎服。

【功用】补气生血。

【主治】血虚发热证。症见肌热面红，烦渴欲饮，脉洪大而虚，重按无力。

【方析】本方主证为血虚发热。本方黄芪用量五倍于当归，意在使"阳生阴长"，补气以生血，使有形之血生于无形之气，为君药。当归养血和血为臣药。

按：本方主证血虚发热与白虎汤证相似，应加以区分。白虎汤证属实热，以大热、大汗、大渴、脉洪大为特点；本方则属虚证，身虽热而欲近衣被，脉虽大而重按无力。

【附方】玉屏风散（《世医得效方》）白术二两　黄芪　防风各一两。为末，每服9g。

功用：益气，固表，止汗。

主治：表虚自汗以及虚人易感风邪者。

8. 七宝美髯①丹（《医方集解》引邵应节方）补益肝肾。

七宝美髯①何首乌　菟丝牛膝茯苓俱

骨脂枸杞当归合　专益肾肝精血虚

【注释】①髯：髯（rán），音然。胡须。

【组成】何首乌大者赤白各一斤　菟丝子　牛膝　当归　枸杞子　茯苓各半斤　补骨脂四两

【用法】蜜丸，每服9g，盐汤或酒下。

【功用】补肾水，益肝血，乌须发。

【主治】肝肾不足证。症见须发早白，脱发，齿牙动摇，腰膝酸软，梦遗滑精，肾虚不育等。

【方析】本方主证为肝肾不足，精血亏虚。方中重用何首乌补肝肾，益精血，强筋骨，乌须发，为君药。枸杞子、菟丝子、当归助君药益肝肾，补精血，为臣药。牛膝、补骨脂温肾阳，强筋骨，固肾精；茯苓渗湿运脾，使诸补药不碍气机，补而不滞。本方以补益精血为主，但又兼顾其阳，使"阳生阴长"。常服此方，则肝肾强壮，精血充足，须发秀美，故有"美髯"之名。

9. 天王补心丹 （《道藏》） 宁心益智。

【歌诀】

天王补心柏枣仁　二冬生地与归身

三参桔梗朱砂味　远志茯苓共养神

或以菖蒲更五味　劳心思虑过耗真

【组成】 生地黄四两　柏子仁　炒酸枣仁　天冬　麦冬　当归　五味子各一两　人参　玄参　丹参　桔梗　远志　茯苓各五钱

【用法】 共为细末，炼蜜为小丸，朱砂为衣，每服9g。

【功用】 滋阴养血，补心安神。

【主治】 阴虚血少之神志不安证。症见心悸失眠，虚烦神疲，梦遗健忘，手足心热，口舌生疮，舌红少苔，脉细数。

【方析】 阴虚火旺，心肾不交为本方主证；失眠健忘，为血不养心，是次要症状。方中重用生地黄滋阴清热，生津除烦，为君药。天冬、麦冬、玄参助君药养阴清热，为臣药。当归、人参益气养血；酸枣仁、柏子仁养心安神；茯苓、远志交通心肾；五味子益气敛阴；丹参清心活血；朱砂镇心安神，兼顾其标，共为佐药。桔梗载药上行入心，为使药。本方滋阴治本为主，治标安神为辅。

若用菖蒲去五味子，而取其通心气，与远志配合有助于交通心肾。

10. 虎潜丸 （《丹溪心法》） 脚痿。

【歌诀】

虎潜脚痿是神方　虎胫膝陈地锁阳

龟甲姜归知柏芍　再加羊肉捣丸尝

【组成】 熟地黄三两　龟甲四两　知母　黄柏各三两　虎胫一两　牛膝　陈皮　白芍各二两　锁阳　当归各一两半　干姜一两（春夏秋不用）

【用法】 共研细末，用羯羊肉（被阉公羊）酒煮烂，捣和为丸，如梧桐子大，每服五六十丸，淡盐汤送下。

【功用】 滋阴降火，强壮筋骨。

【主治】 痿证之肝肾不足，阴虚火旺证。症见腰膝酸痛，筋骨痿软，腿足消瘦，步履乏力，舌红少苔，脉细弱。

【方析】 本方主证为阴虚火旺，肝肾不足。方用熟地黄、龟甲滋阴养血，生精补髓，为君药。黄柏、知母滋阴降火，以防重伤阴精，是本方特点所在，为臣药。当归、白芍、羊肉养血补肝；虎骨、牛膝、锁阳益精润燥，健骨强筋；陈皮健脾理气，以防滋腻；干姜温中健脾，以防寒凉太过，共为佐药。诸药合用，益肝补肾，滋阴降火，标本兼顾，强健筋骨。

按：虎为国家一类保护动物，严禁捕杀，方中虎骨可用狗骨代替，用量宜大，一般为1.5~2倍量。

11. 河车大造丸（《诸证辨疑》 大补真元。

【歌诀】

河车大造膝苁蓉　二地天冬杜柏从

五味锁阳归杞子　真元虚弱此方宗

【组成】 紫河车一具　牛膝　淡苁蓉　天门冬　黄柏　五味子　锁阳　当归各七钱　熟地黄二两　生地黄　枸杞子各一两五钱　杜仲一两

【用法】 共研细末，做丸如梧桐子大，每服9g，温开水送下。

【功用】 补气养血，滋阴益阳。

【主治】 真元不足证。症见精血衰少，虚损劳伤。

【方析】 气血精气不足为本方主证；阴阳两虚为其兼证。方用紫河车（即胎盘）补气、养血、益精，为君药。熟地黄、生地黄、当归滋阴养血，为臣药。天冬、枸杞子清肺滋阴；杜仲、锁阳、牛膝、肉苁蓉温补肾阳，强壮筋骨；五味子滋肾涩精，敛肺止咳；黄柏清泻相火，为佐药。诸药相合，益气养血，阴阳双补，寒热并用，为大补真元之良方。

12. 斑龙①丸（《医统》） 补益元阳。

【歌诀】

斑龙丸用鹿胶霜　苓柏菟脂熟地黄

等分为丸酒化服　玉龙关下补元阳

【注释】 ①斑龙：鹿又名斑龙。

【组成】 鹿角胶　鹿角霜　茯苓　柏子仁　菟丝子　补骨脂　熟地黄各等分

【用法】 上药研末，用酒将鹿角胶溶化，和药作丸，如梧桐子大，每服六七十丸，温酒送下。

【功用】 温补肾阳。

【主治】阳痿之元阳不足证。

【方析】肾虚阳痿为本方主证，兼见肾精不足。方中鹿角胶、鹿角霜益肾助阳，补精养血，为君药。补骨脂、菟丝子助君药补火壮阳，涩精止遗，为臣药。熟地黄滋补肝肾；柏子仁养心补脾；茯苓渗湿健脾，养心安神，为佐药。常服本方则元阳充盛，精神倍增。阴虚火旺之人忌服。

二、发 表 之 剂

发表之剂，即解表剂。是以解表药为主组成的方剂，用于治疗表证。表证，是指外感六淫之邪，侵犯人体肌表，而出现的以恶寒发热并见，头身疼痛，舌苔薄，脉浮等为主要表现的证候。根据病因的寒热不同，体质的虚实差异，表证还有表寒、表热、表实、表虚及虚人外感的区别。根据"其在皮者，汗而发之"，"因其轻而扬之"（《素问·阴阳应象大论》）的原则，解表剂又分为辛温解表、辛凉解表和扶正解表三类，在分析方剂时应注意区别。

1. 麻黄汤（《伤寒论》） 寒伤营无汗。

【歌诀】

麻黄汤中用桂枝　杏仁甘草四般施

发热恶寒头项痛　伤寒服此汗淋漓

【组成】 麻黄三两　桂枝二两　杏仁七十个　甘草一两

【用法】 水煎服。

【功用】 发汗解表，宣肺平喘。

【主治】 外感风寒表实证。症见恶寒发热，头疼身痛，无汗而喘，舌苔薄白，脉浮紧。

【方析】 本方主证为外感风寒表实证。因风寒外束，汗孔收引，肺失宣降，故见喘，为其次要症状。方用麻黄辛温发汗，开宣肺气，为君药。桂枝通达营卫，解肌发汗，助麻黄发汗之力，使之成为发汗峻剂，为臣药。杏仁降利肺气，与麻黄宣降并用，增强平喘之功，为佐药。炙甘草既可调和诸药，又可防止麻、桂发汗太过，损伤正气，为使药。本方发汗力强，不须啜服热稀粥，以防发汗太过。

2. 桂枝汤（《伤寒论》） 风伤卫有汗。

【歌诀】

桂枝汤治太阳风　芍药甘草姜枣同

桂麻相合名各半　太阳如疟此为功

【组成】 桂枝三两　芍药三两　炙甘草二两　生姜三两　大枣十二枚

【用法】 水煎服。

【功用】 解肌发表，调和营卫。

【主治】 外感风寒表虚证。症见发热头痛，汗出恶风，鼻鸣干呕，口不渴，舌苔薄白，脉浮缓。

【方析】 风寒表虚为本方主证。方中桂枝通达营卫，解肌发表，为君药。白芍益阴敛营，合桂枝调和营卫，为臣药。生姜助君药发表散邪，和胃降逆；大枣补脾生津，助白芍养血益营，姜枣相合，助桂、芍调合营卫，为佐药。炙甘草调和药性，合桂枝辛甘以化阳，合芍药酸甘以化阴，为佐使药。本方为治疗风寒表虚证的代表方剂，重在调和营卫，发汗力缓，药后需喝热稀粥助药力，有扶正解肌之功。

按：桂枝汤与麻黄汤虽同可用治外感风寒表证，但桂枝汤用桂枝配白芍，意在助卫和营，解肌发表，适用于外感风邪偏重，腠理开泄，汗出而恶风，脉浮缓的表虚证。而麻黄汤则以麻黄与桂枝相合，意在发汗散寒，为辛温解表重剂，适用于外感寒邪为主，腠理关闭，无汗而喘，脉浮紧的表实证。

【附方】 桂枝麻黄各半汤（《伤寒论》） 桂枝一两十六铢　芍药　生姜　炙甘草　麻黄各一两　大枣四枚　杏仁二十四枚。水煎服。

功用：发汗解表，调和营卫。

主治：太阳病，如疟状，发热恶寒，热多寒少，其人不呕等症。

3. 大青龙汤（《伤寒论》） 风寒两解。

【歌诀】

大青龙汤桂麻黄　杏草石膏姜枣藏

太阳无汗兼烦躁　风寒两解此为良

【组成】 麻黄六两　桂枝　炙甘草各二两　杏仁四十粒　石膏如鸡子大　生姜三两　大枣十二枚

【用法】 水煎服。

【功用】 发汗解表，清热除烦。

【主治】 外感风寒证。症见不汗出而烦躁，身疼痛，脉浮紧。

【方析】 外感风寒表实重证为本方主证。风寒不解，卫阳闭郁，始见化热，为其兼证。方中重用麻黄六两，为麻黄汤两倍之量，可见发汗力增，为君药。桂枝通达营卫，助麻黄发汗，为臣。石膏为佐药，既可清里热，又可制约麻黄发汗之力，使之辛温有度；杏仁降气平喘，合麻黄宣降肺气；生姜、大枣益气和中，顾护正气，共为佐药。炙甘草较麻黄汤中用量加倍，既可调和药性，又可缓和麻黄峻烈之性，为佐使药。从中可以看到，张机在重用麻黄的同时，又配用了清热大寒的石膏，同时配伍姜、枣，重用甘草保护胃气，面面俱到，实为学习的典范。

本方发汗力强，风寒表虚自汗者，切不可用。

4. 小青龙汤（《伤寒论》） 太阳行水发汗。

【歌诀】

小青龙汤治水气　　喘咳呕哕[①]渴利慰

姜桂麻黄芍药甘　　细辛半夏兼五味

【注释】 ①哕：哕（yuě）。呕吐时嘴里发出的声音。

【组成】 麻黄　芍药　细辛　干姜　炙甘草　桂枝各三两　　半夏半升　五味子半升

【用法】 水煎服。

【功用】 解表散寒，温肺化饮。

【主治】 外寒内饮证。症见恶寒发热，无汗，胸痞喘咳，痰多而稀，或痰饮喘咳，不得平卧，或身体疼重，头面四肢浮肿，舌苔白滑，脉浮者。

【方析】 外感风寒表实为本方主证。痰多而稀，痰饮喘咳，舌苔白滑，为内兼痰饮之证。方中麻黄为君，桂枝为臣，意同麻黄汤，发汗散寒以解表邪。干姜、细辛、半夏温肺化饮，燥湿化痰；五味子敛肺止咳，与细辛相合，散收并用；白芍酸寒敛阴，使麻桂发中有收，发汗有度，共为佐药。炙甘草益气和中，调和诸药，为佐使药。诸药合用，散中有收，宣中有降，外解风寒，内去痰饮，诸症自除。

5. 葛根汤（《伤寒论》） 太阳无汗恶风。

【歌诀】

葛根汤内麻黄襄　　二味加入桂枝汤

轻可去实因无汗　　有汗加葛无麻黄

【组成】 葛根四两　麻黄三两　桂枝二两　生姜三两　炙甘草二两
芍药二两　大枣十二枚

【用法】 水煎服。

【功用】 发汗解表，濡润筋脉。

【主治】 外感风寒，筋脉失养证。症见恶寒发热，头痛项强，
无汗，苔薄白，脉浮紧。

【方析】 外感风寒，经气不利为本方主证。本方证较麻黄汤多
项背强，而无喘症。方中重用葛根解表祛邪，濡润筋脉，为君药。
麻黄、桂枝助葛根发汗解表，为臣药。芍药助桂枝调和营卫，并可
缓和麻黄峻烈发汗之性；姜、枣和中益气，为佐药。炙甘草调和诸
药，为使药。

6. 升麻葛根汤（《小儿药证直诀》） 阳明升散。

【歌诀】

升麻葛根汤钱氏　　再加芍药甘草是

阳明发热与头痛　　无汗恶寒均堪倚

亦治时疫①与阳斑②　　痘疹已出慎勿使

【注释】 ①时疫：某一时令流行的某种传染病。

②阳斑：即阳证发斑，症见头面、胸、背、四肢出现红色斑点，高出皮肤，轻
者各自分清，重者连成一片。

【组成】 升麻　干葛　芍药　甘草各等分

【用法】 水煎温服。

【功用】 解肌透疹。

【主治】 麻疹初起。症见麻疹未发，或发而不透，身热头痛，
无汗口渴，以及阳斑和时疫初起等。

【方析】 麻疹初起，疹发不畅，为本方主证。方用升麻升散阳
明，解毒透疹，为君药。葛根助升麻发散透疹，升津除热，为臣
药。芍药和营泄热，为佐药。炙甘草与芍药，酸甘以化阴，并可调
和诸药，为佐使药。若疹出顺畅者禁用此方。

7. 九味羌活汤（《此事难知》引张元素方） 解表通利。

【歌诀】

九味羌活用防风　细辛苍芷与川芎

黄芩生地同甘草　三阳解表益姜葱

阴虚气弱人禁用　加减临时再变通

【组成】 羌活　防风　苍术各一钱半　细辛五分　川芎　白芷　生地黄　黄芩　甘草各一钱

【用法】 水煎服。

【功用】 发汗祛湿，兼清里热。

【主治】 外感风寒湿邪，里有蕴热证。症见恶寒发热，肌表无汗，头痛项强，肢体酸楚疼痛，口苦而渴，舌苔薄白微腻，脉浮。

【方析】 外感风寒湿邪为本方主证。湿邪重浊，故肢体酸楚疼痛；火性上炎而伤津，内有蕴热，故口苦而渴，均为兼证。方用羌活散寒除湿，发汗解表，为君药。防风、苍术助羌活发汗祛湿，为臣药。细辛、川芎、白芷除各部位头痛，并助君药解表；黄芩清上焦在里之蕴热；生地黄清热生津，既可清血分之热，又可防止方中温燥药物过多损伤津液，为佐药。甘草调和诸药，为使药。诸药配合，既可散寒，又能除湿，并可清泻里热。

注：《此事难知》原方未著剂量，按《汤头歌诀》原书标注；原方无葱姜。

8. 神术散（《太平惠民和剂局方》） 散风寒湿。

【歌诀】

神术散用甘草苍　细辛藁本芎芷羌

各走一经祛风湿　风寒泄泻总堪尝

太无①神术即平胃　加入菖蒲与藿香

海藏②神术苍防草　太阳无汗代麻黄

若以白术易苍术　太阳有汗此方良

【注释】 ①太无：即罗太无，名知悌，字子敬，世称太无先生。

②海藏：即王海藏，名好古，字进之，号海藏先生。

【组成】 苍术二两　川芎　白芷　羌活　藁本　细辛　炙甘草各一两

【用法】 每服12g，加生姜、葱白，水煎服。

【功用】 散寒祛湿。

【主治】 外感风寒湿证。症见恶寒发热，头痛无汗，鼻塞声重，身体疼痛，咳嗽头昏，以及大便泄泻等。

【方析】 外感风寒湿邪为本方主证。外邪阻滞经脉，不通则痛，故头身疼痛，为次要症状。余症可随主证而解。方中重用苍术芳香燥烈，外可解表发汗，内可健脾燥湿，故泄泻可止，为君药。羌活助苍术散寒祛湿止痛，为臣药。细辛入少阴经，川芎入少阳经，藁本入太阳经，白芷入阳明经，合而用之可除诸经头身疼痛，又可助君药解表；生姜、葱白通阳解表，共为佐药。炙甘草调和诸药，为使药。

按：本方用药与九味羌活汤相近。而本方纯用散寒祛湿解表，用苍术为君，可兼治脾虚泄泻；九味羌活汤除解表祛湿外，又兼清里热，故用黄芩、生地黄清气凉血，二方同中有异，用药变化灵活准确。

【附方】 （1）太无神术散（《医学正传》引罗太无方） 苍术　厚朴各一钱　陈皮二钱　炙甘草一钱半（上4味即平胃散） 石菖蒲　藿香各一钱半。水煎服。

功用：祛湿解表，理气和中。

主治：时行不正之气所引起的憎寒壮热，周身疼痛，或头面轻度浮肿。

（2）海藏神术散（《阴证略例》） 苍术　防风各二两　炒甘草一两，加葱白、生姜同煎服。

功用：散寒除湿。

主治：内伤冷饮，外感寒邪，恶寒无汗等。本方较麻黄汤发汗力缓。

（3）白术汤（《阴证略例》） 若将上方苍术换为白术，不用葱白，名为"白术汤"，治内伤饮冷，外感风邪，发热有汗之证。因苍术可发汗，白术能止汗，用时酌情选用。

9. 麻黄附子细辛汤（《伤寒论》） 少阴表证。

【歌诀】

麻黄附子细辛汤　发表温经两法彰

若非表里相兼治　少阴反热曷①能康

【注释】 ①曷：曷（hé），音何。何时。

【组成】 麻黄二两　附子一枚　细辛二两

【用法】 水煎服。

【功用】 助阳解表。

【主治】 少阴病始得之，反发热，脉沉者。

【方析】 外感风寒为本方主证；少阴阳虚为兼证。少阴病本为阳气虚寒证，应不发热，今反发热，为外有表邪之象。但表证脉应浮，今反见沉脉，知病在少阴。方用麻黄发汗解表，为君药。细辛入少阴肾经，能解少阴风寒，为臣药。附子顾护肾阳，为佐药。诸药相合，发中有补，使表解，而阳气不受损害，可见张机之匠心。

10. 人参败毒散（《小儿药证直诀》） 暑湿热时行。

【歌诀】

人参败毒茯苓草　　枳桔柴前羌独芎

薄荷少许姜三片　　四时感冒有奇功

去参名为败毒散　　加入消风治亦同

【组成】 人参　羌活　独活　柴胡　前胡　川芎　枳壳　桔梗　茯苓各一两　甘草五钱

【用法】 上药为末，每服6g，入生姜3片、薄荷少许煎。

【功用】 发汗祛湿，益气解表。

【主治】 气虚外感风寒湿证。症见憎寒壮热，头项强痛，肢体酸痛，无汗，鼻塞声重，咳嗽有痰，胸膈痞满，舌淡苔白，脉浮而按之无力。

【方析】 外感风寒湿邪为本方主证。咳痰胸闷，为兼痰邪；脉按之无力，为兼气虚证。方中羌活、独活辛温发散，通治一身上下风寒湿，为君药。柴胡、川芎发散解肌，行气散风，为臣药。桔梗、枳壳并用宣降气机；前胡、茯苓化痰止咳；人参扶正祛邪，散中有补；薄荷、生姜助解表透邪之力，为佐药。甘草调和诸药，为使药。本方用治四时感冒有良效。

【附方】 （1）败毒散（《明医指掌》） 若患者体质不虚，可减去人参，名为"败毒散"。

（2）消风败毒散　人参败毒散与消风散（见祛风之剂）同用，名为消风败毒散，与人参败毒散主治基本相同。

11. 再造散（《伤寒六书》） 阳虚不能作汗。

【歌诀】

再造散用参芪甘　　桂附羌防芎芍参

细辛加枣煨姜煎　　阳虚无汗法当谙①

【注释】 ①谙：谙（ān），音安。熟悉。

【组成】 黄芪二钱 人参 桂枝 炒芍药 熟附子 细辛 羌活 防风 川芎 煨生姜各一钱 甘草五分 大枣一枚

【用法】 水煎服。

【功用】 解表散寒，助阳益气。

【主治】 阳虚外感风寒证。症见恶寒发热，热轻寒重，无汗肢冷，倦怠嗜卧，面色苍白，语言低微，舌淡苔白，脉沉无力，或浮大无力。

【方析】 本方虽见阳虚气弱，但外感表寒应是主证，当以解表为先。方中羌活、细辛、桂枝散寒解表，为君药。川芎、防风助君药散风解表，活血行气，为臣药。黄芪、人参、附子补气助阳，鼓邪外出，并防阳随汗脱，此时扶正是为了更好地祛邪；芍药敛阴益营；煨姜、大枣补益脾胃，调和气血，资助汗源，为佐药。甘草益气安中，调和诸药，为使药。诸药配合，扶正不留邪，发汗不伤正，恰到好处。

注：原方未著剂量。

12. 麻黄人参芍药汤 (《脾胃论》) 内虚感寒。

【歌诀】

麻黄人参芍药汤 桂枝五味麦冬襄

归芪甘草汗兼补 虚人外感服之康

【组成】 人参 麦冬各三分 桂枝五分 黄芪 当归 麻黄 炙甘草 白芍各一钱 五味子五粒

【用法】 水煎温服。

【功用】 散寒解表，益气养血。

【主治】 脾胃虚弱，外感风寒证。症见恶寒发热，无汗，心烦，倦怠乏力，面色苍白，或见吐血者。

【方析】 外感风寒表证为本方主证；气血不足，内有郁热，皆为兼证。方以麻黄发汗散寒，为君药。桂枝助麻黄通达营卫，发汗祛邪，为臣药。人参、黄芪补中益气；当归、白芍补血敛阴；麦冬、五味子滋阴生津，为佐药。炙甘草调和诸药，为使药。诸药相合，益气养血，滋阴清热，外散表邪，扶正解表。

13. 神白散 (《卫生家宝方》) 一切风寒。

【歌诀】

神白散用白芷甘 姜葱淡豉与相参

一切风寒皆可服　妇人鸡犬忌窥探

肘后单煎葱白豉　两方均能散风寒

【组成】　白芷一两　甘草五钱　淡豆豉五十粒　生姜三片　葱白三寸

【用法】　水煎温服。

【功用】　解表散寒。

【主治】　外感风寒轻证。症见恶寒发热，头痛无汗，舌苔薄白，脉浮。

【方析】　本方主证为外感风寒轻证。外邪束表，经输不利，故见头痛，为次要症状。方以白芷散风止痛，为君药。葱白、淡豆豉通阳解表，助君药外散风寒，为臣药。生姜散寒和胃，为佐药。甘草调和诸药，为使药。

至于歌中"妇人鸡犬忌窥探"一句，纯属旧时对女性的蔑视，为无稽之谈。

【附方】　葱豉汤（《肘后备急方》）　葱白一握，淡豆豉一升，水煎温服。

功用：发汗解表。

主治：伤寒初起轻证。症见恶寒发热，头痛鼻塞，无汗等症。

14. 十神汤（《太平惠民和剂局方》）　时行感冒。

【歌诀】

十神汤里葛升麻　陈草芎苏白芷加

麻黄赤芍兼香附　时邪感冒效堪夸

【组成】　葛根十四两　升麻　陈皮　炙甘草　川芎　紫苏叶　白芷　麻黄　赤芍药　香附各四两

【用法】　加生姜5片，连须葱白3茎，水煎温服。

【功用】　解肌发表，理气和中。

【主治】　外感风寒，郁而化热证。症见恶寒渐轻，身热增加，无汗头痛，口微渴，心烦，胸脘痞闷，不思饮食，舌苔薄白或薄黄，脉浮。

【方析】　外感风寒化热为本方主证。外邪不解，兼见肝胃气滞，症见胸脘痞闷，不思饮食。方用葛根、升麻解肌发表，升津除烦，为君药。麻黄、紫苏叶、白芷、川芎散表邪，止头痛，为臣药。香附、陈皮疏肝理脾；赤芍清热和营；姜、葱通阳解表，共为佐药。炙甘草和中益气，调和药性，为使药。诸药配合，寒温并用，辛凉为主，兼清里热，调畅气机，配合巧妙。

增　辑

1. 银翘散（《温病条辨》） 温邪初起。

【歌诀】

银翘散主上焦医　竹叶荆牛薄荷豉

甘桔芦根凉解法　风温初感此方宜

咳加杏贝渴花粉　热甚栀芩次第施

【组成】 银花　连翘各一两　苦桔梗　牛蒡子　薄荷各六钱　竹叶　荆芥穗各四钱　淡豆豉　甘草各五钱

【用法】 为散，每服18g，鲜苇汤煎服。

【功用】 辛凉透表，清热解毒。

【主治】 外感风热表证。症见发热无汗，或汗出不畅，微恶风寒，头痛口渴，咳嗽咽痛，舌尖红，苔薄白或微黄，脉浮数。

【方析】 外感风热表证为本方主证。无汗或汗出不畅，为卫气被外邪所郁，汗孔开合失度之象。风邪上受，首先犯肺，故咽痛咳嗽，为次要症状。方中重用金银花、连翘辛凉透表，清热解毒，为君药。薄荷、牛蒡子助君药疏散风热，利咽止咳，为臣药。荆芥穗、淡豆豉开汗孔，透毛窍，散表邪；芦根、淡竹叶清热生津；桔梗载药上行，宣肺化痰，共为佐药。甘草调和诸药，桔梗利咽，共为使药。

若肺热痰多，气逆咳嗽，可加杏仁、贝母降气化痰。热盛津伤，口渴者，可加天花粉清热生津。热邪入里，可加栀子、黄芩清热泻火。上述加减用药，临床上可因证而用。

2. 桑菊饮（《温病条辨》） 风温咳嗽。

【歌诀】

桑菊饮中桔梗翘　杏仁甘草薄荷饶

芦根为引轻清剂　热盛阳明入母膏

【组成】 桑叶二钱半　菊花一钱　杏仁二钱　连翘一钱五分　薄荷八分　桔梗二钱　生甘草八分　苇根二钱

【用法】 水煎服。

【功用】 疏风清热，宣肺止咳。

【主治】 外感风温轻证。症见但咳，身不甚热，口微渴，脉浮数。

【方析】 外感风温轻证为本方主证。温邪犯肺，肺失宣降，故咳嗽较为明显，为次要症状。方中桑叶、菊花疏散风热，宣肺止咳，为君药。连翘、薄荷助君药透热利咽，为臣药。杏仁、桔梗宣肺止咳；芦根清热生津，为佐药。生甘草助桔梗利咽化痰，并调和诸药，为使药。本方为辛凉轻剂，既可疏风清热，又可宣肺止咳。

若肺胃热盛，可加知母、石膏清肺胃热。

按：银翘散与桑菊饮均可用治风温初起，组成中均含有连翘、薄荷、芦根、桔梗、甘草5味药。但前者用金银花、荆芥穗、淡豆豉、牛蒡子、竹叶，解表透邪，清热解毒力强，称为辛凉平剂；后者有桑叶、菊花、杏仁，宣肺止咳之功略强，而清热力缓，称为辛凉轻剂，各有侧重。

3. 防风解毒汤《痘疹全书》 风温痧疹。

【歌诀】

防风解毒荆薄荷　大力石膏竹叶和

甘桔连翘知木枳　风温痧疹[①]肺经多

【注释】 ①痧疹：即风痧，因其形似"沙子"而得名。冬春季流行，多见于小儿。初起类似感冒，轻度发热，咳嗽，特殊皮疹细小如沙，预后良好。

【组成】 防风　荆芥　薄荷　大力子（牛蒡子）　生石膏　竹叶　甘草　桔梗　连翘　知母　木通　枳实

【用法】 水煎服。

【功用】 解表透疹，清热泻火。

【主治】 大人、小儿一切风温痧疹初起表证重者。

【方析】 风温痧疹初起表证重者为本方主证。热邪内侵肺胃为其兼证。方用荆芥、防风透疹解表，为君药。薄荷、牛蒡子、连翘助君药辛凉透疹，疏风解毒，为臣药。石膏、知母内清肺胃；竹叶、木通清心利尿；桔梗、枳实宣降气机，化痰利咽，为佐药。甘草调和诸药，为使药。诸药配合，透疹解表为主，兼清里热，以防温邪逆传心包。

4. 竹叶柳蒡汤《先醒斋医学广笔记》 小儿痧。

【歌诀】

竹叶柳蒡干葛知　蝉衣荆芥薄荷司

石膏粳米参甘麦　初起风痧此可施

【组成】西河柳五钱　荆芥穗　干葛　牛蒡子各一钱五分　蝉蜕
薄荷　知母　甘草各一钱　玄参二钱　麦冬三钱　淡竹叶三十片（甚者
加石膏五钱、粳米一撮）

【用法】水煎服。

【功用】透疹解表，清泄肺胃。

【主治】痧疹不透。症见痧疹透发不出，喘嗽，烦闷躁烦，咽
喉肿痛等。

【方析】痧疹初起，风寒外束，疹出不畅，为本方主证。邪热
内侵为其兼证。方中重用西河柳入血分，善透疹；牛蒡子、竹叶清
泻上焦为君药。荆芥、葛根、薄荷、蝉蜕助君药散风热，开腠理，
透疹邪，为臣药。玄参、石膏、知母、麦冬清里热，生津液；粳米
加强石膏和胃清热之力，为佐药。甘草调和诸药，为使药。方中西
河柳发泄力强，用量不宜大，疹点已透则不可用。

5. 华盖散（《太平惠民和剂局方》）风寒致哮。

【歌诀】

华盖麻黄杏橘红　桑皮苓草紫苏供
三拗只用麻甘杏　表散风寒力最雄

【组成】麻黄　桑白皮　紫苏子　杏仁　赤茯苓　陈皮各一两
炙甘草半两

【用法】上药为末，每服6g，水煎服。

【功用】宣肺解表，祛痰止咳。

【主治】肺感风寒证。症见咳嗽上气，痰气不利，呀呷有声，
脉浮者。

【方析】外感风寒，肺失宣降，为本方主证；痰气不利，为兼
痰邪；喘咳为次要症状。方用麻黄辛温解表，宣肺平喘，为君药。
桑白皮、紫苏子、杏仁泻肺降气，止咳平喘；陈皮、赤茯苓健脾理
气，渗湿化痰，为佐药。甘草益胃和中，调和诸药，为使药。肺为
诸脏之华盖，故名为"华盖散"。

【附方】三拗汤（《太平惠民和剂局方》）麻黄不去节　杏仁不去皮尖
甘草不炙，各等分。上药为末，每服15g，水一盏半，加姜五片，水煎服。

功用：宣肺解表。

主治：外感风寒，肺气不宣证。症见鼻塞身重，语音不出，或伤风伤冷，头痛目眩，四肢拘倦，咳嗽痰多，胸满气短等。

三、攻里之剂

攻里之剂，即泻下剂。是以泻下药为主组成，具有通便、消积的作用，用以治疗里实便秘证的方剂。便秘是一种症状，指排便次数减少、粪便量减少、粪便干结或排便困难等。由于致病因素不同，有热结便秘、冷积便秘和肠燥便秘的区别。根据"其下者，引而竭之"，"其实者，散而泻之"（《素问·阴阳应象大论》）的原则，泻下剂又有泻热通便（寒下）、温阳通便（温下）、润肠通便（润下）的不同分类。泻下剂易伤胃气，故得效即止，慎勿过剂。

1. 大承气汤《伤寒论》 胃腑三焦大热大实。

【歌诀】

大承气汤用芒硝　枳实厚朴大黄饶

救阴泻热功偏擅　急下阳明有数条

【组成】 大黄四两　厚朴八两　枳实五枚　芒硝三合

【用法】 水煎，后下大黄，冲服芒硝。

【功用】 峻下热结。

【主治】 阳明腑实证。症见身热汗出，心下痞塞不通（痞），胸腹胀满（满），大便干燥（燥），腹痛拒按，大便不通（实），或热结旁流，下利清水，其气臭秽，舌苔黄燥起刺，或焦黑燥裂，脉沉实等。

【方析】 阳明腑实、胃肠热结为本方主证。燥屎不通，腑气不畅，故见痞、满，为次要症状。此时当急下热结，以救阴液。方中大黄苦寒泻热，荡涤通便，推陈致新，以祛其实，为君药。芒硝咸寒软坚，助君药润燥通便，以除其燥，为臣药。厚朴苦温下气，消除胀满；枳实苦辛破结，导滞消痞，为佐药。四药配合，荡涤与润燥相伍，消痞与除满相合，泻下与行气并重，共奏峻下热结之效。本方急下热结，使之不再伤耗阴液，故有"急下存阴"之说。《伤寒论》中有数条讲此用法。

2. 小承气汤（《伤寒论》） 胃腑实满。

【歌诀】

小承气汤朴实黄　谵狂痞硬上焦强

益以羌活名三化　中风闭实可消详

【组成】 大黄四两　厚朴二两　枳实大者，三枚

【用法】 水煎服。

【功用】 轻下热结。

【主治】 阳明腑实轻证。症见大便不通，谵语潮热，脘腹痞满，舌苔老黄，脉滑疾；痢疾初起，腹中胀痛，里急后重者。

【方析】 阳明腑实证为本方主证。痞、满仍为热结不通，阻塞气机所致的次要症状。与大承气汤证比较，本方无燥坚现象。故方用大黄泻热通便，为君药。佐以枳实、厚朴行气导滞，消痞除满，而不用软坚润燥的芒硝。

【附方】 三化汤（《活法机要》） 本方加羌活组成。水煎服。

功用：通便散风。

主治：类中风外无表证、内有二便不通者。但体壮之人方可服用。

3. 调胃承气汤（《伤寒论》） 胃实缓攻。

【歌诀】

调胃承气硝黄草　甘缓微和将胃保

不用朴实伤上焦　中焦燥实服之好

【组成】 大黄四两　芒硝半升　炙甘草二两

【用法】 水煎，冲服芒硝。

【功用】 缓下热结。

【主治】 阳明腑实缓证。症见大便不通，恶热口渴，舌苔正黄，脉滑数；以及胃肠积热引起的发斑，口齿咽痛等。

【方析】 阳明腑实为本方主证。本方只见燥实，而无痞满之象。故方用大黄攻积泻热，为君药。芒硝软坚润燥，为臣药。炙甘草与大黄同煎，既可调和药性，又可保护胃气，为使药。

按：以上三方俗称"三承气"，均用大黄荡涤热结为君，主治阳明腑实证。而大承气汤证，痞、满、燥、实俱备，方中芒、黄、枳、朴同用，功在峻下；小承气汤仅有痞、满、实三症，故减去芒硝，功为轻下；调胃承气汤有燥、实而无痞、满，故硝、黄并用，

而大黄、甘草同煎，其功缓下。"三承气汤"虽然均可用治阳明腑实证，但由于症状的细微变化，而随之增减药物，使其攻下作用有峻缓之别。

4. 木香槟榔丸（《儒门事亲》）一切实积。

【歌诀】

木香槟榔青陈皮　　枳壳柏连莪术随

大黄黑丑兼香附　　芒硝水丸量服之

一切实积能推荡　　泻痢食疟^①用咸宜

【注释】①食疟：疟疾的一种，由饮食不节，营卫失和所致，症见善饥不能食，食后支满，腹大善呕，寒热交作等。

【组成】　木香　槟榔　青皮　陈皮　枳壳　广茂（莪术）　黄连各一两　黄柏　大黄各三两　香附子　牵牛各四两

【用法】　上为细末，芒硝水为丸，如小豆大，每服三十丸，食后生姜汤下。

【功用】　攻积泻热，行气导滞。

【主治】　湿热痢疾、食积证。症见赤白痢疾，里急后重；或食积内停，脘腹胀满，大便秘结，舌苔黄腻，脉沉实。

【方析】　饮食积滞内停，生湿蕴热，肠胃热结，或痢疾，为本方主证。大便不通，气机阻滞，故脘腹胀痛，或里急后重，为次要症状。方中重用大黄、牵牛、芒硝攻积导滞，泻热通便，为君药。黄连、黄柏清热泻火，燥湿止痢，为臣药。木香、槟榔、青皮、陈皮、枳壳、香附行气导滞，消除胀满或里急后重；莪术疏肝解郁，破血中之气滞，共为佐药。诸药配合，攻下、清热、行气、活血并用，共奏泄热攻积，行气导滞之功。

注：原《汤头歌诀》中，木香槟榔丸方歌第二句为"枳柏茱连棱术随"，与《儒门事亲》原方有异，今据《儒门事亲》修正。

5. 枳实导滞丸（《内外伤辨惑论》）湿热积滞。

【歌诀】

枳实导滞首大黄　　芩连曲术茯苓襄

泽泻蒸饼糊丸服　　湿热积滞力能攘^①

若还后重兼气滞　　木香导滞加槟榔

【注释】①攘：攘（rǎng），音壤。排除。

【组成】 大黄一两　枳实　神曲各五钱　茯苓　黄芩　黄连　白术各三钱　泽泻二钱

【用法】 研为细末，用蒸饼泡成糊，和药末做成梧桐子大药丸，每服五十至九十丸，温水送下。

【功用】 消食导滞，清热祛湿。

【主治】 湿热食积。症见脘腹胀满，下痢泄泻，或大便秘结，小便短赤，舌苔黄腻，脉沉有力。

【方析】 湿热食积，阻滞肠胃，为本方主证。积滞内停，气机壅滞，故脘腹胀痛，为次要症状。食积不化，湿热内停，也可见泄泻下痢。方中大黄攻积泻热，使积滞从大便出，为君药。黄芩、黄连清热燥湿，厚肠止痢，为臣药。枳实行气导滞，消除胀满；神曲消食化滞；白术、茯苓、泽泻健脾利湿，共为佐药。诸药配合，攻积导滞，清热祛湿，诸证自愈。本方治泄泻、下利，为"通因通用"法。

【附方】 木香导滞丸（《松崖医径》）　枳实导滞丸加木香、槟榔而成，可治兼有后重气滞的湿热积滞证。

6. 温脾汤 （《备急千金要方》） 温药攻下。

【歌诀】

温脾参附与干姜　甘草当归硝大黄

寒热并行治寒积　脐腹绞结痛非常

【组成】 大黄五两　当归　干姜各三两　附子　人参　芒硝　甘草各二两

【用法】 水煎，后下大黄。

【功用】 攻下冷积，温补脾阳。

【主治】 冷积内停证。症见便秘腹痛，脐下绞痛，绕脐不止，手足欠温，苔白不渴，脉沉弦而迟。

【方析】 冷积停滞为本方主证。脾阳不足，难达四末，故见手足不温。方用附子温补阳气，祛除寒邪；大黄攻积泻下，二药相合，共成温下之功，为君药。干姜助附子温中祛寒，芒硝助大黄泻下攻积，共为臣药。当归、人参益气养血，顾护正气，为佐药。甘草调和诸药，为使药。诸药合用，寓温补于攻下之中，为攻下冷积之良方。

7. 蜜煎导法（《伤寒论》） 胃腑实满。

【歌诀】

蜜煎导法通大便　　或将猪胆灌肛中

不欲苦寒伤胃腑　　阳明无热勿轻攻

【组成】 食蜜七合。

【用法】 将蜂蜜放在铜器内，用微火煎，时时搅和，不能发焦，等煎至可用手捻作锭时取下，稍候，乘热做成手指粗，两头尖，长二寸左右的锭状物。用时塞入肛门。

【功用】 润肠通便。

【主治】 津亏便秘。津液不足，大便燥结。

【方析】 津伤便秘为本方主证。一味蜂蜜润肠通便。对于内无热邪之虚性便秘，可用此法，免伤胃气。

【附方】 猪胆汁导法（《伤寒论》） 将大猪胆一枚，和醋少许，另用一细竹管修削干净，并将一端磨滑，插入肛门，然后将已混合好的胆汁灌入肛中，可润燥通便。

增　辑

1. 芍药汤（《素问病机气宜保命集》） 痢下赤白。

【歌诀】

芍药芩连与锦纹①　　桂甘槟木及归身

别名导气除甘桂　　枳壳加之效若神

【注释】 ①锦纹：大黄之又名。

【组成】 芍药一两　当归　黄连　黄芩各半两　大黄三钱　木香　槟榔　甘草各二钱　官桂一钱半

【用法】 水煎服。

【功用】 清热解毒，调和气血。

【主治】 湿热痢疾。症见腹痛便脓血，赤白相兼，里急后重，肛门灼热，小便短赤，苔腻微黄，脉弦滑数。

【方析】 湿热壅滞肠中为本方主证。积滞不通，气机不畅，故里急后重；湿热熏蒸肠中，气血不和，故下痢赤白，均为次要症状。方以黄芩、黄连清热燥湿，苦寒止痢，治湿热痢疾之本，为君药。臣以大黄泻热祛积，清肠除瘀，为"通因通用"之法，助君药止痢。芍药调和气血，缓急止痛；木香、槟榔调气以除后重；当归、肉桂行血则脓血自愈，共为佐药。甘草调和诸药，为使药。诸药合用，使湿热祛，气血和，积滞除，痢疾自愈。

按：本方为清肠治痢常用方，故现在《方剂学》教材中多归入清热剂中。

【附方】 导气汤（《证治准绳》） 本方去甘草、肉桂，加入枳壳三钱而成。

功用：清热解毒，行气导滞。

主治：湿热痢疾。症见里急后重，便脓血，脘腹作胀，气滞较重者。

2. 香连丸（《证类本草》引《兵部手集方》） 赤白痢。

【歌诀】

香连治痢习为常　初起宜通勿遽①尝

别有白头翁可恃　秦皮连柏苦寒方

【注释】 ①遽：遽（jù），音距。急，仓猝。

【组成】 黄连（用吴茱萸同炒令赤，去吴茱萸不用）二十两　木香四两八钱八分

【用法】 共为细末，醋糊为丸，如梧桐子大，每服二十丸。或按比例水煎服。

【功用】 清热燥湿，行气化滞。

【主治】 湿热痢疾。症见脓血相兼，里急后重。

【方析】 大肠湿热，积滞内停，为本方主证。方用黄连清热燥湿，厚肠止痢，为君药。木香行气止痛，为佐药。

【附方】 白头翁汤（《伤寒论》） 白头翁二两　黄柏　黄连　秦皮各三两，水煎服。

功用：清热解毒，凉血止痢。

主治：热毒痢疾。症见腹痛，里急后重，肛门灼热，下利脓血，赤多白少，渴欲饮水，舌红苔黄，脉弦数。

注：原《汤头歌诀正续集》中载本方引自《直指方》，未检索到原方，今按《中医方剂大辞典》修正。

3. 更衣丸（《先醒斋医学广笔记》） 津枯便秘。

【歌诀】

更衣利便治津干　芦荟朱砂滴酒丸

脾约别行麻杏芍　大黄枳朴蜜和丸

【组成】 朱砂五钱　芦荟七钱

【用法】 滴好酒少许为丸，如梧桐子大，每服 3～6g，温水送服。

【功用】 泻火通便。

【主治】 肠胃津伤便秘。症见大便不通，心烦易怒，睡眠不安。

【方析】 肠胃燥结为本方主证。肝火偏旺，故心烦易怒，为其兼证。方用芦荟苦寒润下，兼泻肝火，为君药。朱砂性寒下达，清心安神，为臣药。

【附方】 麻子仁丸（《伤寒论》） 麻子仁二升　芍药半斤　枳实半斤　大黄一斤　厚朴一尺　杏仁一升。共为细末，炼蜜为丸，如梧桐子大，每服十丸，日三服。

功用：润肠泻热，行气通便。

主治：脾约证。症见肠胃燥热，脾津不足，大便秘结，小便频数。

四、涌 吐 之 剂

涌吐之剂，即涌吐剂。是以涌吐药物为主组成的方剂，用于治疗痰厥、食积、误食毒物等证。涌吐剂主要使停蓄在咽喉、胸膈、胃脘的痰涎、宿食、毒物，根据"其高者，因而越之"（《素问·阴阳应象大论》）的原则，从口中吐出，适用于病情急迫而又急需吐出之证。涌吐剂作用迅猛，易伤胃气，应中病即止，年老体弱、孕妇、产后当慎用。

1. 瓜蒂散（《伤寒论》） 痰食实热。

【歌诀】

瓜蒂散中赤小豆　或入藜芦郁金凑

此吐实热与风痰　虚者参芦一味勾

若吐虚烦栀豉汤　剧痰乌附尖①方透

古人尚有烧盐方　一切积滞功能奏

【注释】 ①乌附尖：乌头、附子上的尖角，具有吐风痰、祛寒止痛的作用。

【组成】 瓜蒂一分　赤小豆一分

【用法】 将二药研细末和匀，每服 1～3g，用豆豉 9g 煎汤送服。不吐者，用洁净翎毛探喉取吐。

【功用】 涌吐痰涎宿食。

【主治】 痰涎宿食，壅滞胸脘证。症见胸中痞硬，懊恼不安，气上冲咽喉不得息，寸脉微浮者。

【方析】 痰涎、宿食停于上脘为本方主证。方用瓜蒂味苦，善吐痰涎宿食，为君药。赤小豆味酸，祛湿除烦，为臣药。佐以豆豉煎汤调服，宣解胸中邪气，并可和胃。方中瓜蒂苦寒有毒，易于伤胃，非形气俱实者慎用。

若老年人或体质虚弱者，必须涌吐时，可用人参芦一二钱研末，开水调服催吐。

【附方】（1）三圣散（《儒门事亲》） 防风　瓜蒂各三两　藜芦或一两，或半两，或一分。研成细末，每次用热水煎服五钱取吐。还有一方瓜蒂、郁金共研细末，用韭汁调服后，再用鹅翎探吐。

功用：涌吐风痰。

主治：中风闭证。症见失声闷乱，口眼㖞斜或不省人事，牙关紧闭，脉浮滑实者。

（2）栀子豉汤（《伤寒论》） 栀子　香豉各三钱。水煎，先煮栀子，后下豆豉。

功用：清热除烦。

主治：身热懊侬，虚烦不眠，胸脘痞满，按之软而不硬，嘈杂似饥，但不欲食，舌红，苔微黄者。

（3）烧盐方（《备急千金要方》） 食盐。将盐用开水调成饱和盐汤，每服2000ml，服后探吐，以吐尽宿食为度。

功用：涌吐宿食。

主治：宿食停滞或干霍乱。症见欲吐不得吐，欲泻不得泻，心烦满者。

2. 稀涎散（《济生方》） 吐中风痰。

【歌诀】

稀涎皂角白矾班　或益藜芦微吐间
风中痰升人眩仆　当先服此通其关
通关散用细辛皂　吹鼻得嚏保生还

【组成】 猪牙皂角四挺　白矾一两

【用法】 为末，温水调下1.5g，或加藜芦。

【功用】 开关涌吐。

【主治】 中风闭证。症见痰涎壅盛，喉中痰声辘辘，气闭不通，心神瞀闷，四肢不发，或倒仆不省，或口角似㖞，脉滑实有力者。

【方析】 中风痰厥为本方主证。方用皂角辛能开窍，咸能软坚；白矾能化顽痰，二药合用，具有显著稀涎作用。

【附方】 通关散（《丹溪心法附余》）用皂角、细辛共研细末，吹入鼻中。

功用：通关开窍。

主治：突然昏倒，气闭不通的实证。

五、和 解 之 剂

和解之剂，即和解剂。是采用调和方法，用以治疗少阳证、肝脾不和、寒热错杂等病证的方剂。和解剂因张仲景治疗少阳半表半里证时，不可发汗，不可泻下，不可涌吐，而只可用和解一法表里同治而得名。后世认为肝脾不和与寒热错杂等证，用药治疗必须多方面进行调节，以使脏腑、寒热、虚实等不协调恢复平衡，故也归入和解剂。中医有"疟属少阳"之说，故治疟方也纳入本剂。

和解剂虽然用药较为平和，但终为祛邪而设，因虚极而致气血阴阳失调，切不可盲目使用本类方剂。

1. 小柴胡汤（《伤寒论》）半表半里和解。

【歌诀】

小柴胡汤和解供　半夏人参甘草从

更用黄芩加姜枣　少阳百病此为宗

【组成】 柴胡半斤　黄芩　人参　甘草　生姜各三两　半夏半升　大枣十二枚

【用法】 水煎服。

【功用】 和解少阳。

【主治】 ①伤寒少阳证。症见往来寒热，胸胁苦满，默默不欲饮食，心烦喜呕，口苦，咽干，目眩，舌苔薄白，脉弦者。②妇人伤寒，热入血室，以及疟疾、黄疸与内伤杂病而见少阳证者。

【方析】 邪入少阳为本方主证；胆热犯胃，失于和降，故见心烦喜呕，不欲饮食，为兼证。方用柴胡疏邪透表，轻清升散，为少阳经专药，为君药。黄芩苦寒泻火，善清胆经，与君药相配，一透半表之邪，一清半里之热，为臣药。半夏、生姜降逆和胃止呕，人参、大枣益气和胃，扶正祛邪，共为佐药。炙甘草调和诸药，益气和胃，为使药。诸药合用，清透同用，和解少阳，扶正祛邪，是和解少阳的代表方剂。

2. 四逆散（《伤寒论》） 阳证热厥。

【歌诀】

四逆散里用柴胡　芍药枳实甘草须

此是阳邪成厥逆　敛阴泄热平剂扶

【组成】 炙甘草　柴胡　芍药　枳实各十分

【用法】 捣筛，白饮和服方寸匕（1.5g），日三服。

【功用】 透邪解郁，疏肝理脾。

【主治】 ①阳郁厥逆证。症见手足厥冷，但上不过肘，下不过膝，久按则有微热，脉弦。②肝脾不和证。症见胸胁脘腹疼痛，或泄利下重。

【方析】 阳郁厥逆乃由热邪入里，阳气被郁，不达四肢而致。或肝气内郁，阳气不得发越，亦可成气厥，症见手足厥冷。本方也常用于肝脾不和，泄利下重之证。方用柴胡透邪解郁，疏利肝气，为君药。枳实下气破结，与柴胡同用以升降气机，调和肝脾，为臣药。白芍柔肝养血，与柴胡合用，照顾肝"体阴用阳"之本性，为佐药。炙甘草益气健脾，调和诸药，为使药。四药配合，祛邪解郁，调和肝脾，清升浊降，畅达气血。

3. 黄连汤（《伤寒论》） 升降阴阳。

【歌诀】

黄连汤内用干姜　半夏人参甘草藏

更用桂枝兼大枣　寒热平调呕痛忘

【组成】 黄连　炙甘草　干姜　桂枝各三两　人参二两　半夏半升　大枣十二枚

【用法】 水煎温服，日三服，夜二服。

【功用】 寒热平调，和胃降逆。

【主治】 伤寒上热下寒证。胸中有热，胃中有邪气，腹中痛，欲呕吐者。

【方析】 胸中有热，胃中有寒，为本方主证。胃失和降，故见呕吐，为次要症状。方中黄连泻胸中之热，为君药。干姜、桂枝温胃中之寒，与黄连同用，寒热并调，为臣药。半夏和胃降逆；人参、大枣益气和中，升降复常，为佐药。甘草调和药性，为使药。诸药合用，使寒散热消，升降复常，诸证自愈。

4. 黄芩汤（《伤寒论》） 太阳少阳合病下利。

【歌诀】

黄芩汤用甘芍并　二阳合利枣加烹

此方遂为治痢祖　后人加味或更名

再加生姜与半夏　前症兼呕此能平

单用芍药与甘草　散逆止痛能和营

【组成】 黄芩三两　芍药　甘草各二两　大枣十二枚

【用法】 水煎温服，日二服，夜一服。

【功用】 清肠止痢。

【主治】 泄泻或痢疾。症见下痢脓血，身热不恶寒，心下痞，腹痛，口苦，舌红苔腻，脉弦数。

【方析】 湿热痢疾为本方主证。湿热阻滞，气血不和，故心下痞，腹痛，为次要症状。方中黄芩清热燥湿，为君药。白芍、大枣缓急止痛，为佐药。甘草益气和胃，调和诸药，为使药。四药合用，为治疗热痢腹痛之良方，有"治痢祖方"之称。

【附方】（1）黄芩加半夏生姜汤（《伤寒论》） 本方加半夏三钱　生姜三片。水煎服。

功用：清热止利，降逆止呕。

主治：黄芩汤证兼见呕吐痰水者。

（2）芍药甘草汤（《伤寒论》） 芍药三两　甘草二两。水煎服。

功用：缓急止痛。

主治：胃气不和腹中痛，或误汗后脚挛急等。

5. 逍遥散（《太平惠民和剂局方》） 散郁调经。

【歌诀】

逍遥散用当归芍　柴苓术草加姜薄

散郁除蒸功最奇　调经八味丹栀着

【组成】 当归　茯苓　芍药　白术　柴胡各一两　炙甘草半两

【用法】 加烧生姜一块切破，薄荷少许，水煎服。亦有丸剂，每日2次，每次6~9g。

【功用】 疏肝解郁，养血健脾。

【主治】肝郁脾虚血虚证。症见两胁作痛，头痛目眩，口燥咽干，神疲食少，或往来寒热，或月经不调，乳房胀痛，脉弦而虚。

【方析】肝郁血虚为本方主证。脾虚不运，故神疲食少，脉虚无力，为兼证。方用柴胡疏肝解郁，为君药。当归、白芍养血敛阴，柔肝缓急，与柴胡配用，补肝体养肝血，助肝用行气郁，共为臣药。白术、茯苓、烧生姜健脾益气和胃；薄荷助柴胡散肝郁，透郁热，共为佐药。炙甘草补中益气，调和诸药，为使药。诸药合用，肝郁得疏，肝血得养，肝脾同调，气血兼顾。

【附方】加味逍遥散（《内科摘要》）　本方加牡丹皮、栀子名"加味逍遥散"，或"丹栀逍遥散"，临床多用于肝郁血虚有热所致的月经不调，以及经期吐衄等。

6. 藿香正气散（丸）（《太平惠民和剂局方》）辟一切不正之气。

【歌诀】

藿香正气大腹苏　甘桔陈苓术朴俱

夏曲白芷加姜枣　感伤岚瘴①并能驱

【注释】　①岚瘴：岚瘴（lán zhàng），音兰帐。山林间湿热蒸郁的有害气体。

【组成】　大腹皮　白芷　紫苏　茯苓各一两　半夏曲　白术　陈皮　厚朴　苦桔梗各二两　藿香三两　炙甘草二两半

【用法】　上为细末，每服6g，加姜3片、枣1枚，水煎服。

【功用】　解表化湿，理气和中。

【主治】　①外感风寒，内伤湿滞证。症见发热恶寒，头痛，胸脘痞满闷胀，恶心呕吐，肠鸣泄泻，舌苔白腻。②霍乱以及感受不正之气。

【方析】　外感风寒为本方主证。内伤湿滞，脾胃不和，故胸脘痞闷，苔腻，为兼证。方中重用藿香辛温解表，芳香化湿，升清降浊，为君药。紫苏、白芷既助君药发散风寒，又可理气化湿，为臣药。白术、茯苓健脾运湿，和中止泻；半夏曲、厚朴降逆止呕、燥湿和中；桔梗、陈皮、大腹皮宣畅三焦气机，宣利肺气，畅中除满，行气利湿；生姜、大枣鼓舞脾胃之气，共为佐药。炙甘草调和诸药，为使药。诸药合用，解表化湿，升清降浊，为治疗夹湿外感的常用方剂。

7. 六和汤（《太平惠民和剂局方》） 调和六气。

【歌诀】

六和藿朴杏砂呈　半夏木瓜赤茯苓

术参扁豆同甘草　姜枣煎之六气平

或益香薷或苏叶　伤寒伤暑用须明

【组成】 缩砂仁　半夏　杏仁　人参　炙甘草　赤茯苓　藿香叶　白扁豆　木瓜　香薷　厚朴　白术

【用法】 加生姜、大枣，水煎服。

【功用】 祛暑化湿，健脾和胃。

【主治】 暑湿外感，脾胃失和证。症见霍乱吐泻，倦怠嗜卧，胸膈痞闷，头目昏痛，身体困倦，恶寒发热，口微渴，舌苔白滑者。

【方析】 暑湿感寒为本方主证。湿伤脾胃，故胸膈痞闷，霍乱吐泻，为兼证。香薷为"夏月麻黄"，辛温发汗，芳香化湿，方中重用，以外散表邪，治暑季伤寒较重者，为君药。藿香、厚朴化湿和中，为臣药。半夏、砂仁和胃止呕，行气止泻；人参、白术、白扁豆补气健脾；赤茯苓、木瓜利水渗湿，化湿和胃；杏仁宣肺利气；生姜、大枣调和营卫，共为佐药。甘草益气和胃，调和药性，为使药。

按：六和汤与藿香正气散均为化湿和中，解暑发表之剂，现在方剂学多归入祛湿剂中。

注：《太平惠民和剂局方》六和汤原方中无白术。

8. 清脾饮（《济生方》） 阳疟。

【歌诀】

清脾饮用青朴柴　苓夏甘芩白术偕

更加草果姜煎服　热多阳疟此方佳

【组成】 青皮　厚朴　柴胡　黄芩　半夏　茯苓　白术　草果　甘草_{各等分}

【用法】 加生姜3片，于发作前2小时水煎服。

【功用】 健脾祛湿，化痰截疟。

【主治】 疟疾湿痰内遏证。症见热重寒轻，口苦心烦，胸膈满闷，小便黄赤，舌苔白腻，脉象弦滑数。

【方析】 疟疾痰湿内遏，热重寒轻，为本方主证。痰湿内遏，气机不行，故胸膈满闷，为次要症状。方用柴胡、黄芩和解少阳，除往来寒热，为君药。草果既能化湿痰，又为截疟要药，为臣药。青皮、厚朴理气宽胸；半夏、生姜、茯苓、白术健脾燥湿，治生痰之源，为佐药。甘草调和诸药，为使药。诸药合用，燥湿化痰，调和肝脾，和解少阳。

9. 痛泻要方（《景岳全书》引刘草窗方） 痛泻。

【歌诀】

痛泻要方陈皮芍　防风白术煎丸酌

补泻并用理肝脾　若作食伤医更错

【组成】 白术三两　白芍二两　陈皮一两半　防风二两

【用法】 水煎服。

【功用】 补脾泻肝。

【主治】 痛泻。症见肠鸣腹痛，大便泄泻，泻必腹痛，舌苔薄白，两关脉弦而缓。

【方析】 脾虚肝郁为本方主证。白术健脾燥湿止泻，为君药。白芍柔肝缓急止痛，为臣药。陈皮理气健胃；防风升清止泻，舒肝理脾，为佐药。四药相合，健脾燥湿，柔肝缓急，痛泻自愈。

增　　辑

1. 何人饮（《景岳全书》） 虚疟。

【歌诀】

何人饮治久虚疟　参首归陈煨姜约

追疟青陈柴半归　首乌甘草正未弱

若名休疟脾元虚　参术归乌甘草酌

四兽果梅入六君　补中兼收须量度

更截实疟木贼煎　青朴夏榔苍术着

【组成】 何首乌三钱至一两　当归二、三钱　人参三钱至一两　陈皮二、三钱　煨生姜三片

【用法】 疟发前2小时水煎服。

【功用】 益气养血，补虚截疟。

【主治】 疟疾气血两虚证。症见疟疾发作，日久不愈。

【方析】 气血两虚之久疟为本方主证。何首乌补肝肾，益精血，

截虚疟，为君药。人参、当归助君药益气补血，为臣药。陈皮、煨生姜健脾理气，温散中寒，以防补药腻膈，为佐药。诸药配合，补气养血，扶助正气，为治虚疟专方。

【附方】（1）追疟饮（《景岳全书》）何首乌一两　当归三钱　甘草三钱　半夏三钱　青皮三钱　陈皮三钱　柴胡三钱。水煎服。

功用：养血截疟。

主治：久疟不止，气血不甚虚弱者。

（2）休疟饮（《景岳全书》）何人饮去陈皮，加白术三钱、甘草一钱。水煎服。

功用：健脾养血，治疗虚疟。

主治：疟疾使用发散剂过多，以致脾气虚弱者。

（3）四兽饮（《易简方》）六君子汤加乌梅、草果、生姜、大枣。水煎服。

功用：补脾祛痰截疟。

主治：脾虚痰湿之久疟。

（4）木贼煎（《景岳全书》）木贼　厚朴各三钱　苍术一钱　半夏五钱　青皮五钱　槟榔一钱。水煎服。

功用：散风解郁，燥湿化痰。

主治：体质强壮，多湿多痰之实疟。

2. 奔豚汤（《金匮要略》）腹痛气上冲。

【歌诀】

奔豚汤治肾中邪　气上冲胸腹痛佳

芩芍芎归甘草半　生姜干葛李根加

【组成】李根白皮一升　葛根五两　甘草　川芎　当归　芍药　黄芩各二两　半夏四两　生姜四两

【用法】水煎，日三服，夜一服。

【功用】补心气，平冲逆。

【主治】奔豚。症见气上冲胸，腹痛，往来寒热。

【方析】心气虚、肾中寒、气上冲为本方主证。方中重用李根白皮，治肾水上犯于心所致之奔豚，专病专药，为君药。芍药、甘草缓急止痛，为臣药。当归、川芎养血活血；半夏、生姜降逆止呕，专下逆气；葛根生津止渴；黄芩清泻肺热，清水之上源，为佐药。诸药配合，降冲逆，补心血，为治奔豚的专方。

3. 达原饮（《温疫论》） 瘟疫初起。

【歌诀】

达原厚朴与常山　草果槟榔共涤痰

更用黄芩知母入　菖蒲青草不容删

【组成】 常山　知母　槟榔各二钱　厚朴　甘草　菖蒲各一钱　草果五分　黄芩　　青皮各一钱五分

【用法】 水煎，午后温服。

【功用】 开达膜原，辟秽化浊。

【主治】 瘟疫初起或疟疾邪伏膜原。症见憎寒壮热，或一日三次，或一日一次，发无定时，胸闷呕恶，头痛烦躁，脉弦数，舌苔垢腻者。

【方析】 达原饮原为治疗瘟疫初起，邪伏膜原的要方。所谓膜原，是指内不在脏腑，外不在经络，附近于胃，表里之分界，半表半里之处。痰湿阻于膜原为本方主证。烦躁，脉数，为兼热邪之象；痰湿阻碍气机，故胸闷呕恶，亦为兼证。方中常山、草果宣可去壅，善开痰结，为截疟要药，为君药。槟榔、厚朴助君药行气燥湿化痰，为臣药。石菖蒲芳香化浊，青皮破气散结消痰；黄芩、知母清瘟疫之热，又可防方中香燥药物伤阴，为佐药。甘草调和诸药，为使药。

原书达原饮又名"达原散"，由槟榔二钱，厚朴、知母、芍药、黄芩各一钱，草果、甘草各五分，共7味药所组成。今歌中多常山、青皮、菖蒲，无芍药，与原方有出入，故附注说明。

4. 蒿芩清胆汤（《重订通俗伤寒论》） 清胆利湿，化痰和胃。

【歌诀】

俞氏蒿芩清胆汤　陈皮半夏竹茹襄

赤苓枳壳兼碧玉　湿热轻宣此法良

【组成】 青蒿钱半至二钱　黄芩钱半至三钱　半夏　枳壳　陈皮各钱半　竹茹　赤茯苓　碧玉散包, 各三钱

【用法】 水煎服。

【功用】 清胆利湿，和胃化痰。

【主治】 少阳湿热，痰浊犯胃证。症见寒热如疟，寒轻热重，

口苦胸闷，吐酸苦水，或呕黄涎而黏，甚则干呕呃逆，胸胁胀痛，舌红苔白，间现杂色，脉数而右滑左弦者。

【方析】 少阳热盛为本方主证。胆热犯胃，气逆不降，故吐苦吞酸，呕黄黏涎，干呕呃逆，为兼痰湿证。方中青蒿清透少阳，黄芩清泄胆热，共为君药。半夏、竹茹降逆止呕、清胆和胃；陈皮、枳壳宽胸畅膈，使气行湿化；赤茯苓、碧玉散（滑石、甘草、青黛），清利湿热，共为佐药。诸药相合，少阳得清，胃逆得平，痰湿祛除，气机调畅。

六、表里之剂

表里之剂，即表里双解剂，是以解表药配合泻下、清里、温里等药物为主组成，用治表里同病的方剂。在临床对于表证未除，而里证又急者，若仅用解表，则里邪难除；若仅治其里，则表邪不解，里证难愈，或变生他证。因此，就有必要使用表里双解剂，兼顾表里，使内外同消。表兼里证有表实里虚、表虚里实、表寒里热、表热里寒，以及表里俱热、表里俱寒、表里俱虚、表里俱实，千变万化，当仔细辨证，认真选方用药。

1. 大柴胡汤（《金匮要略》） 发表攻里。

【歌诀】

大柴胡汤用大黄　枳实芩夏白芍将

煎加姜枣表兼里　妙法内攻并外攘

柴胡芒硝义亦尔　仍有桂枝大黄汤

【组成】 柴胡半斤　黄芩　芍药各三两　枳实四枚　大黄二两　生姜五两　大枣十二枚　半夏半升

【用法】 水煎服。

【功用】 和解少阳，内泻热结。

【主治】 少阳兼阳明腑实证。症见往来寒热，胸胁苦满，呕不止，郁郁微烦，心下满痛或心下痞硬，大便不解或协热下利，舌苔黄，脉弦有力。

【方析】 少阳兼阳明腑实证为本方主证。阳明热结，腑气不通，胃热上逆，故心下痞硬，呕不止，为次要症状。方中柴胡、黄芩为和解少阳要药，为君药。大黄、枳实泻阳明热结，除心下痞硬，为臣药。芍药缓急止痛；生姜、半夏降逆止呕；大枣合生姜顾护脾胃，为佐药。诸药配合，外解少阳，内泻热结，表里双解。

【附方】（1）柴胡加芒硝汤（《伤寒论》）由小柴胡汤的三分之一量加芒硝二两组成。水煎服。

功用：和解少阳，内泻热结。

主治：小柴胡汤证，而有腹中坚，大便燥结之症。或治大柴胡汤证误用泻下，肠津已伤，而里实未解者。

（2）桂枝加大黄汤（《伤寒论》）桂枝汤另加芍药三两、大黄一两组成。水煎服。

功用：外解太阳，内泻热结。

主治：太阳病误下后，邪陷太阴，表证未罢，腹满疼痛，大便燥结者。

2. 防风通圣散（《宣明论方》）表里实热。

【歌诀】

防风通圣大黄硝　荆芥麻黄栀芍翘

甘桔芎归膏滑石　薄荷芩术力偏饶

表里交攻阳热盛　外科疡毒总能消

【组成】防风　连翘　麻黄　薄荷　川芎　当归　白芍　大黄　芒硝各五钱　石膏　黄芩　桔梗各一两　甘草二两　黑栀　荆芥　白术各一分　滑石三两

【用法】为末，每服6g，加生姜3片，水煎服。

【功用】疏风解表，泻热通便。

【主治】风热壅盛，表里俱实证。症见憎寒壮热，头目昏眩，目赤睛痛，口苦口干，咽喉不利，胸膈痞闷，咳呕喘满，涕唾稠黏，大便秘结，小便赤涩。并治疮疡肿毒，肠风痔漏，丹斑瘾疹等。

【方析】外有风寒化热，内有里热结实，为本方主证。方中防风、荆芥、麻黄发汗解表，使表邪从汗解；石膏清泻肺胃；大黄泻热通便，共为君药。薄荷、连翘助君药疏风解表；黄芩助石膏清上焦热；滑石清热利湿；栀子引热从小便而解；芒硝助大黄破结通便；共为臣药。川芎、当归、白芍活血和营，助邪热所伤之阴血；白术健脾益气，扶正以助祛邪；桔梗载药上行，共为佐药。甘草益气和胃，调和诸药，为使药。诸药配合，汗不伤表，攻不伤里，内外分消，表里并治。

3. 五积散（《太平惠民和剂局方》）发表温里。

【歌诀】

五积散治五般积　麻黄苍芷归芍芎

枳桔桂姜甘茯朴　陈皮半夏加姜葱

除桂枳陈余略炒　熟料尤增温散功

温中解表祛寒湿　散痞调经用各充

【组成】白芷　川芎　炙甘草　茯苓　当归　肉桂　芍药　半夏各三两　陈皮　枳壳　麻黄各六两　苍术二十四两　干姜四两　桔梗十二两　厚朴四两

【用法】研成粗末，每服9g，加生姜3片，葱白3茎同煎热服。或按用量比例水煎服。

【功用】解表温里，顺气化痰，活血消积。

【主治】外感风寒，内伤生冷证。症见身热无汗，头痛身疼，项背拘急，胸满恶食，呕吐腹痛，以及妇女气血不和，心腹疼痛，月经不调等。

【方析】本方为治寒、湿、气、血、痰五积而设，故而得名。外感风寒，内伤生冷为本方主证。痰湿内停，气血不和，故胸满恶食，呕吐腹痛，或月经不调，均为兼证。方中麻黄、白芷、苍术发汗解表祛湿；干姜、肉桂温里祛寒，共为君药。厚朴、陈皮、半夏、茯苓燥湿健脾，理气化痰；当归、芍药、川芎养血和血，调经止痛；桔梗与枳壳同用，升降气机，消除痞满，共为佐药。炙甘草和中益气，调和诸药，为使药。

【附方】熟料五积散（《伤寒六书》）前方中除肉桂、枳壳、陈皮生用外，余药微炒成黄色，研为粗末，叫做"熟料五积散"，更具温散之性。

4. 三黄石膏汤（《伤寒六书》）发表清里。

【歌诀】

三黄石膏芩柏连　栀子麻黄豆豉全

姜枣细茶煎热服　表里三焦热盛宣

【组成】石膏　黄连　黄柏　黄芩各二两　香豉一升　栀子十枚　麻黄三两

【用法】加生姜、大枣、细茶，水煎服。

【功用】 发汗解表，清热解毒。

【主治】 伤寒里热已炽，表证未解证。症见壮热无汗，身体沉重拘急，鼻干口渴，烦躁不眠，神昏谵语，脉滑数或发斑。

【方析】 表证未解，三焦热盛，为本方主证。方中麻黄发汗解表，石膏、黄芩清热除烦，为君药。黄连、黄柏、栀子助石膏、黄芩清三焦实火；香豉助麻黄祛除表邪，为臣药。生姜、大枣、细茶顾护脾胃，益气和中，为佐药。

5. 葛根黄芩黄连汤（《伤寒论》） 太阳阳明解表清里。

【歌诀】

葛根黄芩黄连汤　甘草四般治二阳

解表清里兼和胃　喘汗自利保平康

【组成】 葛根半斤　炙甘草二两　黄芩三两　黄连三两

【用法】 水煎，先煮葛根，温服。

【功用】 解表清热。

【主治】 表证未解，热邪入里证。症见身热，下利臭秽，肛门灼热，胸脘烦热，口干作渴，喘而汗出，苔黄，脉数。

【方析】 表证未解，里热已炽为本方主证。方中重用葛根既可解表清热，又能升阳止利，为君药。黄芩、黄连清热燥湿，厚肠止利，为臣药。炙甘草甘缓和中，调和诸药，为使药。

6. 参苏饮（《太平惠民和剂局方》） 内伤外感。

【歌诀】

参苏饮内用陈皮　枳壳前胡半夏宜

干葛木香甘桔茯　内伤外感此方推

参前若去芎柴入　饮号芎苏治不差

香苏饮仅陈皮草　感伤内外亦堪施

【组成】 人参　苏叶　葛根　前胡　半夏　茯苓各七钱半　陈皮　炙甘草　桔梗　枳壳　木香各五钱

【用法】 为末，每服12g，加姜7片、枣1个，水煎服。

【功用】 益气解表，理气化痰。

【主治】 虚人外感风寒，内有痰饮证。症见恶寒发热，无汗，头痛，鼻塞，咳嗽痰白，胸膈满闷，倦怠无力，气短懒言，舌苔白，脉弱。

【方析】 虚人外感风寒为本方主证。痰饮内停，故咳嗽痰白，胸膈满闷，为兼证。方中紫苏叶、葛根外散风寒，解肌透邪；人参益气扶正，以助祛邪，共为君药。半夏、陈皮、茯苓、前胡、桔梗、枳壳化痰理气，升降气机；木香醒脾畅中；生姜、大枣鼓舞脾胃之气，为佐药。甘草益气和胃，调和诸药，为使药。诸药配合，益气解表，理气化痰。

【附方】 （1）芎苏饮（《澹寮集验秘方》） 本方去人参、前胡，加川芎、柴胡，用姜枣同煎。水煎服。

功用：理气解表，散风止痛。

主治：感受风寒，外有发热头痛恶寒，内有咳嗽吐痰等。

（2）香苏饮（《太平惠民和剂局方》） 香附　紫苏叶各四两　炙甘草一两　陈皮二两。为粗末，每服9g，水煎热服，不拘时候，一日3次。

功用：理气解表。

主治：四时感冒。症见头痛发热，或兼内伤，胸膈满闷，嗳气，不欲饮食等。

7. 茵陈丸（《备急千金要方》） 汗吐下兼行。

【歌诀】

茵陈丸用大黄硝　鳖甲常山巴豆邀

杏仁栀豉蜜丸服　汗吐下兼三法超

时气毒疠[①]及疟痢[②]　一丸两服量病调

【注释】 ①时气毒疠：具有急性传染性的致病因素。

②疟痢：指疟疾和痢疾两种疾病。

【组成】 茵陈　芒硝　鳖甲　栀子各二两　大黄五钱　常山　杏仁各三两　巴豆一两　豆豉五合

【用法】 研成细末，用白蜜做成梧桐子大丸剂，每服3丸。药后或吐，或下，或汗，即停服；若服后无效，可酌加用量。

【功用】 攻下涌吐，泻热荡实，发表散邪。

【主治】 时行黄疸、疟疾、赤白下痢等，属里实兼表证者。

【方析】 湿热内停，实热内结，外兼表邪，为本方主证。方中茵陈利湿清热，是治黄疸要药；常山涌吐截疟；芒硝、大黄攻下实热，共为君药。杏仁、豆豉解肌发汗，为臣药。鳖甲滋阴退热，合常山可截疟；巴豆攻除脏腑冷积；栀子和豆豉可配常山涌吐疟痰，共为佐药。诸药合用，汗吐下兼备，尤以涌吐、攻下为甚。本方药力峻猛，非实证者慎用。

8. 大羌活汤（《此事难知》） 伤寒两感。

【歌诀】

大羌活汤即九味　己独知连白术暨①

散热培阴表里和　伤寒两感②差堪慰

【注释】①暨：暨（jì），音既。与、及、和之意。

②伤寒两感：即伤寒阴经与阳经同时俱病，实为表里同病。

【组成】防己　独活　羌活　黄连　苍术　炙甘草　白术　防风　细辛　黄芩_{各三钱}　知母　川芎　生地_{各一两}

【用法】为末，每服15g，水煎服。

【功用】发汗解表，清热养阴。

【主治】风寒湿邪外感，兼有里热证。症见头痛发热，恶寒，口干烦满而渴。

【方析】外感风寒湿邪为本方主证；入里化热伤阴，故口干烦满而渴，为兼证。方中羌活、独活同用，散寒祛湿，为君药。防风、苍术、防己、细辛、川芎助君药发汗解表，为臣药。黄连、黄芩清热燥湿；知母、生地黄清热滋阴；白术健脾益气，顾护中焦，共为佐药。炙甘草益胃和中，调和诸药，为使药。诸药配合，表里同治，汗不伤正，燥不伤阴。

七、消补之剂

消补之剂，即消导剂。是以消导药为主组成，治疗饮食停滞，癥积痞块的方剂。由于食积痞块有因饮食不节，损伤脾胃而成；有因脾胃素虚，失其健运所致；或积滞日久，耗伤正气，故消补之剂有消重于补，或补重于消，或消补并重，或以消为补，或以补为消的区别，应用时应根据具体证候选用。

1. 平胃散（《太平惠民和剂局方》） 利湿散满。

【歌诀】

平胃散是苍术朴　陈皮甘草四般药

除湿散满驱瘴岚①　调胃诸方从此扩②

或合二陈或五苓　硝黄麦曲均堪③着

若合小柴名柴平　　煎加姜枣能除疟
又不换金正气散　　即是此方加夏藿

【注释】①瘴岚：瘴（zhàng），音丈。岚（lán），音兰。瘴岚，又称山岚瘴气、瘴毒、瘴气，即指南方山林中湿热蒸郁产生的一种病邪。

②此扩：此，指平胃散。扩，即扩充、扩展。

③堪：堪（kān），音刊。即可以。

【组成】　苍术五斤　姜制厚朴　陈皮各三斤二两　炙甘草三十两

【用法】　上4药共研细末，每次服用6g，加生姜2片、大枣2枚同煎，去姜枣，饭前服。或生姜、大枣煎汤送下；或6味药作汤剂水煎服。

【功用】　燥湿运脾，行气和胃。

【主治】　湿滞脾胃证。症见脘腹胀满，不思饮食，口淡无味，呕吐泄泻，嗳气吞酸，肢体沉重，怠懒嗜卧，舌苔白腻而厚，脉缓等。常服可调气暖胃，化宿食，消痰饮，辟风寒冷湿四时非节之气。

【方析】　湿滞脾胃为本方主证。宿食不消，痰饮，或感受风寒、瘴岚、四时非节之气均为其兼证。故方中重用苍术燥湿运脾为君药。厚朴助君药化湿运脾，且行气散满，为臣药。陈皮理气健脾，燥湿化痰，助苍术、厚朴之功；生姜、大枣调和脾胃，助脾健运，共为佐药。炙甘草益气和中，调和诸药为使。

按：本方在《方剂学》教材中多归属祛湿剂，为治湿滞脾胃的主方。临床许多调理脾胃的方剂都是在本方的基础上加以扩展的。湿滞脾胃，脾失健运，易致宿食不消。服用本方可燥湿健脾，以助脾运，消化宿食，故本书将其放入消补之剂中。

【附方】（1）平陈汤（《症因脉治》）　即本方合二陈汤（见祛痰之剂），水煎服。

功用：燥湿健脾，理气化痰。

主治：痰湿中阻，脾胃不和证。症见胸膈痞闷，不思饮食，恶心呕吐，咳嗽等。

（2）胃苓汤（《丹溪心法》）　即本方合五苓散（见利湿之剂），水煎服。若做成丸药就叫"胃苓丸"，每次服6～9g，每日二次，温开水送下。

功用：祛湿和胃，行气利水。

主治：夏秋之间，脾胃伤湿，停饮夹食，浮肿泄泻的实证。

（3）加味平胃散（《丹溪心法》）即本方加麦芽、神曲，水煎服。

功用：燥湿散满，消食和胃。

主治：湿滞脾胃，宿食不消，脘腹胀满，不思饮食，嗳腐吞酸。若大便秘结，可再加大黄、芒硝。

（4）柴平汤（《景岳全书》）即本方合小柴胡汤，水煎服。

功用：和解少阳，祛湿和胃。

主治：湿疟（疟疾夹有湿邪的病证）。症见一身尽痛，手足沉重，寒多热少，脉濡等。

（5）不换金正气散（《太平惠民和剂局方》）即本方加藿香、半夏，等分为末，每次服9g，用生姜3片，大枣2枚同煎，去滓，食前稍热服。

功用：行气化湿，和胃止呕。

主治：四时伤寒瘴疫时气（感受四时不正之气）。症见腰背拘急，咳嗽痰涎，霍乱吐泻等。

按：平陈汤原书名为"二陈平胃散"。

2. 保和丸（《丹溪心法》）饮食轻伤。

【歌诀】

保和神曲与山楂　苓夏陈翘菔子加

曲糊为丸麦汤下　亦可方中用麦芽

大安丸内加白术　消中兼补效堪夸

【组成】山楂六两　神曲二两　半夏　茯苓各三两　陈皮　连翘　炒莱菔子各一两

【用法】上7味研成细末，用神曲煮糊和丸如梧桐子大，每次服七八十丸，用炒麦芽煎汤送下。也可将麦芽一两研末，和在丸药内。或作汤剂，水煎服。用量按原方十分之一即可。

【功用】消食和胃。

【主治】一切食积。症见脘腹痞满胀痛，嗳腐吞酸，恶食呕吐，或大便泄泻，舌苔厚腻，脉滑等。

【方析】食积内停之脘腹痞满胀痛，恶食嗳腐，舌苔厚腻，脉滑为本方主证。若舌苔黄，为食积化热，是本方兼证。呕吐吞酸，大便泄泻为本方次要症状。故方中重用山楂，以消一切饮食积滞，尤善消肉食油腻之积，为君药。神曲消食健脾，善化酒食陈腐之积；莱菔子长于消谷面之积而下气，共为臣药。君臣相配，可消一切饮食积滞。因食阻气机，胃失和降，故用半夏、陈皮行气化滞，和胃止呕；又食积易于生湿化热，用茯苓渗湿健脾，和中止泻；连翘清热而散结，共为佐药。用麦芽煎汤送服，则又增强健脾消食之功。

按：本方为治疗食积的通用方。此病证多因饮食不节，暴饮暴食所致。由于本方药力较缓，故适用于食积轻证。

【附方】 大安丸（《丹溪心法》） 即本方加白术二两。用法如保和丸。

功用：消食健脾。

主治：饮食不消，气虚邪微以及小儿食积兼脾虚者。

按：大安丸较保和丸多白术一味，消中兼补，即消食中兼有健脾之功，适用于食积兼有脾虚者，对于小儿食积用之尤宜。而保和丸但消不补，宜于食积内停，正气未伤者。

3. 健脾丸（《医方集解》） 补脾消食。

【歌诀】

健脾参术与陈皮 　枳实山楂麦蘖①随

曲糊作丸米饮②下 　消补兼行胃弱宜

枳术丸亦消兼补 　荷叶烧饭上升奇

【注释】 ①麦蘖：蘖（niè），音聂。植物的芽。麦蘖，即麦芽。

②米饮：即米汤。

【组成】 人参 　土炒白术各二两 　陈皮 　炒麦芽各一两 　山楂一两半 炒枳实三两

【用法】 上6味共研细末，用神曲煮糊做成丸药，如梧桐子大，每次服9g，用米汤或温开水送下。

【功用】 健脾消食。

【主治】 脾胃虚弱，饮食内停证。症见食少难消，脘腹痞闷，体倦少气。

【方析】 脾胃虚弱，饮食内停为本方的主证。故方中用人参益气健脾，以补脾虚；用麦芽消食积，健脾开胃，共为君药。以白术助人参益气健脾；山楂、神曲助麦芽消食化滞以消食积，共为臣药。又佐以陈皮理气健脾和胃；枳实行气导滞，消积除痞。诸药相合，共成消补兼施之剂，使脾健食消。因本方君药有人参，故又叫"人参健脾丸"。

【附方】 枳术丸（《脾胃论》） 枳实一两 　白术二两，二药同研为极细末，用荷叶包陈米饭煨干为丸，如梧桐子大，每次服五十丸，枣汤或米汤送下。

功用：健脾消痞。

主治：脾虚气滞，饮食停聚。症见胸脘痞满，不思饮食。

按：本方亦为消补之剂，乃补重于消，寓消于补之中。用荷叶烧饭为丸，是取其养脾胃而升发清气，助白术健脾益胃，增强消化功能。荷叶与枳实相配，一升清，一降浊，清升浊降，使脾健积消。

4. 参苓白术散（《太平惠民和剂局方》）补脾。

【歌诀】

参苓白术扁豆陈　山药甘莲砂薏仁

桔梗上浮兼保肺　枣汤调服益脾神

【组成】人参　茯苓　白术　陈皮　山药　炙甘草各二斤　白扁豆一斤半　莲子肉　砂仁　薏苡仁　桔梗各一斤

【用法】上11味药共研细末，每次服6g，用大枣煎汤送下。本方做成丸药（水丸）即"参苓白术丸"，每次服6～9g，每日2次，用枣汤或温开水送下。或作汤剂水煎服，用量按原方比例酌情增减。

【功用】益气健脾，渗湿止泻，兼补肺气。

【主治】脾胃虚弱夹湿证。症见饮食减少，四肢乏力，便溏，或泻，或吐，形体消瘦，胸脘闷胀，舌苔白腻，脉细缓或虚缓等。

【方析】脾胃虚弱为本方主证，夹湿为本方兼证。故方中用人参大补元气，益气健脾为君药。白术、茯苓、山药助君健脾益气，且白术可燥湿，茯苓渗湿，使湿有去路，共为臣药。莲子肉、白扁豆补脾止泻；薏苡仁渗湿健脾止泻；砂仁、陈皮醒脾和胃，行气化滞，且补气而不壅滞；桔梗为手太阴肺经引经药，配入本方可宣肺利气，以通调水道祛湿，又载药上行，达于上焦以益肺气，所以方歌说"桔梗上浮兼保肺"；用大枣煎汤送服，取其补养脾气之意，均为方中佐药。炙甘草健脾和中，调和诸药为使。

按：本方在《方剂学》教材中归属补益剂，为补气的代表方剂。本方组成是在四君子汤的基础上加山药、扁豆、莲子肉、薏苡仁、砂仁、陈皮、桔梗而成。方中无一味消导药，而重在益气健脾，是以补为消，脾胃一强，饮食自然正常。由于本方兼有渗湿止泻及补肺之效，故适用于脾胃气虚夹湿之证，亦可用治肺气虚，痰湿咳嗽者，为"培土生金"法中常用方剂。

注：《太平惠民和剂局方》原方中无陈皮，按《汤头歌诀》补。

5. 枳实消痞①丸（《兰室秘藏》） 补脾消痞。

【歌诀】

枳实消痞四君②全　麦芽夏曲朴姜连

蒸饼糊丸消积满　清热破结补虚痊③

【注释】 ①痞：痞（pǐ），音匹。是胸腹间气机阻塞不舒的一种自觉症状。本方所消之痞，乃是心下痞满（即胃脘部堵闷不舒）。

②四君：即四君子汤。

③痊：痊（quán），音全。即痊愈。

【组成】 枳实　黄连各五钱　半夏曲　人参各三钱　白术　茯苓　炙甘草　麦芽各二钱　干姜一钱　厚朴四钱

【用法】 上10味共研细末，用汤浸蒸饼成糊，与药末和匀，做成如梧桐子大的丸药，每次服五七十丸，温开水送下，日二次。亦可做汤剂，水煎服。

【功用】 消痞除满，健脾和胃。

【主治】 脾虚气滞，寒热互结证。症见心下痞满，不欲饮食，倦怠乏力，或胸腹痞胀，食少不化，大便不调等。

【方析】 脾虚气滞，寒热互结为本方主证。常因脾胃虚弱，升降失司，无形之寒热中阻，则气壅湿聚，痰食交阻而成。故方中以枳实行气消痞为君；厚朴行气燥湿除满；黄连清热燥湿而除痞，共为臣。君臣相配，加强消痞除满之效。半夏曲温胃化痰，散结和胃；干姜温中祛寒，二药与黄连相合，辛开苦降，调其寒热，助枳、朴行气消痞。麦芽消食去滞；人参、白术、茯苓、炙甘草（即"四君子汤"）益气健脾，加强脾胃消化吸收功能，共为佐药。炙甘草为使药，兼有调和诸药之用。制丸用蒸饼，乃因其用面发酵后制成，能养脾胃，助消化。诸药相合，有消积除满，清热破结，补虚的功效。

按：本方所治之痞满，乃虚实相兼，寒热错杂，热重于寒，实多虚少之证。故方中枳实、厚朴用量独重，意在行气消痞。且黄连用量大于干姜。临证可依据虚实寒热程度不同，酌情调整用量。

因方中枳实、厚朴用量大，气滞为其主证，故有的《方剂学》

教材将本方归入理气剂，是有一定道理的。

6. 鳖甲饮子（《重订严氏济生方》） 疟母[①]。

【歌诀】

鳖甲饮子治疟母　甘草芪术芍芎偶

草果槟榔厚朴增　乌梅姜枣同煎服

【注释】 ①疟母：疟疾久久不愈，致气血亏损，瘀血结于胁下，出现结块（多见于左胁下），名为疟母。类似久疟后脾脏肿大的病证。

【组成】 醋炙鳖甲　土炒白术　川芎　酒炒白芍　槟榔　煨草果　厚朴　甘草_{各一钱}　炙黄芪_{一钱半}　生姜_{三片}　大枣_{一枚}　乌梅_{少许}

【用法】 水煎服。

【功用】 软坚散结，行气活血，祛湿消癥。

【主治】 疟母。症见疟疾日久不愈，胁下结块，胁腹胀痛；以及癥积结于胁下，腹中疼痛，肌肉消瘦，饮食减少，疲乏无力等。

【方析】 疟母为本方的主证。由于本证因疟邪久留不去，正气日衰，气血运行不畅，寒热痰湿与气血搏结，聚而成形，留于胁下所致。故气血亏损，正气不足为本方兼证。方中以鳖甲为君，咸寒入肝，软坚散结消癥，又滋阴补虚清热。川芎行气活血；槟榔行气攻积；草果燥湿散寒，除痰截疟；厚朴燥湿除满，下气消痰，共为臣药。黄芪、白术、甘草益气健脾，使气旺以促血行；白芍益阴养血柔肝；加姜、枣调补脾胃，以助生化之源；少许乌梅，与芍药、甘草相配，可酸甘化阴，又能引药入肝，以除瘀结，共为佐药。诸药相配，使气畅血行，湿去痰消，攻邪而不伤正，扶正以助除疟母。

注：《重订严氏济生方》原方有陈皮。

7. 葛花解酲[①]汤（《内外伤辨惑论》） 酒积。

【歌诀】

葛花解酲香砂仁　二苓参术蔻青陈

神曲干姜兼泽泻　温中利湿酒伤珍

【注释】 ①酲：酲（chéng），音程。喝醉了酒神志不清。解酲，能解除酒醉。

【组成】 葛花　砂仁　白豆蔻仁_{各五钱}　木香　白茯苓　猪苓　人参　陈皮_{各一钱五分}　青皮_{三钱}　白术　神曲　干姜　泽泻_{各二钱}

【用法】 上13味，共研极细末，和匀，每次用白开水调服9g。

【功用】 分消酒湿，温中健脾。

【主治】 饮酒过度，湿伤脾胃证。症见眩晕呕吐，胸膈痞闷，饮食减少，身体疲倦，小便不利，或泄泻。

【方析】 饮酒过度，酒湿停积为本方主证。脾胃虚寒为本方的兼证。故方中葛花甘平无毒解酒醒脾为君药，使湿热从肌表而出。神曲解酒消食；砂仁、白蔻仁行气醒脾和中，开胃消食，共为臣药。君臣相配，使酒湿从内外分消。又佐以陈皮、木香、青皮理气化滞；干姜温中；人参益气健脾；白术健脾燥湿；猪苓、茯苓、泽泻淡渗利湿，使湿热从小便去。

按：本方善治脾胃虚寒，中阳不振，饮酒过度之证。故歌中说"温中利湿酒伤珍"。若湿热盛而见面赤烦热、口渴饮冷等症，当减去辛燥之品，改用清热祛湿之品。

八、理气之剂

理气之剂，即理气剂。能调理气机，治疗各种气病的方剂。

气为一身之主，升降出入，周行全身，温养内外，以维持人体的正常生理活动。若因情志失常，或寒温不适，或饮食失调，或劳役过度等因素，均可使气机升降失常，而产生各种气病。概括归纳常见的气病有气虚、气滞、气逆、气陷、气闭等证。其治疗分别运用补气、行气、降气、升陷、开闭等方法。气虚证的治法与方剂，已见于补益剂中，理气之剂多以理气药为主组成，治疗气滞、气逆等证。因此，理气剂主要分行气和降气两大类。

1. 补中益气汤 (《脾胃论》) 补气升阳。

【歌诀】

补中益气芪术陈　升柴参草当归身

虚劳内伤[1]功独擅　亦治阳虚外感因

木香苍术易归术　调中益气畅脾神

【注释】 [1]内伤：伤于饮食劳役、七情六欲为内伤。

【组成】 黄芪病甚，劳倦热甚者一钱　炙甘草各五分　人参　白术各三分　橘皮　升麻　柴胡各二分或三分　当归身二分

【用法】 上8味药切碎，水煎一次，去渣，空腹稍热服。亦可依本方做成蜜丸或水丸，即"补中益气丸"，每次服6~9g，每日二

次，温开水送下。

【功用】 补中益气，升阳举陷。

【主治】 ①脾胃气虚证。症见饮食减少，体倦肢软，少气懒言，面色㿠白，大便稀溏，脉大而虚软。②气虚发热证。症见身热，自汗，渴喜温饮，气短乏力，舌淡，脉虚大无力等。尚可见头痛恶寒，动即气喘。③气虚下陷证。症见脱肛、子宫脱垂，久泻久痢，便血崩漏等。

【方析】 脾胃气虚、气虚发热及气虚下陷均为本方的主证。头痛恶寒，气喘为次要症状。故方中用黄芪补中益气，升阳固表止汗为君药。人参、白术益气健脾，助君药补脾益肺固表，共为臣药。当归身补血；陈皮理气健脾，且使补而不滞，共为佐药。使以升麻、柴胡升举下陷之清阳；炙甘草益气调药。诸药合用，使脾胃强健，中气充足，诸症自除。

按：本方在《方剂学》教材中归属于补益剂，为补气升阳的代表方剂，治疗饮食劳倦，损伤脾胃，中气虚弱而致发热，食少便溏，四肢乏力，少气懒言，口渴多汗及脱肛、子宫脱垂、胃下垂等均有较好的疗效。如果阳气虚弱之人感受外邪，可以在本方中加入适当的解表药，以益气解表。方歌中言："虚劳内伤功独擅，亦治阳虚外感因。"即是此意。

本方为李杲"甘温除热"之代表方，此热为气虚发热，时发时止，通过甘温益气可解除。

【附方】 调中益气汤（《脾胃论》） 即本方去白术、当归身，加木香、苍术，水煎服。功用：益气健脾，调中祛湿。主治：脾胃不调，胸满短气，饮食减少，四肢倦怠，口不知味，以及食后呕吐等症。

按：本方加木香善行脾胃气滞，兼能健脾消食；苍术燥湿健脾，故更适于脾胃气虚，湿阻中焦，气机阻滞者。

2. 乌药顺气汤（《济生方》） 中气[①]。

【歌诀】

乌药顺气芎芷姜　橘红枳桔及麻黄

僵蚕炙草姜煎服　中气厥逆[②]此方详[③]

【注释】 ①中气：中（zhòng），音众，作中伤解。中气，此指因怒动肝气，气逆上行所致突然昏倒，不省人事，牙关紧急，身体四肢逆冷等症。

②厥逆：即四肢逆冷。

③详：即周密完备。

【组成】乌药　橘红_{各二钱}　麻黄_{去根节}　川芎　白芷　炒枳壳　桔梗_{各一钱}　炮姜　炒僵蚕　炙甘草_{各五分}

【用法】加生姜3片，大枣1枚，水煎服。

【功用】顺气，祛风，化痰。

【主治】中气证。症见突然昏厥，不省人事，牙关紧急，四肢逆冷，脉沉伏等；或中风而见遍身顽麻，骨节疼痛，步履艰难，语言謇涩，口眼㖞斜，喉中气急有痰者。

【方析】中气证（大怒引动肝气上逆）为本方的主证。中风有痰为本方的兼证。故方中用乌药行降逆气，为君药。陈皮、枳壳助君药理气，以调顺逆气；麻黄、桔梗宣通肺气，与枳壳相配，升降并用，调畅气机，共为臣药。白芷散风；川芎行气活血，祛风止痛；气逆生痰，故用僵蚕祛风化痰散结；炮姜温经通阳；生姜、大枣调补中焦，共为佐药。甘草调和诸药，为使药。诸药相配，共奏顺气祛风化痰之功。

3. 越鞠①丸（《丹溪心法》）六郁②。

【歌诀】

越鞠丸治六般郁　气血痰火湿食因

芎苍香附兼栀曲　气畅郁舒痛闷伸

又六郁汤苍芎附　甘芩橘半栀砂仁

【注释】①越鞠：鞠（jū），音居，同"郁"。越鞠，即发越郁结之气。

②六郁：指气郁、血郁、火郁、湿郁、痰郁、食郁。

【组成】川芎　苍术　香附　栀子　神曲_{各等分}

【用法】上5味药共研细末，用水做成丸药如绿豆大，每次服9g，温开水送下。亦可按原方用量比例酌情增减药量作汤剂，水煎服。

【功用】行气解郁。

【主治】六郁证。症见胸膈痞闷，脘腹胀痛，嗳腐吞酸，恶心呕吐，饮食不消等。

【方析】气郁为本方主证。血郁、火郁、湿郁、痰郁、食郁均为本方兼证。故方中以香附行气开郁，以治气郁，为君药。川芎为血中气药，行气活血，既助香附行气解郁，又可活血祛瘀，以治血郁，为臣药。苍术燥湿健脾，以治湿郁；栀子清热泻火，以治火郁；神曲消食和胃，以治食郁，共为佐药。痰郁多由气郁而湿聚痰生，亦与气、火、湿、食诸郁有关，诸药合用，气机流畅，五郁得解，痰郁自除。

按：本方体现治郁证之大法。临证应用时，可根据六郁的偏重灵活加减。如气郁甚者，可再加木香、槟榔；食郁甚者可再加山楂、麦芽；血郁甚者再加桃仁、红花；痰郁甚者可加南星、半夏、瓜蒌；火郁甚者可再加青黛、黄芩；湿郁甚者可再加茯苓。若兼有寒者，也可加干姜、吴茱萸。

【附方】 六郁汤（《医学正传》） 川芎一钱 醋炒香附二钱 赤茯苓七分 橘红一钱 制半夏一钱 山栀七分 苍术一钱 砂仁 甘草各五分

用法：诸药切细，作一服，加生姜3片，水煎服。功用：行气解郁，祛湿化痰。主治：与越鞠丸相同。

4. 苏子降气汤（《太平惠民和剂局方》） 降气行痰。

【歌诀】

苏子降气橘半归 前胡桂朴草姜依

下虚上盛①痰嗽喘 亦有加参贵合机②

【注释】 ①下虚上盛：又称下虚上实。下虚，是指肾阳虚乏；上盛，是指痰涎上壅于肺。

②合机：即符合病机。

【组成】 紫苏子 制半夏各二两半 川当归 橘红各一两半 前胡 厚朴各一两 肉桂一两半 炙甘草二两

【用法】 上8味药共研成细末，每次用6～9g，加生姜3片同煎温服。照本方制成的水丸，即"苏子降气丸"，每次服3～9g，日二次，温开水送下。

【功用】 降气平喘，祛痰止咳。

【主治】 上实下虚证。症见痰涎壅盛，喘咳短气，胸膈满闷，或腰疼脚软，肢体倦怠，或肢体浮肿，舌苔白滑或白腻等。

【方析】 上实（痰涎壅肺，肺气上逆）为本方主证。下虚（肾阳虚乏）为本方兼证。故方中紫苏子降气平喘，祛痰止咳为君药。半夏降逆化痰；厚朴、橘红、前胡皆可下气消痰，降逆除满，四药合用，助紫苏子降气祛痰平喘，以治上实，共为臣药。肉桂温肾助阳，纳气平喘；当归养血补肝，合肉桂以温补下虚，《神农本草经》又谓当归"主咳逆上气"；加生姜可散寒祛痰止咳，共为佐药。炙甘草和中调药，为使药。诸药相配，上下兼顾，以治上为主，使气降痰消，喘咳自平。阳气大虚者，可加入人参以大补元气，但量宜小。

5. 四七①汤（《三因极一病证方论》）开郁化痰。

【歌诀】

四七汤理七情气②　半夏厚朴茯苓苏

姜枣煎之舒郁结　痰涎呕痛尽能纾③

又有局方名四七　参桂夏草妙更殊

【注释】 ①四七：方由四味药组成，用以治疗七情病，所以叫四七汤。

②七情气：即由寒、热、忧、愁、喜、怒、恚七种因素影响而致的气郁。

③纾：纾（shū），音书。即缓和，解除。

【组成】 制半夏五钱　姜制厚朴三钱　茯苓四钱　紫苏叶二钱

【用法】 四药切碎，加生姜3片，大枣2枚，水煎服。

【功用】 行气解郁，降逆化痰。

【主治】 七情气郁，痰涎结聚证。症见咽中如有物阻，咳吐不出，吞咽不下，胸满喘急，或咳或呕，或攻冲作痛。

【方析】 气郁为本方的主证。痰涎结聚为兼证。或咳、或呕、或喘均为次要症状。故方中用半夏降逆化痰，散结开郁，又可和胃止呕，为君药。厚朴下气除满，为臣药。茯苓健脾渗湿，以杜生痰之源，助半夏化痰祛湿；紫苏叶质轻辛温，芳香疏散，可宽中散邪解郁，与君药相配，升降并用，有利于气机调畅，增强宽胸畅中、行气解郁之功；加生姜可助半夏降逆和胃止呕，辛散痰结；大枣可助茯苓健脾，且又可养血柔肝，皆为佐药。

【附方】《局方》四七汤（《太平惠民和剂局方》）人参　肉桂　炙甘草各一两　制半夏五两。用法：共研粗末，每次服9g，加生姜3片同煎温服。功用：温中解郁，散结化痰。

主治：七情气郁，痰涎结聚，虚冷上气。症见心腹绞痛，不思饮食，臟胀喘急等。

按：本方原名"七气汤"，以治七情气郁证，故名之。因气郁日久，正气不足，故用人参补气健脾；肉桂辛热，散寒疏气止痛；郁久生痰，半夏、生姜辛散化痰；炙甘草调和诸药，又助人参补气健脾，所以本方更适合郁结偏寒兼有气虚的证候。若绞痛过甚者，可加延胡索同煎，疗效更好。

6. 四磨①汤（《济生方》） 七情气逆。

【歌诀】

四磨亦治七情侵　人参乌药及槟沉

浓磨煎服调逆气　实者②枳壳易人参

去参加入木香枳　五磨饮子白酒斟

【注释】 ①四磨：方中四味药非久煎不能出性。但煎煮过久，又会使芳香的气味散失而疗效减弱，因此采取四味药先磨浓汁再和水煎沸的方法，故名四磨汤。

②实者：指身体壮实者。

【组成】 人参　乌药　槟榔　沉香各等分

【用法】 四药磨浓汁后和水煎三、四沸，温服。

【功用】 行气疏肝，降逆宽胸，兼益气。

【主治】 七情所伤，肝气郁结，气逆不降证。症见胸膈烦闷，上气喘急，心下痞满，不思饮食等。

【方析】 肝气郁结，气逆不降为本方的主证。体弱气虚为本方兼证。故方中乌药行气疏肝解郁，为君药。沉香顺气降逆以平喘；槟榔下气化滞以除满，配合君药调降逆气，共为臣药。又恐三药耗损正气，故佐以人参益气扶正，使郁结散而正气不伤。

按：本方是以行气降逆为主，兼以益气扶正，善于治疗七情所伤，肝气郁结，横犯上逆诸证。若为体实气足之人，可不用人参而用枳壳，以加强行气降逆之功。

【附方】 五磨饮子（《医便》） 即本方去人参，加木香、枳实各等分，用白酒磨汁服。

功用：行气降逆。主治：大怒暴厥（即因大怒而致气闭假死的"气厥证"）或七情郁结等。症见心腹胀痛，或走注攻痛。

按：本方与四磨汤均能行气降逆，主治气滞、气逆证。但四磨汤有人参益气扶正，兼顾其虚；本方全用行气破结之品，力猛势峻，故仅适于体壮气实而气结较甚之证。

7. 旋覆代赭汤（《伤寒论》） 痞硬①噫气②。

【歌诀】

旋覆代赭用人参　半夏甘姜大枣临

重以镇逆咸软痞　痞硬噫气力能禁

【注释】①痞硬：此指胃脘部胀闷难受，如有物堵住。

②噫气：噫（ài），音艾。噫气，又称"嗳气"。即饱食之息，其症状为胃中似有气上冒，微有声响。

【组成】　旋覆花三两　代赭石一两　人参二两　半夏半升　炙甘草三两　生姜五两　大枣十二枚

【用法】　水煎服。

【功用】　降气化痰，益气和胃。

【主治】　胃气虚弱，痰浊内阻证。症见心下痞硬，噫气不除，舌苔白滑，脉弦而虚等。

【方析】　痰浊内阻，胃气上逆为本方的主证，胃气虚弱为兼证。故方中旋覆花性味咸温能下气消痰，降逆除噫，以消痞硬为君药。代赭石苦寒，质重而沉降，善镇逆气上冲，助君降逆而止呕噫；生姜、半夏温胃化痰消痞，和胃降逆止呕，共为臣药。人参、甘草、大枣甘温益气而补虚，共为佐药。炙甘草调和诸药，兼有使药之用。诸药合用，使痰浊得消，胃虚得补，气逆得降，则心下痞硬得除，噫气自止。

8. 正气天香①散（《玉机微义》）顺气调经。

【歌诀】

绀珠②正气天香散　香附干姜苏叶陈

乌药舒郁兼除痛　气行血活经自匀

【注释】①天香：天，指天台乌药（天台为产地，天台产者为佳）。香，即香附。因本方的君药为乌药与香附，故方名"正气天香散"。

②绀珠：绀（gàn），音干。绀珠，即罗知悌所著《心印绀珠经》的简称。

【组成】　香附八两　乌药二两　紫苏叶　干姜　陈皮各一两

【用法】　上药研成细末，每次服15～18g，水煎服。

【功用】　行气解郁，调经止痛。

【主治】　女子肝郁气滞证。症见胁肋刺痛，月经不调，乳房胀痛等。

【方析】　肝郁气滞，郁气上冲为本方主证。血行不畅，月经不调为兼证。方中重用香附理气解郁，调经止痛；乌药行气散郁止痛，为君药。陈皮助君药理气解郁，为臣药。紫苏助香附理血分之滞；干姜温中散寒，通经活血止痛，共为佐药。诸药相配，使气行郁解，气行则血行，月经可恢复正常。

按：本方以行气为主，兼有温胃散寒之效，故适用于气滞寒凝诸痛。

9. 橘皮竹茹汤（《济生方》） 胃虚呃逆①。

【歌诀】

橘皮竹茹治呕呃 参甘半夏枇杷麦

赤茯再加姜枣煎 方由金匮此方辟

【注释】 ①呃逆：因胃气上逆而发出的呃声。是气逆上冲，喉间呃呃作声，连续不断的症状。

【组成】 橘皮 竹茹 半夏 枇杷叶 麦冬 赤茯苓各一两 人参 甘草各半两

【用法】 上8味药共研粗末，每次用12g，加生姜5片，大枣3枚同煎，去滓温服，不拘时候。

【功用】 降逆止呃，清热和胃。

【主治】 胃虚有热之呃逆。症见口渴，干呕呃逆等。

【方析】 胃热呃逆为本方主证。胃虚为本方兼证。方中用橘皮理气和胃以止呃；竹茹甘寒清热安胃，降逆止呕，共为君药。枇杷叶助竹茹清降胃热，降逆止呃；半夏、生姜和胃降逆止呕，共为臣药。麦冬养胃阴，清虚热；人参、大枣、甘草益气补虚和胃；赤茯苓利水清心而降虚热，共为佐药。甘草兼能调和诸药，为使药。

按：本方是严用和在《金匮要略》"橘皮竹茹汤"（橘皮、竹茹、生姜、大枣、人参、甘草）的基础上加枇杷叶、麦冬、赤茯苓、半夏而成。二方均可治疗胃虚有热，胃气上逆之呃逆证。但《济生》橘皮竹茹汤更适用于胃中气阴俱虚之胃热呕呃证，临床多治久病虚羸，虚火上逆之呕逆。若属虚寒性和实热性干呕呃逆，均不宜使用。

10. 丁香柿蒂汤（《症因脉治》） 病后寒呃。

【歌诀】

丁香柿蒂人参姜 呃逆因寒中气戕①

济生②香蒂仅二味 或加竹橘用皆良

【注释】 ①戕：戕（qiāng），音枪。即伤害，损伤。
②济生：即指《济生方》中的柿蒂汤。

【组成】 丁香　柿蒂各二钱　人参一钱　生姜五片

【用法】 水煎服。

【功用】 温中降逆，益气和胃。

【主治】 胃气虚寒之呃逆。症见呃逆不已，胸痞脉迟等。

【方析】 胃寒呃逆为本方的主证。胃气虚为本方的兼证。故方中用丁香温胃散寒，降逆止呃；柿蒂性温而苦涩，善降逆气，止呃逆，二药相配，温中降逆，为治胃寒呃逆之君药，所以用作方名。臣以生姜温胃散寒，降逆和胃。再佐以人参益气补虚。四药相合，使胃寒去，逆气降，胃虚复，则呃逆自止。

按：本方对胃气虚寒之呃逆有良好效果。临床上凡久病的人（尤其是老人、产妇）以及平日脾胃气虚的人，见到呃逆不止，是胃气衰败的征象，必须注意辨清是虚寒还是虚热，以选择恰当的方剂治疗。

【附方】 （1）柿蒂汤（《济生方》）丁香　柿蒂各一两。用法：两药共研末，每次服12g，加生姜5片，水煎服。功用：温中降逆。主治：胃寒气郁，呃逆不止。

（2）丁香柿蒂竹茹汤（《医方考》）丁香三粒　柿蒂　竹茹各三钱　陈皮一钱。用法：水煎服。功用：温中降逆，化痰和胃。主治：胃寒气郁有痰之呃逆。

按：丁香柿蒂竹茹汤即柿蒂汤加竹茹、橘红而成。二方均可治胃寒气郁之呃逆，都有良好的效果。不同点在于丁香柿蒂竹茹汤兼有化痰之功，故对气郁有痰之呃逆更为合适。

11. 定喘汤（《摄生众妙方》）哮喘①

【歌诀】

定喘白果与麻黄　款冬半夏白皮桑

苏杏黄芩兼甘草　肺寒膈热②喘哮尝

【注释】 ①哮喘：即是呼吸急促，升多降少，喉间有痰鸣声。

②肺寒膈热：指素体多痰（膈间有痰），又外感风寒，肺气壅闭，不得宣降（即肺寒），痰不得出，郁结生热（即膈热）。

【组成】 白果二十一枚　麻黄　款冬花　半夏　桑白皮各三钱　苏子二钱　杏仁　黄芩各一钱五分　甘草一钱

【用法】 水煎服。

【功用】 宣肺降气，祛痰平喘。

【主治】 风寒外束，痰热内蕴证。症见哮喘咳嗽，痰多气急，痰稠色黄，或有恶寒发热，舌苔黄腻，脉滑数。

【方析】 外感风寒，肺失宣降，气逆而喘为本方主证。痰热内蕴为本方的兼证。咳嗽为次要症状。故方中用麻黄解表散寒，宣肺平喘；白果涩收苦降，敛肺气定痰喘，与麻黄相配，一散一收，既加强平喘之功，又可防麻黄耗散肺气，共为君药。紫苏子、杏仁、半夏、款冬花降气平喘，止咳祛痰，与麻黄相伍，则宣降并行调畅气机，共为臣药。桑白皮、黄芩清泄膈热，止咳平喘，共为佐药。甘草调和诸药，为使药。诸药合用，使肺中风寒得解，壅塞得通，痰热得清，则哮喘可平。

按：本方主要用于素体痰多，气不通利，又感受风寒，致肺气壅闭，痰不得出，痰随气动，气逆而喘之喘哮证。外无风寒，因痰热内蕴而致肺失宣降之哮喘证，亦可使用。若新感风寒，虽恶寒发热，无汗而喘，但内无痰热者，不宜使用本方。

增　辑

1. 苏合香丸（《太平惠民和剂局方》） 脏腑中恶[1]，小儿客忤[2]。

【歌诀】

苏合香丸麝息香　木丁薰陆[3]气同芳

犀冰白术沉香附　衣用朱砂中恶尝

【注释】 ①中恶：指因触冒不正之气或猝见怪异而大惊恐，忽然出现手足厥冷，面色发青，精神恍惚，头目昏晕，或错言妄语，甚则口噤、昏厥等症。

②客忤：忤（wǔ），音午。客忤，指小儿突然受外界异物、巨响，或见到陌生人的惊吓后气乱而致的昏厥。

③薰陆：指薰陆香（即乳香）。

【组成】 苏合香油入安息香膏内　冰片各一两　麝香研　安息香用无灰酒（即好黄酒）一升熬膏　青木香　丁香　乌犀屑　白术　沉香　香附　白檀香各二两　朱砂研，水飞，二两　薰陆香别研，一两　原书还有荜茇　诃子各二两

【用法】 上15味药研为细末，再和研匀（朱砂另研），将安息香膏和蜜，与药末和匀，制成丸药如梧桐子大，用朱砂为衣，每次服

4 丸，温开水化服送下，老人、小儿可服 1 丸，温酒化服亦可（现均加适量炼蜜制成大蜜丸，每次 1 丸，温开水化服。小儿减半）。

【功用】 芳香开窍，行气温中。

【主治】 中恶客忤，中寒气闭。症见突然昏倒，不省人事，牙关紧闭，苔白脉迟，或心腹猝痛，甚则昏厥，或痰壅气阻，突然昏倒等。

【方析】 本方所治诸症，多因秽浊之气或寒湿痰浊阻滞气机，气郁闭阻，蒙蔽神明所致，故气机郁闭，心窍不通为本方的主证。气闭不行，则血行不畅，所以血滞、寒、湿、痰浊均为本方的兼证。方中苏合香辛散温通，芳香辟恶，通窍开郁；麝香、安息香均辛温芳香，辟恶开窍，行气解郁，三药共为君药。冰片芳香走窜，助君药开窍醒神；白檀香、木香、沉香、香附、丁香行气解郁，芳香辟秽，散寒止痛，共为臣药。乳香活血化瘀止痛；荜茇辛热，温中散寒；白术补气健脾，燥湿化浊，防芳香药行散太过而耗伤正气；犀角（水牛角代）清心解毒；朱砂镇心安神；诃子收涩敛气，防诸香药辛散走窜太过，耗散正气，共为佐药。诸药相合，是治疗脏腑中恶气闭的有效方剂。

按：本方配伍是以芳香开窍药为主，配伍大量辛香行气之品，是治疗寒闭证的常用方。故在《方剂学》教材中，将其归入开窍剂中论述，是温开的代表方。本方适应证较广，凡中风、中气及感受时行瘴疫之气属于寒闭证者，均可用之。脱证禁用。

2. 栝蒌薤白汤[①]（《金匮要略》） 胸痹[②]。

【歌诀】

栝蒌薤白治胸痹　益以白酒温肺气

加夏加朴枳桂枝　治法稍殊名亦异

【注释】 ①栝蒌薤白汤：原书名为栝蒌薤白白酒汤。

②胸痹：痹（bì），音闭。胸痹指因胸阳不振，胸中痰阻气滞所致胸中闷痛，甚则胸痛彻背，短气，喘息咳唾等。

【组成】 栝蒌实一枚　薤白半升　白酒七升

【用法】 三味药同煮，分两次服。

【功用】 通阳散结，行气祛痰。

【主治】 胸痹。症见胸部满痛，甚至胸痛彻背，喘息咳唾，短气，舌苔白腻，脉沉弦或紧。

【方析】痰阻气滞之胸痹为本方的主证。故方中以瓜蒌理气宽胸，涤痰散结，为君药。薤白温通滑利，通阳散结，行气止痛，为臣药。两药相配，一祛痰结，一通气机，为治胸痹之要药。佐以辛散温通的白酒，行气活血，助药力上行，且温肺气，增强薤白行气通阳之功。三药合用，共奏通阳散结，行气祛痰之效。使胸中阳气宣通，痰浊消而气机畅，则胸痹证可除。

【附方】（1）栝蒌薤白半夏汤（《金匮要略》）栝蒌实一枚　薤白三两　半夏半升　白酒一斗。用法：四味同煮，取四升，温服一升，日三服。（现代用法：用酒适量，加水煎服）。功用：通阳散结，祛痰宽胸。主治：胸痹而痰浊较甚。症见胸中满痛彻背，背痛彻胸，不得安卧等。

（2）枳实薤白桂枝汤（《金匮要略》）枳实四枚　厚朴四两　薤白半升　桂枝一两　栝蒌一枚。用法：上五味，以水五升，先煮枳实、厚朴，取二升，去滓，内诸药，煮数沸，分三次温服。功用：通阳散结，下气祛痰。主治：胸痹，气结在胸。症见胸满而痛，甚或胸痛彻背，喘息咳唾，短气，气从胁下上抢心，舌苔白腻，脉沉弦或紧。

按：栝蒌薤白白酒汤、栝蒌薤白半夏汤、枳实薤白桂枝汤均可治胸阳不振，气滞痰阻胸中之胸痹证。但具体症状有别，所以治法亦稍有不同，方药略有增减，方名也就各异。其中栝蒌薤白白酒汤以通阳散结、行气祛痰为主，适用于胸痹而痰浊较轻者，以胸痛、喘息、短气为主要表现；栝蒌薤白半夏汤较上方增加半夏一味，则祛痰散结之力较大，适用于胸痹而痰浊较盛者，症见胸痛彻背，背痛彻胸，且不能安卧；枳实薤白桂枝汤是栝蒌薤白白酒汤去白酒，又增加枳实、厚朴、桂枝而成，枳实、厚朴下气除痞散满，桂枝通阳而平降冲逆，因其擅长下气降逆，消痞除满，故适用于胸痹而气结较甚者，症见胸中痞满而痛，气从胁下上抢心等。

3. 丹参饮（《时方歌括》）心胃诸痛妇人更效。

【歌诀】

丹参饮里用檀砂　心胃诸痛效验赊[1]

百合汤中乌药佐　专除郁气不须夸

圣惠[2]更有金铃子　酒下延胡均可嘉[3]

【注释】①赊：赊（shē），音奢。即长远。这里指疗效可靠持久。

②圣惠：即《太平圣惠方》。

③嘉：即赞美、嘉奖。此处指疗效显著。

【组成】 丹参一两　檀香　砂仁各一钱半

【用法】 水煎服。

【功用】 活血祛瘀，行气止痛。

【主治】 气血瘀滞互结的心胃诸痛。

【方析】 血瘀为本方的主证。气滞为本方的兼证。故方中重用丹参活血祛瘀，为君药。檀香、砂仁行气宽中而止痛，为佐药。三药合用，使瘀去气行，气血通畅，则疼痛自止。

按：本方重用活血祛瘀的丹参为君药，故名"丹参饮"。在《方剂学》教材中归属于理血剂，为活血祛瘀的代表方剂。

【附方】 （1）百合汤（《时方歌括》）　百合一两　乌药三钱。用法：水煎服。功用：理气止痛。主治：气郁所致心胃疼痛。

（2）金铃子散（《太平圣惠方》）　金铃子　延胡索各等分。用法：共研细末，每次服9g，酒调下。功用：行气疏肝，活血止痛。主治：肝郁化热证。症见心腹胁肋诸痛，时发时止，口苦，舌红，苔黄，脉弦数等。

按：百合汤中百合可清润心肺，益气调中；乌药疏理胸腹气滞，行气止痛，所以专治气郁而致心胃疼痛。原书云：治心口痛，服诸热药不效者，亦属气痛。可见本方更适用于气郁偏热的胃痛。金铃子散中金铃子（即川楝子）苦寒，可疏肝泄热；延胡索行气活血止痛，用酒调下，可增强行气活血止痛之功。故对肝胃气滞血瘀诸痛属热者有很好疗效。

九、理 血 之 剂

理血之剂，即理血剂。是调理治疗血分病证的方剂。血是营养人体的重要物质，在正常情况下，周流不息地循行于脉中，灌溉五脏六腑，濡养四肢百骸。一旦受某种内、外因素的影响，造成血液耗伤，或血行不畅，或离经妄行，或瘀蓄某处，均可导致血分病证。常见的有血虚、瘀血和出血的证候。因此，理血之剂是以理血药为主组成，具有补血、活血祛瘀和止血的作用，治疗血虚、血瘀和出血证的方剂。故理血剂又有补血、活血祛瘀和止血之分。但很多方剂书均将补血之剂归入补益剂中论述，学者可相互参照。

1. 四物汤（《太平惠民和剂局方》） 养血通剂。

【歌诀】

四物地芍与归芎　血家百病此方通

八珍合入四君子　气血双疗功独崇

再加黄芪与肉桂　十全大补补方雄

十全除却①芪地草　加粟②煎之名胃风

【注释】 ①却：即祛除。

②粟：指粟米（即小米）。

【组成】 熟地黄　当归　白芍　川芎_{各等分}

【用法】 上四味药，研为粗末，每服9g，水煎去渣，空腹热服。

【功用】 补血调血。

【主治】 营血虚滞证。症见心悸失眠，头晕目眩，唇爪无华，妇女月经不调，量少或经闭不行，脐腹作痛，舌质淡，脉细弦或细涩。

【方析】 血虚为本方的主证；血滞为本方的兼证。故方中熟地黄滋阴补血，取"精血同源"之意，为君药。当归助君药补血，且能活血而行滞，是妇科调经的要药，为臣药。白芍敛阴养血柔肝；川芎行气活血，共为佐药。四药合用，既可补血，又能行血，使补而不滞，行而不伤，补中有散，散中有收，共成补血调血的良方。

按：本方在《方剂学》教材中，归属于补益剂，是补血的基本方，也是妇科调经的常用方。凡一切血虚证及月经不调证，均可用本方加减治疗。原书四药等分，未分主次，其意在于示人以法。故使用本方时，应依据病证的侧重选定君药。若取补血，当重用熟地黄为君；若作调经，应以当归为主，并加大剂量；若用于活血，可重用当归、川芎为君，且白芍易赤芍。临床使用时，可随证加减。

【附方】（1）八珍汤（《正体类要》） 即本方合四君子汤（人参、白术、茯苓、甘草）。用法：加生姜3片、大枣2枚，水煎服。制成蜜丸，即"八珍丸"，每次服9g，每日2次，温开水送下。功用：补益气血。主治：气血两虚。症见面色苍白或萎黄，头晕眼花，四肢倦怠，气短懒言，心悸怔忡，食欲减退，舌质淡，苔薄白，脉细虚。

（2）十全大补汤（《太平惠民和剂局方》） 即八珍汤再加黄芪、肉桂而成。人参　白术　茯苓　炙甘草　熟地　当归　白芍药　川芎　黄芪　肉桂_{各等分}。用法：10味药剉为粗末，每次服6g，加生姜3片、大枣2个同煎，不拘时候温服（制成蜜丸，即"十全大补丸"，每次服9g，每日服2次，温开水送下）。功用：气血双补，助阳固卫。主治：气血不足，虚劳咳嗽，食少遗精，腰膝无力，疮疡不敛，妇女崩漏等。

（3）胃风汤（《太平惠民和剂局方》）　即十全大补汤除去黄芪、熟地黄、炙甘草，加粟米（即小米）百粒而成。用法：水煎服。功用：益气补血，温胃祛风。主治：胃肠虚弱，风冷乘虚侵入，客于肠胃。症见大便泄泻，完谷不化，或大便下血等。

2. 人参养荣汤（又称人参养营汤）（《太平惠民和剂局方》）　补气养血。

【歌诀】

人参养营即十全①　除却川芎五味联

陈皮远志加姜枣　肺脾气血补方先

【注释】　①十全：即"十全大补汤"。

【组成】　白芍药三两　当归一两　陈皮一两　黄芪一两　桂心一两　人参一两　白术一两　炙甘草一两　熟地黄七钱半　五味子七钱半　茯苓七钱半　远志半两

【用法】　上12味制成粗末，每次用12g，加生姜3片、大枣2枚同煎，去渣温服。照本方制成蜜丸，即"人参养荣丸"，每次服9g，每日二次，温开水送下。

【功用】　益气补血，养心安神。

【主治】　积劳虚损，脾肺气虚，营血不足证。症见呼吸少气，行动喘息，心虚惊悸，咽干唇燥，饮食无味，体倦肌瘦，身热自汗，毛发脱落等。

【方析】　脾肺气虚，营血不足为本方的主证。故方中用人参大补元气，补脾气益肺气；白芍补血敛阴，两药相合，益气补血，共为君药。黄芪助人参补脾益肺，且能固表止汗；白术助人参健脾益气，且又可燥湿，使脾健则气血生化有源；当归、熟地助白芍补血，共为臣药。陈皮理气健脾，使补血不滞，补气不壅；茯苓健脾渗湿，且又宁心安神；五味子敛阴止汗，配合参、芪可益气固表，加强补肺养心的作用；远志养心安神；桂心温阳活血，与方中补气、补血药相伍，可温化阳气，鼓舞气血生长；生姜、大枣调补脾胃，共为佐药。炙甘草益气健脾，调和诸药，为佐使之用。

按：本方即由十全大补汤去川芎，加五味子、陈皮、远志、生姜、大枣而成。其功用不仅益气补血，兼可养心安神。方中去掉行气活血的川芎，则补血作用更突出。补气药中配少量行气药陈皮，使补气不壅，更增强补气之效。在《方剂学》教材中，本方归属于补益剂（气血双补）。

3. 归脾汤（《济生方》） 引血归脾。

【歌诀】

归脾汤用术参芪　　归草茯神远志随

酸枣木香龙眼肉　　煎加姜枣益心脾

怔忡①健忘俱可却　　肠风②崩漏③总能医

【注释】 ①怔忡：即患者感到心跳剧烈。

②肠风：此指脾虚不能统摄而致便血。

③崩漏：是妇女月经病中的一种出血证。崩是出血量多而来势急剧；漏是出血量少，但持续不断，其病势较缓。

【组成】 白术—两　人参半两　黄芪—两　当归半两　炙甘草二钱半　茯神—两　远志半两　酸枣仁—两　木香半两　龙眼肉—两

【用法】 上10味药切碎，研成粗末，每次用12g，加生姜5片、大枣1枚水煎，去滓温服。本方制成蜜丸，即"人参归脾丸"。每次服9g，每日服二次，温开水送下。

【功用】 益气补血，健脾养心。

【主治】 ①思虑过度，劳伤心脾，心脾两虚，气血不足证。症见心悸怔忡，健忘不眠，盗汗虚热，食少体倦，面色萎黄，舌质淡，苔薄白，脉细缓。②脾不统血证。症见便血、崩漏，妇女月经超前，量多色淡，或淋漓不止，或带下等。

【方析】 心脾两虚，气血不足及脾不统血均为本方的主证。故方中人参、黄芪补脾益气，使气旺生血，气旺摄血，共为君药。当归、龙眼肉补血养心；白术健脾燥湿，与参、芪相配，加强补脾益气之功，共为臣药。酸枣仁、茯神、远志宁心安神；木香理气醒脾，使补气补血不壅滞、不碍胃；生姜、大枣调补脾胃，以资生化，共为佐药。炙甘草补气健脾，调和诸药为使药。诸药相合，共奏益气补血，健脾养心之功；但以益气健脾为主，使脾健气血生化有源，统血摄血有权。因生血、统血功能都归属于脾，故名归脾汤。

按：本方在《方剂学》教材中归属于补益剂，方中气血并补，且以补气为主，意在补气生血，为补血的代表方剂。因脾胃为气血生化之源。脾健血生，血足则心有所养，怔忡健忘可消除。脾气旺就能统血摄血，所以凡肠风、崩漏诸证属心脾两虚者均能治疗。

4. 养心汤（《仁斋直指方论》） 补血宁心。

【歌诀】

养心汤用草芪参 二茯芎归柏子寻

夏曲远志兼桂味 再加酸枣总宁心

【组成】 炙甘草一钱 炙黄芪 白茯苓 茯神 川芎 酒当归 半夏曲各一两 人参 柏子仁 远志 肉桂 五味子 炒酸枣仁各二钱半

【用法】 上13味药共为粗末，每服15g，水煎服。

【功用】 补血养心。

【主治】 心虚血少证。症见心神不宁，怔忡惊惕等。

【方析】 心虚血少，心神不宁为本方的主证。故方中用当归补血养心，为君药。人参、黄芪补益心气，且益气补脾，使气血生化有源，则心血虚得补；酸枣仁、柏子仁补血养心安神，共为臣药。茯苓、茯神补益心脾，宁心安神；远志安神益智；半夏曲祛痰涩；川芎行气活血；五味子收敛心气，防止心气耗散；肉桂与参、芪、当归等补气补血药相配，可温化阳气，鼓舞气血生长，加强补血养心之功，共为佐药。炙甘草益气补心，调和诸药，为佐使药。诸药合用，共奏补血宁心之功。

5. 当归四逆[①]汤（《伤寒论》） 益血复脉。

【歌诀】

当归四逆桂枝芍 细辛甘草木通着

再加大枣治阴厥[②] 脉细阳虚由血弱

内有久寒加姜萸 发表温中通经脉

不用附子及干姜 助阳过剂阴反灼

【注释】 ①四逆：此指手足厥冷，只是手从指至腕，足从趾至踝不温。

②阴厥：即寒厥。此是因阳虚血弱，又受寒邪，寒凝经脉，四末失其温养，而致手足厥冷。

【组成】 当归三两 桂枝三两 芍药三两 细辛三两 炙甘草二两

木通二两　大枣二十五枚

【用法】上7味药水煎，分三次温服。

【功用】温经散寒，养血复脉。

【主治】阳虚血弱，寒凝经脉证。症见手足厥冷，舌淡苔白，脉细欲绝或沉细。亦可治寒入经络而致腰、股、腿、足疼痛。

【方析】阳虚血弱，经脉寒凝为本方的主证。故方中当归辛甘温，补血和血，畅通血行；桂枝辛甘温，温阳散寒，温经通脉，以祛经脉中的寒邪，共为君药。芍药酸苦微寒，养血和营，与当归相合，以补血虚；细辛助桂枝温经散寒，共为臣药。炙甘草、大枣益气补脾，以资气血生化之源，使血虚得补；且甘草合桂枝，又辛甘化阳，加强桂枝温阳散寒之力；甘草合芍药，则酸甘化阴，加强芍药补血养阴之效；木通通血脉，利关节，又防桂枝、细辛辛燥伤阴，共为佐药。炙甘草兼为使药，有调和药性之用。诸药合用，共奏温经散寒，养血通脉之功。

按：本方所治阴厥与四逆汤（见祛寒之剂）所治阴厥大有区别。本方证是因为阳虚血弱，经脉受寒所致，只限手足厥寒，其肢厥程度较四逆汤为轻，并见舌淡脉细等血虚之象。而四逆汤证是肾阳衰极，阴寒内盛所致，其厥逆严重，肢冷上过肘，下过膝，并见全身虚寒征象，临证须注意辨别。在《方剂学》教材中，均将本方放在温里剂中论述，乃是温经散寒的代表方剂。

【附方】当归四逆加吴茱萸生姜汤（《伤寒论》）本方即当归四逆汤加吴茱萸二升、生姜半斤而成。

用法：水酒各半煎，分五次温服。

功用：养血通脉，温中散寒。

主治：平素胃中有寒，阳虚血弱，经脉受寒。症见手足厥寒，脉细欲绝等。

按：如果患者内有久寒（即平素胃中有寒），又见到脉细欲绝的阴厥，就须在当归四逆汤中加吴茱萸、生姜以温中散寒，生姜与桂枝、细辛相合，又可发散在表之寒。

附子、干姜均为大辛大热之品，可助阳散寒治阴厥。但辛热太过易灼伤阴血，本方证虽有阳气不足，然肝血亦虚，所以不用。

6. 桃仁承气汤（《伤寒论》） 膀胱蓄血[1]。

【歌诀】

桃仁承气五般奇　甘草硝黄并桂枝

热结膀胱少腹胀　如狂蓄血最相宜

【注释】①蓄血：病证名。指邪在太阳（表证）没有解除，病邪随经传入膀胱化热，与血相搏结于下焦所致的蓄血证（即瘀热结于下焦）。

【组成】 桃仁五十个　炙甘草二两　芒硝二两　大黄四两　桂枝二两

【用法】 四药水煎，溶化芒硝，分三次服。

【功用】 破血下瘀。

【主治】 下焦蓄血证。症见少腹急结（即感拘急胀满），小便自利，大便色黑，谵语烦渴，甚则其人如狂，脉沉实或涩等。

【方析】《伤寒论》原治邪在太阳不解，随经入膀胱腑化热，与血结于下焦所致。故血热互结而致下焦蓄血为本方的主证。方中用桃仁破血下瘀；大黄逐瘀泻热，二药合用，瘀热并治，共为君药。芒硝泻热软坚，助大黄下瘀泻热，使瘀热从大便而去，为臣药。桂枝通行血脉，助桃仁活血祛瘀，且防诸药过于寒凉有碍血行，为臣佐药。炙甘草益气调药，缓诸药峻烈之性，使祛瘀而不伤正，为佐使药。五药相配，使蓄血去，瘀热清，诸症自平。

按：如表证未解者，当先解表，而后再用本方。

7. 犀角地黄汤（《备急千金要方》） 胃热吐血。

【歌诀】

犀角地黄芍药丹　血升胃热火邪干

斑黄阳毒[1]皆堪治　或益[2]柴芩总伐肝

【注释】①斑黄阳毒：即阳毒发斑。阳毒，指热邪较重，热壅于上。斑，指发于肌肤表面的片状斑块，抚之不碍手。此乃因胃热盛，热伤血络，迫血妄行，外溢肌肤，则发斑成片。热毒甚则斑色紫黑。

②益：即增加。

【组成】 犀角一两　生地黄八两　芍药三分　牡丹皮一两

【用法】 水煎服。

【功用】 清热解毒，凉血散瘀。

【主治】 ①伤寒温病，热入血分证。症见身热谵语，昏狂发斑，斑色紫黑，舌绛起刺，脉细数。②热伤血络，迫血妄行证。症见吐血、衄血、便血、溲血（尿血），舌红绛，脉数等。③蓄血留瘀证。症见善忘如狂，漱水不欲咽，大便色黑易解等。

【方析】 热入血分，迫血妄行为本方的主证。离经之血，留而为瘀，或热与血结成瘀，此蓄血留瘀为本方的兼证。方中犀角咸苦寒，入心、肝、胃经，善清心、肝、胃三经血分实热而凉血解毒；生地黄甘寒，凉血止血，清热养阴，为君药。芍药（以赤芍为宜）、牡丹皮清热凉血，活血散瘀，使血止而不留瘀血，且能化斑，为臣药。四药相配，共奏清热解毒，凉血散瘀之功。

按：犀牛为重点保护动物，严禁捕猎，临床上犀角用水牛角代替，用量为犀角的10倍，全书同。若郁怒而致肝火盛出血者，可用本方加柴胡、黄芩以清泻肝火。

8. 咳血方（《丹溪心法》） 咳嗽痰血。

【歌诀】

咳血方中诃子收①　瓜蒌海石山栀投

青黛蜜丸口噙②化　咳嗽痰血服之瘳③

【注释】 ①收：即指诃子味酸涩收敛，以敛肺止咳。

②噙：噙（qín），音芹。即含在口中。

③瘳：瘳（chōu），音抽。即病愈。

【组成】 青黛　诃子　瓜蒌仁　海石　炒山栀（原书未著分量）

【用法】 上5味药共研细末，用白蜜和生姜汁做成丸，含在口中化服。

【功用】 清肝宁肺，化痰止咳。

【主治】 肝火犯肺之咳血证。症见咳嗽痰稠带血，咳吐不爽，心烦易怒，胸胁作痛，颊赤便秘，舌红苔黄，脉弦数。

【方析】 本方证由肝火上逆，火热灼肺，肺络受损而致咳血，故肝火犯肺为本方的主证。肺津受灼为痰是本方的兼证。方中青黛清肝泻火凉血；栀子清泻心肺之火，凉血除烦，且导热下行，二药共为君药。痰不除则咳不止，故以瓜蒌仁清热化痰，润肺止咳；海石清肺降火，软坚化痰，为臣药。诃子敛肺气止咳，又能下气降火，为佐药。诸药相合，共奏清肝宁肺之功。使肝火得清，火不犯肺，肺润痰化，咳嗽痰血自愈。服时采取噙化方法，意在使药力徐徐入肺，更好地发挥作用。

按：本方证病标在肺，病本在肝，虽治咳血，方中却没有止血药，而是清肝火，化痰热，治病求本，而达到止咳止血的目的。

注：本方海石在《丹溪心法》中应为海粉。海粉为海兔科动物蓝斑背肛海兔的卵群带。

9. 秦艽白术丸（《兰室秘藏》） 血痔[1]便秘。

【歌诀】

秦艽白术丸东垣　归尾桃仁枳实攒[2]
地榆泽泻皂角子　糊丸血痔便艰难
仍有苍术防风剂　润血疏风燥湿安

【注释】　①血痔：此指便血明显的痔疮。

②攒：攒（cuán），即聚。

【组成】　秦艽　桃仁　皂角子_{烧存性，各一两}　白术　当归尾　枳实　泽泻_{各五钱}　地榆_{三钱}

【用法】　上8味药共研细末，和桃仁泥研匀，煎熟汤打面糊为丸，如芡实大，每次服五十至七十丸，空腹白开水送下。

【功用】　疏风活血，润燥通便，凉血止血。

【主治】　血痔、痔漏。症见肛门有脓血，大便燥结，痛不可忍等。

【方析】　血痔便秘为本方的主证。多因湿热风燥蕴积肠胃，气血不和，以致浊气瘀血滞留肛门所致。血热腐败，则脓血不断。方中秦艽散风除湿，兼能利二便，导湿热从二便而去；桃仁活血祛瘀，又润肠通便，二药共为君药。皂角子润燥滑肠通便；当归尾助桃仁活血祛瘀，润肠通便；地榆清热凉血止血，共为臣药。白术健脾燥湿；枳实下气破结，通大便，畅气机，气行则血行，有助活血祛瘀消痔；泽泻渗利湿热，导湿热从小便而解，共为佐药。诸药相合，共奏疏风活血，润燥通便，止痛止血之功。

【附方】（1）秦艽苍术汤（《兰室秘藏》）　秦艽　桃仁　皂角子_{各一钱}苍术　防风_{各七分}　黄柏_{五分}　当归尾　泽泻_{各三分}　槟榔_{一分}　大黄少许。用法：上药共为粗末，水煎服。功用：疏风祛湿，活血止痛。主治：痔疮、痔漏，大便秘结疼痛。

（2）秦艽防风汤（《兰室秘藏》）　秦艽　防风　当归身　白术_{各一钱五分}炙甘草　泽泻_{各六分}　黄柏_{五分}　大黄　橘皮_{各三分}　柴胡　升麻_{各二分}　桃

仁三十个　红花少许。用法：共为粗末，水煎服。功用：疏风清热，活血止痛。主治：痔漏，大便时疼痛。

按：秦艽白术丸、秦艽苍术汤、秦艽防风汤三方均有疏风活血，清热燥湿，通便止痛之功。皆可治痔疮、痔漏、便秘、便时疼痛等证。而秦艽苍术汤为秦艽白术丸去白术、枳实、地榆，加苍术、防风、黄柏、大黄、槟榔，故其燥湿清热通便之力较强，更适用于痔漏便秘湿热偏盛者。秦艽防风汤为秦艽白术丸去皂角子、枳实、地榆，加防风、升麻、柴胡、陈皮、大黄、黄柏、红花、炙甘草而成，故其清热行气活血作用较强。

10. 槐花散 《本事方》 便血。

【歌诀】

槐花散用治肠风①　侧柏黑荆枳壳充

为末等分米饮下　宽肠凉血逐风功

【注释】　①肠风：前人认为便前下血，下血新鲜（鲜血），直出四射者为肠风。此乃因风邪热毒壅遏于肠胃血分，损伤血络，血渗肠道而致。

【组成】　槐花　侧柏叶　荆芥穗炒黑　枳壳各等分

【用法】　上4药研成细末，用清米汤调服6g，饭前空腹服。若作汤剂，水煎服。

【功用】　清肠止血，疏风下气。

【主治】　肠风脏毒下血。症见便前出血，或便后出血，或粪中带血，以及痔疮出血，血色鲜红或晦暗（脏毒下血则晦暗），舌红，脉数等。

【方析】　肠风便血为本方的主证。方中用槐花苦寒入大肠经，功专泻热清肠，凉血止血，为君药。侧柏叶助槐花凉血止血；荆芥穗炒黑，疏大肠之风并入血分而止血，共为臣药。枳壳下气宽肠，使气顺而血不妄行，为佐药。四药合用，既能凉血止血，又能宽肠疏风。用米汤调服可养脾胃生津，使凉血清肠不伤脾胃。

11. 小蓟饮子 《济生方》 血淋①。

【歌诀】

小蓟饮子藕蒲黄　木通滑石生地裹

归草黑栀淡竹叶　血淋热结服之良

【注释】　①血淋：淋证之一。即小便淋涩不畅，尿时痛而有血。又有血虚、血冷、血热、血瘀之分。本方所治血淋是瘀热结于下焦所致。

【组成】 小蓟　藕节　蒲黄　木通　滑石　当归　炙甘草　栀子炒黑　淡竹叶各半两　生地黄四两

【用法】 上10味药研成粗末，每次服12g，水煎，去渣温服，饭前空腹服用。

【功用】 凉血止血，利尿通淋。

【主治】 下焦热结之血淋、尿血。症见尿中带血，小便频数，赤涩热痛，舌红脉数。

【方析】 下焦热结之血淋、尿血为本方的主证。故方中以小蓟凉血止血为君药。生地黄凉血止血，养阴清热；蒲黄、藕节凉血止血，并能消瘀，使血止而不留瘀，共为臣药。君臣相配，加强凉血止血之功。滑石、竹叶、木通清热利尿通淋；栀子泻三焦之火，导热从小便去；当归养血和血，能引血归经，且防诸药寒凉太过，和生地黄相合，又防利尿伤阴，共为佐药。甘草和中调药，为使药。诸药相合，于凉血止血中寓以化瘀，泻火通淋中寓以养阴，用治下焦热结所致的血淋、尿血，其效甚佳。

12. 四生丸(《妇人大全良方》) 血热妄行

【歌诀】

四生丸用三般叶　侧柏艾荷生地协

等分生捣如泥煎　血热妄行止衄惬①

【注释】 ①惬：惬(qiè)，音妾。即满意，称心。

【组成】 生侧柏叶　生艾叶　生荷叶　生地黄各等分

【用法】 上4味药捣烂，做成鸡子黄大的丸药，每次用1丸。亦可作汤剂，水煎服。

【功用】 凉血止血。

【主治】 血热妄行证。症见吐血、衄血，血色鲜红，口干咽燥，舌红或绛，脉弦数等。

【方析】 热入血分，迫血妄行的吐衄出血为本方的主证。故方中以侧柏叶凉血止血，为君药。生地黄清热凉血，助君药加强凉血止血之效，并能养阴生津，兼防血热伤阴，为臣药。生荷叶凉血化瘀，使止血不留瘀；生艾叶辛温而不燥，可止血祛瘀，既可增强本方止血之功，又可避免寒凉太过血止留瘀之弊。四药合用，共奏凉血止血作用，使血清血宁，吐血、衄血可止。

按：方中四药俱生用，故名"四生丸"，意在增强凉血止血作用。本方只可暂用，中病即止。若多服、久服，寒凉太过，容易造成瘀滞的不良后果，不可不加注意。

注：《汤头歌诀》中载本方引自《济生方》，经查未见，现改为《妇人大全良方》。

13. 复元活血①汤（《医学发明》）损伤积血。

【歌诀】

复元活血汤柴胡　花粉当归山甲入

桃仁红花大黄草　损伤瘀血酒煎祛

【注释】①复元活血：本方有活血祛瘀之功，能祛除积在胁下的瘀血，使瘀血去，新血生，气调畅，血脉通，则胁痛可自平。故名叫复元活血汤。

【组成】柴胡半两　天花粉三钱　当归三钱　穿山甲炮，二钱　桃仁去皮尖，五十个　红花二钱　大黄酒浸，一两　甘草二钱

【用法】除桃仁外，剉如麻豆大，每服30g，水一盏半，酒半盏，同煎至七分，去滓，大温服之。

【功用】活血祛瘀，疏肝通络。

【主治】跌打损伤，瘀血留于胁下。症见胁肋疼痛不可忍。

【方析】因跌打损伤所致瘀血留于胁下为本方主证。故方中重用酒制大黄荡涤留瘀败血，引瘀血下行；柴胡归肝经，疏肝调气，使气行血行，且引诸药入于胸胁；与大黄相配，一升一降，调畅气机，更增攻散胁下瘀血之力，共为君药。当归、桃仁、红花活血祛瘀，消肿止痛，共为臣药。穿山甲破瘀通络；天花粉能入血分消瘀散结，又可清热润燥（因血瘀久易化热），共为佐药。甘草缓急止痛，调和诸药，为使药。加酒煎服能增强活血祛瘀之效。

增　辑

1. 黄土汤（《金匮要略》）便后血。

【歌诀】

黄土汤将远血①医　胶芩地术附甘随

更知赤豆当归散　近血②服之效亦奇

【注释】①远血：即是先便后血，血色黯黑，因其出血部位远离直肠、肛门部位，故名远血。

②近血：即是排便时先血后便，血色多鲜红，因其出血部位接近直肠或肛门，故名。多见于肠风、痔疮下血。

【组成】 灶心黄土半斤　阿胶　黄芩　干地黄　白术　附子炮
甘草各三两

【用法】 先将灶心黄土水煎取汤，再煎余药，分二次服。

【功用】 温阳健脾，养血止血。

【主治】 远血证。症见先便后血，血色暗淡，四肢不温，面色萎黄，舌淡苔白，脉沉细无力。亦可治吐血、衄血及妇人崩漏等。

【方析】 因本方所治诸证乃因脾阳不足，中焦虚寒，失去统摄所致。脾阳不足，脾气虚寒所致远血证为本方的主证。中气虚寒，则阴血生化不足，且便血量多，每易耗伤阴血，所以阴血不足为本方的兼证。方中灶心黄土（即伏龙肝）温中涩肠止血，为君药。附子、白术温阳健脾以摄血，共为臣药。生地黄、阿胶滋阴养血，并能止血；黄芩苦寒，防止附、术温燥太过动血，共为佐药。甘草既益气补中，又调和诸药，为佐使药。诸药配合，寒热并用，标本兼治，温阳而不伤阴，滋阴而不碍阳，对便血、吐血、衄血、崩漏因脾阳虚所致者，均有较好的疗效。

【附方】 赤小豆当归散（《金匮要略》）赤小豆三升浸令芽出，晒干　当归
十两。用法：二药共研细末，每次用浆水（即炊粟米熟，浸冷水中至味酸。或用秫米和曲酿成，如醋而淡）调服1g，日3次。功用：清利湿热，养血活血。主治：近血证。症见下血，先血后便，血色鲜红，舌红、脉数等。

按：本方证因湿热蕴结肠中，灼伤血络所致。故方中用赤小豆清热利湿解毒，使湿热从小便而去；当归养血活血；浆水清凉解毒，其功偏清热凉血以止血，因此适用于近血证。而黄土汤功偏温阳健脾以止血，所以适用于脾阳虚不能统血之远血证。

2. 黑地黄丸（《素问病机气宜保命集》）便血久痔。

【歌诀】

黑地黄丸用地黄　　还同苍术味干姜

多时便血脾虚陷　　燥湿滋阴两擅长

【组成】 熟地黄　苍术各一斤　五味子八两　干姜一两，春季七钱，夏季
五钱

【用法】 上4药共研细末，枣肉和作丸，如梧桐子大，每次服

100 丸，米汤送下。

【功用】 滋阴补血，燥湿温中。

【主治】 便血久痔，脾胃虚弱证。症见便血多时，面色青黄，神倦无力等。

【方析】 本方证乃因脾胃虚寒，脾不统血所致。多时便血，阴血耗伤，脾胃虚弱，生化无源，则阴血更亏，所以阴血不足，脾虚不能统血为本方的主证。脾虚失运，蕴生湿浊，为本方的兼证。故方中重用熟地黄为君，以滋阴补血。苍术燥湿健脾；干姜温中健脾，二药相合，使湿去脾健，统血有权，共为臣药。佐以酸温之五味子益气滋肾涩血；大枣既可补脾，又可益阴血。诸药相合，共成滋阴养血，燥湿温中，健脾止血之剂。

3. 血府^①逐瘀汤（《医林改错》） 胸中瘀血。

【歌诀】

血府逐瘀归地桃　红花枳壳膝芎饶

柴胡赤芍甘桔梗　血化下行不作劳

【注释】 ①血府：王清任认为膈以上胸腔为血府。

【组成】 生地黄三钱　当归三钱　桃仁四钱　红花三钱　枳壳二钱　牛膝三钱　川芎一钱半　柴胡一钱　赤芍二钱　甘草一钱　桔梗一钱半

【用法】 上 11 味药，水煎服。

【功用】 活血祛瘀，行气止痛。

【主治】 胸中血瘀证。症见胸痛，头痛日久不愈，痛如针刺而有定处，或呃逆日久不止，或饮水即呛，干呕，或内热瞀闷，或心悸怔忡，或夜不能睡，或夜寐不安，或急躁善怒，或入暮潮热，或舌质黯红，舌边有瘀斑，或舌面有瘀点，唇暗或两目暗黑，脉涩或弦紧等。

【方析】 胸中血瘀，血行不畅为本方的主证。气机阻滞，气郁化火，瘀久化热均为本方的兼证。头痛，干呕，饮水即呛为次要症状。故方中用桃仁、红花活血祛瘀，为君药。川芎、赤芍、当归助君药活血祛瘀，当归又补血，使祛瘀不伤血，共为臣药。佐以柴胡、枳壳、桔梗、牛膝升降并用，调畅气机，使气行则血行，助君臣活血祛瘀。桔梗不仅开宣肺气，又可载药上行至胸中；牛膝通血脉，祛瘀血，且引胸中瘀血下行；生地黄清热凉血养阴，合当归使瘀血去新血生。甘草调和诸药，为使药。各药互相配合，瘀去气行热清，诸症自愈。

4. 少腹逐瘀汤（《医林改错》）少腹瘀血。

【歌诀】

少腹逐瘀芎炮姜　元胡灵脂芍茴香

蒲黄肉桂当没药　调经止痛是良方

【组成】 川芎一钱　炮姜二分　延胡索一钱　炒五灵脂二钱　赤芍二钱 小茴香七粒　蒲黄三钱　肉桂一钱　当归三钱　没药二钱

【用法】 上10味药，水煎服。

【功用】 活血祛瘀，温经止痛。

【主治】 少腹瘀血证。症见少腹积块疼痛或不痛，或痛而无积块，或少腹胀满，或经期腰酸少腹胀，或月经一月见三、五次，经色或紫或黑，或有瘀块，或崩漏兼少腹疼痛等。

【方析】 少腹瘀血为本方的主证。气滞有寒为本方的兼证。故方中用五灵脂、蒲黄以活血祛瘀，止痛止血（瘀血不去，血不归经，可见出血不止）为君药。川芎、赤芍、没药、延胡索、当归助君药活血祛瘀止痛。当归又能补血，与祛瘀药合用，使祛瘀血不伤血，共为臣药。因少腹有寒，血得温则行，故又佐小茴香散寒理气；肉桂、炮姜温经散寒，以行瘀止血。诸药相合，共奏活血祛瘀，温经止痛之功。

按：方歌云："调经止痛是良方。"此月经不调是指少腹有瘀血、偏寒性的痛经、崩漏者，服用本方有良效。

5. 补阳还五汤（《医林改错》）半身不遂，口眼㖞斜。

【歌诀】

补阳还五赤芍芎　归尾通经佐地龙

四两黄芪为主药　血中瘀滞用桃红

【组成】 赤芍一钱半　川芎一钱　当归尾二钱　地龙一钱　黄芪四两 桃仁一钱　红花一钱

【用法】 水煎服。

【功用】 补气，活血，通络。

【主治】 气虚血滞，脉络瘀阻而致中风后遗症。症见半身不遂，口眼㖞斜，口角流涎，小便频数，或遗尿不禁，舌黯淡，苔白，脉缓等。

【方析】 气虚血滞为本方的主证。瘀血阻络为本方的兼证。故方中重用生黄芪，大补脾胃之元气，使气旺而能行血，瘀去络通，为君药。当归尾活血，祛瘀而不伤正，为臣药。川芎、赤芍、桃仁、红花活血祛瘀；地龙通经活络，均为佐药。诸药合用，使气旺血行，瘀去络通，活血不伤正，共奏补气、活血、通络之功，故对气虚不能行血而致半身不遂、口眼㖞斜有一定疗效。

十、祛风之剂

祛风之剂，即治风剂。是以辛散疏风或息风止痉药为主组成，能治疗风证的方剂。

风证的范围很广，可分"外风"和"内风"两大类。外风证是指六淫中的风邪侵犯人体，留于经络、肌肉、筋骨、关节等，以致突然昏倒，不省人事，口眼㖞斜，语言謇涩，筋脉拘急，此亦称为"真中风"；亦可见到眩晕头痛，肢体疼痛，麻木不仁，屈伸不利，肌肤瘙痒等症状。内风证为内生之风，多因肝的功能失调引起。肝阴亏虚，肝阳上亢，或营血虚乏，血不养筋，或邪热亢盛，灼伤阴血，肝木失养等，均可导致内风证。因发病机理不同，其临床见症亦各有异。如阴虚阳亢，气血上逆，可见头目眩晕，脑中热痛，甚者突然昏倒，半身不遂、口眼㖞斜等症，此又称"类中风"。如热极生风，常见高热不退，四肢抽搐等症。根据外风宜散，内风宜息的治法，祛风剂又分疏散外风和平息内风两大类。此外，尚有外风引动内风，或内风兼夹外风者，临证当辨证施治，内外兼顾。

1. **小续命①汤**（《备急千金要方》） 风痉②通剂。

【歌诀】

小续命汤桂附芎　麻黄参芍杏防风

黄芩防己姜甘草　六经③风中此方通

【注释】 ①续命：患者正气虚弱，被外风侵袭，突然不省人事，半身不遂，语言困难等症出现，病证危急，服用本方能扶正祛邪，转危为安，故名叫小续命汤。

②风痉：风，此指外受风邪侵袭而致突然昏倒，不省人事，或半身不遂等症，

又叫"真中风"，即外中风邪。痉，病名。以项背强直、角弓反张、口噤、手足抽搐等为主要见症。痉有虚实之分，实证多因风、寒、痰、湿、火壅滞经络所致。虚证多因过汗，失血，素体虚弱，气虚血少，津液不足，筋失濡养所致。根据病因不同，痉又有刚痉、柔痉、风痉、痰火痉、虚痉等名称。古人认为伤风有汗为柔痉，伤寒无汗为刚痉。

③六经：即太阳经、阳明经、少阳经、太阴经、少阴经、厥阴经的合称。

【组成】 桂心（《素问病机气宜保命集》作桂枝） 川芎 麻黄 人参 芍药 杏仁 黄芩 甘草 防己各一两 附子一枚 防风一两半 生姜五两

【用法】 水煎，分三次温服。

【功用】 祛风散寒，扶正除湿。

【主治】 六经中风证。症见不省人事，筋脉拘急，半身不遂，口眼㖞斜，语言謇涩（即语言困难，说话不流利），或神气溃乱等，及刚柔二痉、风湿痹痛等证。

【方析】 六经中风（外风侵袭）为本方的主证。感受外风，每因人体正气不足，风邪乘虚而入，且常夹寒、夹热、夹湿，故正气不足、夹寒、夹湿均为本方的兼证。方中防风辛温散风，甘缓不峻，为治风通用之药，且能胜湿解痉，为君药。麻黄、生姜、桂枝发散肌表，疏散风寒，以通经络，共为臣药。防己祛风除湿止痛；杏仁宣肺降气，可助疏散肺经风寒痰湿；人参益气补中，扶助正气；川芎、芍药调血和营；附子助阳散寒，既增强补益扶助正气之功，又增强发表散邪之效；黄芩清热，兼防温燥药伤阴血，共为佐药。甘草调和诸药，兼有使药之用。诸药相合，具有辛温发散，扶正祛邪的作用。凡六经被风邪所中的病证，均可以用本方加减治疗。

按：方中桂心善于温肾助阳，桂枝则长于散太阳经风寒，温通血脉，临证可随病情需要选用。

2. 大秦艽汤（《素问病机气宜保命集》） 搜风活血降火。

【歌诀】

大秦艽汤羌独防　芎芷辛芩二地黄

石膏归芍苓甘术　风邪散见可通尝

【组成】 秦艽 石膏各二两 羌活 独活 防风 川芎 白芷

黄芩　生地黄　熟地黄　当归　白芍　茯苓　炙甘草　白术各一两
细辛半两

【用法】　每服30g，水煎服。如遇天阴，加生姜七八片。如心下
痞，每30g加枳实3g同煎。

【功用】　祛风清热，养血活血。

【主治】　风邪初中经络证。症见手足不能运动，舌强不能言语，
口眼㖞斜，风邪散见，不拘一经者。

【方析】　风邪初中经络为本方的主证。由于风邪多因人体正气
不足趁虚而入，且风邪易化热，故气虚、血虚、内热均为本方的兼
证。方中秦艽祛散一身之风邪，通行经络，为君药。羌活、独活、
防风、白芷、细辛均为辛温之品，能祛风散邪，其中羌活善散太阳
经风邪，细辛、独活善散少阴经风邪，白芷善散阳明经风邪，防风
随诸药搜逐各经风邪，诸药助君药祛散一身风邪，共为臣药。由于
诸风药多燥，易伤阴血，且言语謇涩和手足运动不利与血虚失于濡
养有关，故配伍当归、白芍、熟地黄养血和血柔筋，且防辛燥药伤
阴血；川芎行气活血，又善散厥阴经风邪；白术、茯苓益气健脾，
使气血生化有源；黄芩、石膏清热降火；生地黄清热凉血养阴，乃
为风邪化热而设，共为佐药。炙甘草调和诸药，为使药。诸药合
用，既能搜逐各经风邪，又有益气养血，活血清热之功。

3. 三生饮[①]（《太平惠民和剂局方》）　卒中[②]痰厥[③]。

【歌诀】

三生饮用乌附星　三皆生用木香听

加参对半扶元气　卒中痰迷[④]服此灵

星香散亦治卒中　体肥不渴邪在经

【注释】　①三生：方中川乌、附子、南星三味药皆生用，取其力峻而行速，
故名三生饮。

②卒中：卒（cù），音促，同"猝"，忽然。中（zhòng），音众。卒中，即中风，
突然发生昏仆，不省人事等症。

③痰厥：厥证之一。指因痰盛气闭而引起的四肢厥冷，甚至昏厥的病证。本方
证乃因寒痰壅盛所致。

④痰迷：即痰迷心窍（痰蒙心包）。主要症状有意识模糊，喉有痰声，胸闷，甚
者昏迷不醒，苔白腻，脉滑等。

【组成】 生川乌　生附子各五钱　生南星一两　木香二钱

【用法】 上4味药研成粗末，每次服15g，加生姜15片水煎，温服，不拘时候。

【功用】 散风除痰，助阳祛寒。

【主治】 卒中痰厥证。症见突然昏愦，不省人事，痰涎壅盛，四肢厥逆，语言謇涩等。

【方析】 本方证因阳气衰微，风邪入中，寒痰上壅，胸中清阳之气为浊阴闭塞不通所致。故中风、寒痰上壅为本方的主证。阳气衰微，气机阻滞为本方的兼证。方中生南星辛苦温，善祛风化痰，为君药。生川乌大辛大热，散风逐寒，通经络，且能补阳；生附子辛热燥烈，补阳温脾，祛风散寒，通行经络，共为臣药。木香理气，使气顺则痰行；煎加生姜十五片，取其辛温发散风寒，辛散以化痰涎，且又可制约乌、附、南星之毒，均为佐药。诸药相配，成为散风逐痰，助阳祛寒，温通经络之峻剂。

按：《医方集解》所载"三生饮"中无生姜（煎时不加生姜），而是每次服三生饮一两要加人参一两同煎，此即"加参对半扶元气"之意。人参大补元气，扶正以祛邪。若患者平素元气虚弱而突然中风痰迷的，煎服本方，效果更好。

【附方】 星香散（《医方集解》）　胆星八钱　木香二钱

用法：共研末服。

功用：化痰调气。

主治：中风痰盛，体肥不渴者。

按：天南星为燥痰之品，其燥烈有毒。胆星为南星用牛胆汁浸制而成，其燥烈之性大为减弱，善息风化痰热，且牛胆汁可益肝胆（肝胆属风木）以助息风。原书云："中风体虚有痰者，宜四君子汤或六君子汤调下此散。"方中也可加全蝎以息肝风。因本方证中风痰盛，体肥不渴，以燥湿化痰息风为宜。

4. 地黄①饮子（《黄帝素问宣明论方》）　喑厥②风痱③。

【歌诀】

地黄饮子山茱斛　麦味菖蒲远志茯

苁蓉桂附巴戟天　少入薄荷姜枣服

喑厥风痱能治之　虚阳归肾阴精足

【注释】 ①地黄：本方以熟地黄滋养肾阴为主，所以用地黄作为方名。

②喑厥：喑（yīn），音因。指哑，不能说话（舌强不能言语）。厥，指手足厥冷。

③风痱：痱（féi），音肥。指偏瘫症，肢体痿废，不能运动。风痱，即中风后出现瘫痪（足废不能行）。

【组成】 熟地黄　山茱萸　石斛　麦冬　五味子　石菖蒲　远志　茯苓　肉苁蓉　肉桂　炮附子　巴戟天_{各等分}

【用法】 上为粗末，每服9g，加生姜3片、大枣1枚，薄荷五七叶，水煎服。

【功用】 滋肾阴，补肾阳，开窍化痰。

【主治】 喑痱证。症见舌强不能言，足废不能用，口干不欲饮，足冷面赤，脉沉细弱等。

【方析】 本方证是因为下元虚衰（包括肾之阴阳两虚），虚阳上浮，痰浊随之上泛，堵塞窍道所致。故下元虚衰，虚阳上浮为本方的主证。痰浊上泛为本方的兼证。方中用熟地黄滋补肾阴，使真阴得补，阳有所依，为君药。巴戟天、肉苁蓉温补肾阳，益肾精，强筋骨；山茱萸、石斛助君补肾阴而养肝；麦冬、五味子补益肺肾之阴，且金旺生水；附子、肉桂亦温补肾阳，引虚阳归于肾中，共为臣药。君臣相配，寓有"阴中求阳，阳中求阴"之意，以阴阳并补。菖蒲、远志、茯苓交通心肾，开窍化痰，使水火相交，精气渐旺，水能生木，木不生风；生姜、大枣调补脾胃，以助脾胃运化、升降；少量薄荷以舒郁散风，引药力上行，共为佐药。诸药相配，使下元得补，虚阳归肾，则喑厥风痱均可治疗。

5. 独活汤（《医方集解》）瘛疭^①昏愦^②。

【歌诀】

独活汤中羌独防　芎归辛桂参夏菖

茯神远志白薇草　瘛疭昏愦力能匡^③

【注释】 ①瘛疭：瘛（chì），音赤。指筋急挛缩，屈而不伸。疭：（zòng），音纵。指筋缓纵伸，伸而不能屈。瘛疭，是形容手足时伸时缩、抽动不止的状态。

②昏愦：愦（kuì），音溃。昏愦，即神识昏乱，不明事理的症状。

③匡：匡（kuāng），音筐。即纠正。

【组成】 独活　羌活　防风　川芎　当归　细辛　桂心　人参　半夏　菖蒲　茯神　远志　白薇_{各五钱}　炙甘草_{二钱半}

【用法】　上14味共研粗末，每次30g，加生姜、大枣，水煎服。

【功用】　疏风散邪，补肝宁心，兼以开窍。

【主治】　肝虚受风证（即肝虚外风乘虚而侵入）。症见瘛疭，神志昏愦，或恶寒发热等。

【方析】　风邪侵袭肝经为本方的主证。肝虚、心虚（心为肝之子，母病及子）或夹痰均为本方的兼证。故方中用独活、防风疏散风邪，为君药。羌活助君散风；细辛、桂心散风寒，温经脉，共为臣药。当归、川芎补血活血（补肝血虚），又能辛散疏风，取"治风先治血，血行风自灭"之意；半夏燥湿化痰，菖蒲化痰浊开心窍；人参益气补脾，使气血生化有源，以补心、肝之虚；茯神、远志宁心安神；白薇咸寒，清风郁所生之热，共为佐药。甘草调和诸药，为使药。煎加姜、枣意在和营卫，补脾胃，亦为佐药之用。诸药相配，使风静火息，血活神宁，瘛疭昏愦得以复常。

6. 顺风匀气①**散**（《奇效良方》）　喎僻②偏枯③。

【歌诀】

顺风匀气术乌沉　　白芷天麻苏叶参

木瓜甘草青皮合　　喎僻偏枯口舌喑④

【注释】　①顺风匀气：本方证乃因气虚，分布不匀，又外受风邪所致。而服此方后，可使气匀运行正常，风邪得散，诸证消除，故名之。

②喎僻：喎（wāi），音歪；僻（pì），音辟。喎僻，即口眼喎斜。

③偏枯：即半身不遂。

④舌喑：即舌强不能说话。

【组成】　白术二钱　乌药一钱半　沉香　白芷　苏叶　木瓜　炙甘草　青皮各三分　天麻　人参各五分

【用法】　上10味药。加生姜3片，水煎服。

【功用】　顺风匀气。

【主治】　中风。症见半身不遂，口眼喎斜，舌强不能言等。

【方析】　风伤经络为本方的主证。邪之所凑，其气必虚。气虚则气血运行不畅，正气失布，顾护不利，故风邪能乘虚而入。气虚、气滞均为本方兼证。方中白芷、紫苏叶疏散风邪，紫苏叶兼可理气宽中，共为君药。肝藏血，属风木，风气通于肝，配天麻平肝息风；白术、人参益气补脾，扶助正气，使气足则气血运行正常，分布匀调，有助于疏散外风，共为臣药。乌药、青皮、沉香调畅气机，以行滞气，使气行血行，血脉周行全身；木瓜味酸入肝，平肝柔筋舒络，共为佐药。炙甘草既可益气补脾以扶正，又可调和诸药，为佐使药。诸药相配，可疏，可补，可行，使风邪散，正气足，气血运行正常，则口眼㖞斜，半身不遂，口不能言等证候可除。

7. 上中下通用痛风①方 （《金匮钩玄》） 治上中下痛风。

【歌诀】

黄柏苍术天南星　桂枝防己及威灵

桃仁红花龙胆草　羌芷川芎神曲停

痛风湿热与痰血　上中下通用之听

【注释】　①痛风：即风痹。由风寒湿邪侵袭经络、肢节所致，其中又以风邪为甚的痹证。症见肢节疼痛，游走不定等。

【组成】　酒炒黄柏　苍术　天南星各二两　桂枝　威灵仙　羌活各三钱　防己半钱　桃仁　白芷各五钱　龙胆草五分　川芎二两　炒神曲一两红花一钱半

【用法】　上13味药共研细末，用神曲煮糊为丸，如梧桐子大，每次服一百丸，白开水送下。

【功用】　疏风清热，祛湿化痰，活血止痛。

【主治】　痛风证。症见上中下周身骨节疼痛。

【方析】　痛风一证，以外受风邪为主，每多夹寒、夹热、夹湿、夹痰或兼瘀血阻络等，本方可通治各种原因所致痛风证。方中重用苍术祛风散寒，燥湿健脾；天南星辛苦温，燥湿化痰散风，共为君药。白芷、羌活、桂枝助君药疏散风邪（白芷祛头面之风，羌活祛骨节之风湿，桂枝祛手臂之风）；威灵仙祛风除湿，通经络，共为臣药。黄柏、龙胆草苦寒，清热燥湿；桃仁、红花活血祛瘀；川芎为血中气药，以行气活血；防己利水清热，兼可祛风止痛；神曲消食健脾，兼和胃气。诸药相配，能疏散风邪于上，泻热利湿于下，活血燥痰消滞于中，故各种原因引起的上、中、下痛风均可治疗。

按：痛风有多种，或寒，或热，或湿，或痰，或瘀血等，均可用本方加减治疗。如无瘀血，可去桃仁、红花；若热不重，可去龙胆草、黄柏。总之，应根据病情，灵活运用。

8. 独活寄生汤（《备急千金要方》） 风寒湿痹。

【歌诀】

独活寄生艽防辛　　芎归地芍桂苓均

杜仲牛膝人参草　　冷风顽痹屈能伸

若去寄生加芪续　　汤名三痹古方珍

【组成】 独活三两　桑寄生　秦艽　防风　细辛　川芎　当归　干地黄　芍药　肉桂心　茯苓　杜仲　牛膝　人参　甘草各二两

【用法】 水煎服。

【功用】 祛风湿，止痹痛，益肝肾，补气血。

【主治】 风寒湿痹，肝肾两亏，气血不足证。症见腰膝疼痛，肢节屈伸不利，或麻木不仁，畏寒喜温，心悸气短，舌淡苔白，脉象细弱等。

【方析】 本方所治之证，乃是风寒湿三气痹着日久，而致肝肾不足，气血两虚。故风寒湿痹日久为本方的主证。肝肾两亏，气血不足为本方的兼证。方中独活疏散伏风，善祛下焦与筋骨间的风寒湿邪；桑寄生祛风湿，强筋骨，共为君药。防风、秦艽祛风胜湿，通络舒筋；细辛能散足少阴肾经风寒而止痛，肉桂补阳祛寒、通利血脉，共为臣药。杜仲、牛膝补肝肾，强筋骨；当归、地黄、芍药、川芎补血活血；人参、茯苓、甘草补气健脾，扶助正气，为佐药。甘草调和诸药，兼为使药。诸药相配，既可祛邪，又能扶正，标本兼顾，使风寒湿除，气血足，肝肾得补，诸症则缓解。故对风寒湿邪乘虚而入，或痹着日久损及肝胃气血以致肢节屈伸不利的顽固痹证，最为适宜。

【附方】 三痹汤（《妇人大全良方》） 本方系独活寄生汤去桑寄生，加黄芪、续断而成。

用法：加姜枣水煎服。

功用：祛风胜湿，益气养血。

主治：风寒湿痹及气血凝滞，手足拘挛等。

9. 消风[①]散（《太平惠民和剂局方》） 消风散热。

【歌诀】

消风散内羌防荆　　芎朴参苓陈草并

僵蚕蝉蜕藿香入　　为末茶调或酒行

头痛目昏项背急　顽麻②瘾疹③服之清

【注释】　①消风：本方有消风散热之功，故名消风散。

②顽麻：即经久不愈的麻木证（患处不痛不痒，肌肉内有如虫行，按之不知，掐之不觉），多由气血俱虚，经脉失于濡养，或风、热、湿、寒、痰、瘀留于脉络所致。

③瘾疹：瘾（yǐn），隐隐。又名"风瘾疹"。多因风湿或风热之邪侵袭人体，郁于肌肤腠理之间而发。症见疹出色红（属风热），或皮肤出现大小不等的风团，小如麻粒，大如豆瓣，甚者成块成片，瘙痒，时隐时现。

【组成】　荆芥　羌活　炙甘草　防风　川芎　人参　茯苓　僵蚕　蝉蜕　藿香各二两　厚朴　陈皮各半两

【用法】　上12味药共研细末，每次服6g，用茶水调下，或者用酒调下。

【功用】　消风散热，理气健脾。

【主治】　风热上攻证。症见头痛目昏，项背拘急，鼻嚏声重，以及皮肤顽麻，瘾疹瘙痒等；又治妇人血风。

【方析】　风热上攻为本方的主证。然"邪之所凑，其气必虚"，风邪流窜经络，则气血运行不畅，以致肌肉经脉失养，故正气不足为本方的兼证。鼻嚏声重为本方的次要症状。"痒自风来，止痒必先疏风。"故方中用防风、蝉蜕疏散风热，蝉蜕又能止痒，共为君药。羌活、荆芥、僵蚕助君药疏散风邪，以止痛止痒；藿香散邪辟秽，共为臣药。川芎行气活血止头痛，兼能辛散疏风；人参、甘草、茯苓益气健脾，以助脾运，使气血生化有源；厚朴、陈皮行气除满，使风邪无留壅，共为佐药。炙甘草兼以调和诸药，为使药。服时用茶调下，可防止君臣药升散太过耗伤肺气，且茶叶性寒则有助于清风热；用酒调服可加速血行（血行风自灭），可助祛风，均为佐药之用。诸药相配，消风散热，理气健脾。

按：本方可治诸风上攻而致头目昏痛，项背拘急，肢体烦痛，皮肤顽麻，瘙痒瘾疹等症。

10. 川芎茶调①散（《太平惠民和剂局方》）头目风热。

【歌诀】

川芎茶调散荆防　辛芷薄荷甘草羌

目昏鼻塞风攻上　正偏头痛悉能康

方内若加僵蚕菊　菊花茶调用亦臧②

【注释】①川芎茶调：本方君药有川芎，服时用清茶调下，故名川芎茶调散。
②臧：臧（zǎng），音脏。即善、好。

【组成】 川芎 荆芥各四两 防风一两半 细辛一两 白芷 炙甘草 羌活各二两 薄荷八两

【用法】上8味药共研细末，每次服6g，饭后清茶调下。

【功用】 疏风止痛。

【主治】 外感风邪头痛。症见偏正头痛或巅顶头痛，恶寒发热，目眩头昏，鼻塞，舌苔薄白，脉浮等。

【方析】 外感风邪头痛为本方的主证。故方中川芎辛温，善于祛风活血而止头痛，长于治少阳、厥阴经头痛（两侧头痛或巅顶头痛）；荆芥轻扬升散，温而不燥，善疏散风邪；两药相合，疏散上部风邪而止头痛，共为君药。防风、白芷、羌活、细辛均能疏风止痛，其中白芷善治足阳明胃经头痛（前额部），羌活善治足太阳膀胱经头痛（后头痛牵连项部），细辛善治足少阴肾经头痛（颅内）；薄荷用量较重，能清利头目，消散上部风热，俱为臣药。用时以清茶调下，是取茶叶的苦寒之性，既可上清头目，又能制约诸风药的温燥与升散之性，使升中有降，为佐药。甘草调和诸药，为使药。诸药合用，共奏疏风止痛之效。

按：本方药物以辛温之品为多，故主要适用于风寒头痛，对于风热头痛亦可加减应用。

【附方】 菊花茶调散（《医方集解》） 本方由川芎茶调散加菊花一钱、僵蚕三分而成。

用法：共为细末，每次服6g，饭后清茶调下。

功用：疏风止痛，清利头目。

主治：风热上犯之头痛。症见偏正头痛，或巅顶痛，头晕目眩等。

按：本方在川芎茶调散的基础上加菊花、僵蚕以疏散风热，故对偏正头痛及眩晕偏于风热者较为合适。

11. 清空①膏（《兰室秘藏》） 风湿热。

【歌诀】

清空芎草柴芩连 羌防升之入顶巅②

为末茶调如膏服 正偏头痛一时蠲③

【注释】①清空：此处指头。因为头是阳气交会的地方，叫做清空之处，而本方专治风湿热上攻于头目长期不愈的偏正头痛，服时用茶少许调成膏状，故名清空膏。

②巅：巅（diān），音颠。此指头顶。

③蠲：蠲（juān），音捐。免除。

【组成】 川芎五钱　炙甘草一两半　柴胡七钱　酒黄连　羌活　防风各一两　黄芩三两

【用法】 上7味药共研细末，每次服1g，用茶少许调成膏状，抹在口中，再用少许白开水送下。

【功用】 祛风除湿，清热止痛。

【主治】 风湿热上壅之头痛。症见偏正头痛，年深不愈（即头风），或脑苦痛不止等。

【方析】 风湿热上壅所致头痛头风为本方的主证。故方中用羌活、防风辛散上升，祛风胜湿，二药均善治太阳、厥阴经头痛；黄芩、黄连酒炒，清热燥湿，与升散药同用，能上至巅顶去湿热，共为君药。柴胡升散，疏风清热；川芎辛散祛风，且又行气活血止痛，二药善治少阳胆经头痛，共为臣药。甘草益气补中，兼能调和药物的辛温与苦寒之性，为佐使药。诸药相配，共奏祛风除湿，清热止痛之效。

12. 人参荆芥散（《妇人大全良方》） 妇人血风劳[①]。

【歌诀】

人参荆芥散熟地　防风柴枳芎归比
酸枣鳖羚桂术甘　血风劳作风虚[②]治

【注释】 ①血风劳：即指妇人血脉空虚，感受风邪，而致寒热盗汗，长期不愈，成劳病（即虚劳）。

②风虚：指虚人（气血俱虚）受风。

【组成】 人参　荆芥　干地黄　柴胡　枳壳　桂心　炒酸枣仁　炙鳖甲　羚羊角　白术各七分　防风　川芎　当归　甘草各五分

【用法】 上14味药，加生姜3片，水煎服。

【功用】 散风清热，益气养血。

【主治】 妇女血风劳。症见遍身疼痛，头昏目涩，寒热盗汗，颊赤口干，月经不调，面黄肌瘦，腹痛等。

【方析】 风邪凝滞经脉为本方的主证。肝血虚、脾气虚及血虚生热均为本方的兼证。故方中用荆芥、防风疏散风邪，且荆芥能疏散血中之风，共为君药。柴胡疏风清热；羚羊角清肝热明目，且又平肝息风（肝血虚有热易生风），共为臣药。熟地黄大补阴血；鳖甲滋阴清热；当归、川芎养血和血调经；人参、白术、甘草补气健脾，使气血生化有源；枳壳行气，调畅气机；桂心温通经脉；酸枣仁补肝养心敛汗，共为佐药。甘草调和诸药，兼具使药之用。诸药相配，有疏风清热，补肝健脾之功。

增　　辑

1. 资寿解语汤（《医方大成》引《简易方》）　中风脾缓[①]，舌强不语。

【歌诀】

资寿解语汤用羌　专需竹沥佐生姜

防风桂附羚羊角　酸枣麻甘十味详

【注释】　①脾缓：即指手足肢体缓弱。因脾主肌肉四肢，脾虚中风，肢体失于濡养，故肢体缓弱。

【组成】　羌活五分　防风　附子　酸枣仁　天麻各一钱　肉桂　羚羊角各八分　甘草五分

【用法】　水二杯，煎八分，入竹沥15g、生姜汁6g，调服。

【功用】　祛风化痰，扶正解语。

【主治】　中风脾缓。症见舌强不语，半身不遂等。

【方析】　脾主肌肉四肢，舌通于脾，胃为水谷之海，若脾胃虚弱，又被风邪所中，则肢体、舌本失养。又脾虚则生湿，湿聚为痰，外风引动内风，肝风内动，夹痰上扰，阻塞窍道而致舌强不语。所以中风为本方的主证。脾虚生痰，气血不足为本方的兼证。方中防风疏散外风，为君药。羌活助君疏散风邪；附子辛热，温肾暖脾，除脾湿散风寒；羚羊角、天麻平息内风，共为臣药。竹沥滑痰，为痰家圣药，与生姜汁相配，能行经络之痰，两者相须为用；酸枣仁养肝血宁心神；肉桂温通血脉，合附子又温补肾脾，共为佐药。甘草补脾益气，调和诸药，为佐使药。诸药相合，使外风得散，内风得息，脾运得健，湿痰得除，血脉通畅，舌本得养，则舌强不语可解除。

2. 小活络①丹（《圣济总录》） 中风不仁②。

【歌诀】

小活络丹用二乌　地龙乳没胆星俱

中风手足皆麻木　痰湿流连一服驱

大活络丹多味益　恶风③大症此方需

【注释】 ①活络：本方有祛风除湿，化痰活血通络之功，故名之。

②不仁：即指手足麻木无感觉。

③恶风：恶（è），音饿。凶狠。恶风，是指凶恶的风邪伤人，病情较重。

【组成】 川乌炮　草乌炮　胆星各六两　地龙　乳香　没药各三两三钱

【用法】 上6味药共研极细末，酒煮面糊为丸，如梧桐子大，每服二十丸，冷酒送下。

【功用】 祛风除湿，化痰通络，活血止痛。

【主治】 ①中风。症见手足麻木不仁，日久不愈，经络中有痰湿死血，腿臂间忽有一、二点作痛。②风寒湿痹。症见肢体筋脉疼痛，麻木拘挛，关节屈伸不利，疼痛游走不定等。

【方析】 风邪注于肢节，及风寒湿邪留滞经络为本方的主证。邪气滞留经络，气血运行不利，津液停聚为痰，血行不畅成瘀，故湿痰、瘀血、气滞为本方的兼证。方中川乌、草乌均为辛热之品，善于祛风散寒除湿，温通经络而止痛，为君药。胆星能化顽痰；乳香、没药行气活血，化痰通络，使气血通畅；共为佐药。地龙性善走窜，为入络之佳品，通经活络，并可引诸药直达病所，为佐使药。用酒送服，可加速血行，以助药势。诸药合用，风寒湿邪与痰浊、瘀血均能祛除，经络疏通，诸症可愈。

按：本方药力较峻烈，以体实气壮者为宜，阴虚有热者及孕妇慎用。

【附方】 大活络丹（《兰台轨范》） 由白花蛇　乌梢蛇　威灵仙　两头尖俱酒浸　草乌　天麻煨　全蝎去毒　首乌黑豆水浸　龟甲炙　麻黄　贯众　甘草炙　羌活　官桂　藿香　乌药　黄连　熟地黄　大黄蒸　木香　沉香用心各二两　细辛　赤芍药　没药去油　丁香　乳香去油　僵蚕　天南星姜汁制　青皮　骨碎补　白豆蔻仁　安息香酒熬　黑附子制　黄芩蒸　茯苓　香附酒浸焙　玄参　白术各一两　防风二两五钱　葛根　虎胫骨炙　当归各一两五钱　血竭七钱　地龙炙　犀角　麝香　松脂各五钱　牛黄　冰片各一钱五分　人参三两　50味

药组成。

用法：共研细末，加蜜调和作丸，如桂圆核大，金箔为衣，蜡壳封固，每服一丸，陈酒送下。

功用：祛风扶正，活络止痛。

主治：中风瘫痪，痿痹，痰厥，阴疽，流注等证。

按：本方以小活络丹为基础增加了很多味药，除祛风散寒通络药外，还配伍了补气、补血等扶正之品，故适用于邪实正虚之证，属标本兼顾之剂。清代医家徐大椿说："顽痰恶风，热毒瘀血，入于经络，非此方不能透达，凡治肢体大症，必备之药也。"歌中"恶风大症此方需"即是此意。

3. 羚羊钩藤汤（《通俗伤寒论》）凉肝息风，增液舒筋。

【歌诀】

俞氏羚羊钩藤汤　桑叶菊花鲜地黄

芍草茯苓川贝茹　凉肝增液定风方

【组成】　羚羊角一钱半　双钩藤三钱　霜桑叶二钱　滁菊花三钱　鲜地黄五钱　生白芍三钱　生甘草八分　茯神木三钱　川贝母四钱　淡竹茹五钱

【用法】　上10味药，水煎服（羚羊角与鲜竹茹先煎代水，钩藤后入）。

【功用】　凉肝息风，增液舒筋。

【主治】　肝经热盛，热极动风证。症见高热不退，烦闷躁扰，手足抽搐，发为痉厥，甚则神昏，舌质绛而干，或舌焦起刺，脉弦数等。

【方析】　肝经热盛，热极动风为本方的主证。然肝经热盛，最易伤阴；邪热亢盛，又易灼津为痰。故阴血不足、热痰均为本方的兼证。方中羚羊角、钩藤清热凉肝，息风解痉，共为君药。桑叶、菊花助君药清热凉肝息风，为臣药。鲜生地黄、白芍、生甘草三药相配，酸甘化阴，滋阴增液，清热凉血，柔肝舒筋；竹茹、川贝母清热化痰；因热扰心神，茯神木以宁心安神，共为佐药。生甘草调和诸药，又为使药。诸药相配，共奏凉肝息风，增液舒筋之功。

按：本方又名"羚角钩藤汤"。若热邪内闭，神志昏迷者，当配合紫雪、安宫牛黄丸等清热开窍之剂同用。

4. 镇肝熄风汤（《医学衷中参西录》） 镇肝息风。

【歌诀】

张氏镇肝熄风汤　龙牡龟牛制亢阳

代赭天冬元芍草　茵陈川楝麦芽襄

痰多加用胆星好　尺脉虚浮萸地匡^①

加入石膏清里热　便溏龟赭易脂良

【注释】 ①匡：匡（kuāng），音筐，即纠正。

【组成】 生龙骨　生牡蛎　生龟甲各五钱　怀牛膝一两　生代赭石一两　天冬　玄参　生白芍各五钱　生甘草一钱半　茵陈　川楝子　生麦芽各二钱

【用法】 上12味药，水煎服（生龙骨、生牡蛎、生龟甲、生赭石均打碎先煎）。

【功用】 镇肝息风，滋阴潜阳。

【主治】 肝肾阴亏，肝阳上亢，气血逆乱证。症见头目眩晕，目胀耳鸣，脑部热痛，心中烦热，面色如醉，或时常噫气，或肢体渐觉不利，口眼渐形㖞斜，甚或眩晕颠仆，昏不知人，移时始醒，或醒后不能复原，脉弦长有力等。

【方析】 肝肾阴亏，肝阳上亢，阳亢动风为本方的主证。时常噫气为本方的次要症状。故方中重用怀牛膝以引血下行，并能补益肝肾，为君药。生龙骨、生牡蛎、生赭石降逆潜阳，镇肝息风，共为臣药。因病本是肝肾阴虚，阴不制阳，所以用龟甲、玄参、天冬、白芍滋补肝肾之阴，以制阳亢；又因肝喜条达而恶抑郁，纯用重镇之品以镇肝，势必影响其条达之性，故用茵陈、川楝子、生麦芽清泻肝热，条达肝气，以有利于肝阳的平降镇潜，俱为佐药。甘草调和诸药，与麦芽相配，能和胃调中，防止金石之品伤胃气，为佐使之药。诸药合用，成为镇肝息风的良剂。本方配伍标本兼顾，但以治标为主。

按：原书方后有加减法："心中热甚者，加生石膏一两；痰多者，加胆星二钱；尺脉重按虚者，加熟地黄八钱、山萸肉五钱；大便不实者（即便溏）去龟甲、赭石，加赤石脂一两。"加生石膏以清里热；加胆星以清热化痰；加熟地黄、山萸肉以补益肝肾之阴；加赤石脂以温中固下。

一般高血压病，辨证属肝肾阴虚，肝阳上亢者，均可以本方加减应用。如头脑胀痛，可加夏枯草15g，则疗效更好。

十一、祛寒之剂

祛寒之剂，即温里剂。是以温热药为主组成，用于治疗里寒证的方剂。里寒证，是指寒不在表，而在脏腑经络。其形成原因，多由素体阳虚，寒自内生；或表寒未解而传里；或外邪直中于里；或误治伤阳等。根据"寒者热之"（《素问·至真要大论》）的原则，而立温里之法。由于里寒证有脏腑经络之别，轻重缓急之异，故温里剂有温中祛寒、回阳救逆、温经散寒的不同。临证运用时，须辨证清楚，方能准确施治。

1. 理中①汤（《伤寒论》）寒客中焦。

【歌诀】

理中丸主理中乡　甘草人参术黑姜②

呕利腹痛阴寒盛　或加附子总回阳

【注释】　①理中：指本方有调理中焦脾胃的作用。

②黑姜：炮姜。理中丸原方为干姜。

【组成】　炙甘草　人参　白术　黑干姜各三两

【用法】　上方制成蜜丸，每服一丸，研碎，开水调服，日三四服，夜二服。亦可水煎服。

【功用】　温中祛寒，补气健脾。

【主治】　中焦虚寒（中焦阳气虚有寒）证。症见呕吐、下利，腹痛，口不渴，不欲饮食，舌淡苔白或白滑，脉迟缓等。或阳虚失血，或小儿慢惊，或病后喜唾涎沫，或霍乱吐泻，以及胸痹等由中焦虚寒所致者。

【方析】　寒客中焦为本方的主证。中气虚为本方的兼证。故方中用大辛大热的干姜为君，温中祛寒，扶阳抑阴。人参补气益脾；白术健脾燥湿，以助脾运，共为佐药。炙甘草益气和中，为佐使药。四药相合，中焦之寒得辛热而去，脾胃之虚得甘温而复，清阳升，浊阴降，运化健，则诸症除。

【附方】　附子理中丸（《阎氏小儿方论》）干姜　人参　白术　炙甘

草 附子各一两

用法：5 药为细末，炼蜜和丸，一两作十丸。每次服 1 丸，温开水送服。小儿酌减（亦可作汤剂，水煎服）。

功用：温阳祛寒，益气健脾。

主治：脾胃虚寒，风冷相乘。症见脘腹疼痛，霍乱吐泻，四肢拘急等。

按：附子理中汤（或丸）即理中汤加附子而成。辛热的附子能温肾散寒，回阳救逆，故本方比理中汤的温中散寒之力更强，适用于脾胃阳虚寒盛的重证。

2. 真武①汤（《伤寒论》） 壮肾阳。

【歌诀】

真武汤壮肾中阳　茯苓术芍附生姜

少阴腹痛有水气　悸眩②瞤惕③保安康

【注释】①真武：传说真武为北方的水神。因本方主治肾阳虚，水气内停之证，服后可温壮肾阳，祛除在里的阴寒水气，故名之。可知本方是治水之方。

②悸眩：悸，指心下悸，乃水气上凌于心所致。眩，即头眩，水饮上犯之故。

③瞤惕：瞤（shùn），音顺，原指目跳动，这里指身体肌肉跳动；惕，作恐惧解，这里指筋跳动。

【组成】茯苓三两　白术二两　芍药三两　炮附子一枚　生姜三两

【用法】上5味，水煎，分三次温服。

【功用】温阳利水。

【主治】①脾肾阳虚，水气内停证。症见腹痛，小便不利，四肢沉重疼痛，下利，或肢体浮肿，苔白不渴，脉沉等。②太阳病发汗太过，阳虚水泛证。症见汗出不解，其人仍发热，心下悸，头眩，身瞤动，振振欲擗地。

【方析】肾阳衰微，水气内停为本方的主证。伤寒太阳病发汗太过，既伤阳又伤阴，故阴伤为本方的兼证。方中附子大辛大热，温肾助阳散寒以化气行水，兼暖脾土，以运化水湿，为君药。白术健脾燥湿利水，茯苓健脾渗湿利水，使水气从小便而出，共为臣药。生姜辛温，既助附子温阳散寒，又助术、苓温散在里的寒水；芍药敛阴养阴，既补已伤之阴，又使利水而不伤阴，还可柔肝缓急止腹痛，养阴舒筋以止筋惕肉瞤，尚能利小便而行水气，共为佐药。诸药相配，共奏温阳利水之功。因本方能温壮肾中阳气，驱散在里的阴寒水气，故对肾阳虚（歌中少阴即是足少阴肾），寒水内停而致腹痛、小便不利及发汗太过而致阳虚水泛诸证，都有良好的效果。

3. 四逆①汤（《伤寒论》） 阴证厥逆②。

【歌诀】

四逆汤中姜附草　三阴③厥逆太阳沉④

或益姜葱参芍桔　通阳复脉力能任

【注释】　①四逆：四肢温和为顺，不温为逆。本方能治肾阳衰微，阴寒太盛的四肢厥逆，故名四逆汤。

②厥逆：即指四肢逆冷，手冷可过肘，足冷可过膝，由阳气内衰，阴寒独盛所致。此属阴证厥逆。

③三阴：即指足太阴脾、足少阴肾、足厥阴肝。

④太阳沉：指太阳证脉沉者亦用此方。

【组成】　干姜—两半　附子生用，一枚　炙甘草二两

【用法】　上3味，附子先煎一小时，再加余药同煎，取汁，分两次服。

【功用】　回阳救逆。

【主治】　阳虚寒厥证。症见四肢厥逆，恶寒蜷卧，呕吐不渴，腹痛下利，神衰欲寐，舌苔白滑，脉微细等，或太阳病误汗亡阳脉沉者。

【方析】　肾阳衰微，寒邪内盛为本方的主证。呕吐为次要症状。故方中用附子温肾壮阳，祛寒救逆，为君药。干姜亦为辛热之品，可温脾阳散里寒，为臣药。生附子、干姜合用，助阳散寒之力尤大，故有"附子无姜不热"之说。炙甘草甘温，既益气温中，调和诸药，又可解生附子之毒，且缓姜、附辛热燥烈之性，以防伤阴及虚阳暴散，为佐使药。三药相合，回阳救逆，对阳虚阴寒内盛之厥逆可救治。

【附方】　通脉四逆汤（《伤寒论》）　附子大者一枚　干姜三两　炙甘草二两

用法：水煎，分两次温服（附子先煎一小时）。

功用：回阳通脉。

主治：少阴病。症见下利清谷，里寒外热，手足厥逆，脉微欲绝，身反不恶寒，其人面赤，或利止，脉不出，或腹痛，或干呕，或咽痛等。

按：本方与四逆汤药味全同，只是加重附子、干姜用量，因而温阳祛

寒的力量更强，能使阳回脉复，其主治证除四肢厥逆外，更有"身反不恶寒，其人面赤，或腹痛，或干呕，或咽痛，或利止脉不出"等。是阴盛格阳，真阳欲脱之危象。故原书方后注明：若见面色赤者，加葱白九茎，是取其宣通上下之阳气；腹中痛者，去葱白，加芍药二两，是取其敛阴和营，缓急止痛；呕者，加生姜二两，取其和胃降逆止呕；咽痛者，去芍药，加桔梗一两，是取其利咽开结；利止脉不出者，去桔梗，加人参二两，是取其益气生津，固脱复脉。歌中云："或益姜葱参芍桔，通阳复脉力能任"，皆是指通脉四逆汤的随证加减。

4. 白通^①加猪胆汁汤（《伤寒论》） 阴盛格阳^②。

【歌诀】

白通加尿猪胆汁　干姜附子兼葱白

热因寒用妙义深　阴盛格阳厥无脉

【注释】　①白通：即"白通汤"，由葱白四茎、干姜一两、生附子一枚 3 味药组成。

②阴盛格阳：指体内阴寒太盛，把虚阳格拒在外，出现内真寒而外假热的证候，简称"格阳证"。

【组成】　葱白_{四茎}　干姜_{一两}　生附子_{一枚}　人尿_{五合}　猪胆汁_{一合}

【用法】　用水先煎附子一小时，再加入葱白、干姜同煎，取汁，放入猪胆汁、人尿，分二次温服。

【功用】　破阴回阳，宣通上下。

【主治】　阴盛格阳证。症见下利不止，四肢厥逆，干呕心烦，无脉等。

【方析】　肾阳衰微，阴寒太盛，把虚阳格拒于外（实为格阳于上）为本方的主证。因肾为水火之脏，阴阳互根，真阳虚衰，真阴亦衰竭，且下利不止也伤阴，故阴伤为本方的兼证。干呕而烦为本方的次要症状。方用大辛大热的附子温肾回阳，祛寒救逆，为君药。干姜助君温阳散寒；葱白辛温，宣通阳气，以通阳散寒，共为臣药。阴寒太盛易格拒阳药，所以又佐以苦寒猪胆汁、咸寒人尿为引导，使热药能入里发挥作用，此为反佐之用（即是"热因寒用妙义深"）。除此，两药咸寒苦降，可滋阴和阳，引虚阳下入阴中，共为佐药。本方配伍特点是以热药为主，反佐少量寒凉药。共奏破阴回阳，宣通上下之功。

按：本方系白通汤加猪胆汁、人尿而成。因方中葱白通阳气，故名"白通"。白通汤主治阴盛于下，格阳于上的戴阳证。症见四肢厥逆，下利，面赤，脉微等。若戴阳证服白通汤下利仍不止，且见厥逆无脉，干呕而烦，是病重药轻，阳药被阴邪所格拒，故仍主以白通汤，更佐加咸寒苦降之猪胆汁、人尿，以引阳入阴，避免再发生格拒。所以白通加猪胆汁汤是为戴阳证，发生格拒而设。

5. 吴茱萸汤（《伤寒论》）吐利寒厥[①]。

【歌诀】

吴茱萸汤人参枣　　重用生姜温胃好

阳明寒呕少阴利　　厥阴头痛皆能保

【注释】　①寒厥：因阳气虚衰又有寒而引起的四肢逆冷。

【组成】　吴茱萸一升　　人参三两　　大枣十二枚　　生姜六两

【用法】　上4味，水煎，分三次服。

【功用】　温中补虚，降逆止呕。

【主治】　①胃中虚寒（阳明虚寒）证。症见食谷欲呕，胸膈满闷，或胃脘痛，吞酸嘈杂。②少阴吐利。症见手足厥冷，烦躁欲死。③厥阴头痛。症见干呕，吐涎沫等，均见舌淡苔白滑，脉细迟或弦细。

【方析】　胃中有寒为本方的主证。胃气虚为本方的兼证，少阴肾寒、厥阴肝寒也为本方的兼证。胸膈满闷为次要症状。故方中用味苦辛、性大热的吴茱萸为君药，既可温胃散寒止呕，又能暖肝降逆，还可温肾止吐利。重用生姜温胃散寒，降逆止呕，以助君药温胃散寒，下气降逆之功，为臣药。人参、大枣能补脾益气，以复中虚，共为佐药。四药相合，共奏温中补虚，降逆止呕之功。

6. 益元[①]汤（《伤寒六书》）戴阳[②]烦躁。

【歌诀】

益元艾附与干姜　　麦味知连参草将

姜枣葱煎入童便　　内寒外热名戴阳

【注释】　①益元：本方有补元阳（即肾阳）的作用，故名之。

②戴阳：即是肾阳衰微，阴寒太盛，把虚阳格拒于上，出现下虚寒而上假热（即内寒外热），症见面赤，身热，烦躁的假热表现。

【组成】　炮附子　　干姜　　黄连　　人参各五分　　五味子九粒　　麦冬

知母各一钱　艾叶　炙甘草各三分

【用法】 上9药，加生姜3片、大枣3枚、葱白3茎，用水煎，煎好去滓，再加童子小便一匙冷服。

【功用】 益元阳，逐阴寒，引火归原。

【主治】 戴阳证。症见面赤身热，烦躁不安，欲裸衣入井，坐到水中，但又要加厚衣被，饮水不入口等。

【方析】 肾阳衰微，阴寒内盛，阴盛格阳，即虚阳被阴寒逼迫上越，为本方的主证。故方中以附子为君药，温壮肾阳，散寒回阳。干姜、艾叶温中逐寒，通经络，助君药补阳散寒回阳，为臣药。人参、甘草益气补中，合君臣又辛甘化阳，加强温补阳气的作用；麦冬、五味子补肺、肾之阴，使阳有所依，麦冬又可清心，五味子敛气，使阳气不致耗散，合人参又益气生脉；黄连清上越之虚火，知母滋阴降火；葱白宣通上下阳气；生姜、大枣调补脾胃，入童便冷服，有反佐之意，防止药入口即吐，又可滋阴降火，引无根之火下行归肾，均为佐药。炙甘草又可调和诸药，有使药之用。诸药相配，益元阳，逐阴寒，引火归原，所以对戴阳证有很好的疗效。

按：《汤头歌诀》载本方引自《活人书》，但《活人书》中未见此方，而《伤寒六书》中有载，故改。

7. 回阳救急汤（《伤寒六书》）三阴寒逆[①]。

【歌诀】

回阳救急用六君　桂附干姜五味群

加麝三厘或胆汁　三阴寒厥见奇勋

【注释】 ①三阴寒逆：指寒邪直中三阴经（足太阴、足少阴、足厥阴），真阳衰微而出现四肢厥冷。

【组成】 人参　白术　茯苓　炙甘草　陈皮　半夏　肉桂　熟附子　干姜　五味子（原书无药量）

【用法】 加姜3片，水煎，临服加麝0.1g调服。中病以手足温和即止，不得多服。

【功用】 回阳救急，益气生脉。

【主治】 寒邪直中三阴，真阳衰微证。症见恶寒蜷卧，四肢厥冷，吐泻腹痛，口不渴，神衰欲寐，或身寒战栗，或指甲口唇青紫，或吐涎沫，舌淡苔白，脉沉微，甚或无脉等。

【方析】 三阴寒邪内盛，真阳衰微为本方的主证。脾胃气虚，有痰湿为本方的兼证。故方中用熟附子峻补元阳，祛寒救逆，为君药。肉桂、干姜助君药温壮元阳，祛寒救逆，为臣药。人参、白术、茯苓、炙甘草、陈皮、半夏（即六君子汤）补气健脾，固守中州，兼能除阳虚水湿不化所生之痰饮；五味子收敛微阳，以免发生虚阳散越的危候，五味子与人参相合，还有益气生脉之功；生姜温中散寒，助半夏和胃降逆止呕；麝香通十二经血脉，能引导阳气迅速布达周身，与酸收的五味子相伍，则发中有收，不易导致阳气耗越，共为佐药。炙甘草又能调和诸药，兼有使药之用。诸药合用，共奏回阳救急，益气生脉之功。

按：原书还注明："无脉加猪胆汁"是因为阴寒太盛，真阳更加衰微，为防止拒药，加苦寒的猪胆汁为引导，使热药能入里而发挥作用，以防阳脱之变，是为反佐之用。用本方治疗三阴寒厥的重证，有非常好的效果。但因其是辛热峻剂，不宜过量，中病即止（手足温和即止）。方中麝香，更是不可多用，原书只用三厘，以免阳气耗越。

8. 四神[①]丸（《证治准绳》） 肾虚脾泻。

【歌诀】

四神故纸[②]吴茱萸　肉蔻五味四般须

大枣百枚姜八两　五更肾泻火衰扶

【注释】 ①四神：本方由四味药组成，用治脾肾阳虚有寒的五更泻有神效，故名四神丸。

②故纸：即补骨脂。

【组成】 补骨脂四两　吴茱萸一两　肉豆蔻二两　五味子二两

【用法】 为末，生姜八两，红枣百枚，熟取枣肉和药末捣匀做成丸药，如梧桐子大。每服五、七十丸，空心或食前白汤送下。

【功用】 温补脾肾，涩肠止泻。

【主治】 脾肾虚寒证。症见每日五更天明时大便泄泻，不思饮食，或久泻不愈，腹痛腰酸肢冷，神疲乏力，舌淡苔白，脉沉迟无力。

【方析】 脾肾阳虚有寒，五更泄泻为本方的主证。故方中用辛苦大温的补骨脂以补命门之火，温肾暖脾，为君药。吴茱萸温中暖肾散寒；肉豆蔻温暖脾胃，涩肠止泻，共为臣药。五味子补肾涩精止泻；生姜温胃散寒；大枣补中益气，合生姜调补脾胃，共为佐药。诸药相伍，成为温肾暖脾，涩肠止泻之方，治疗五更泄泻（又名"肾泻"、"鸡鸣泻"）甚效。

9. 厚朴温中汤（《内外伤辨惑论》） 虚寒胀满。

【歌诀】

厚朴温中陈草苓　干姜草蔻木香停

煎服加姜治腹痛　虚寒胀满用皆灵

【组成】 厚朴姜制　陈皮各一两　炙甘草　茯苓　草豆蔻　木香各五钱　干姜七分

【用法】 上7味药，共研粗末，合为粗散，每次服15g，加生姜3片，水煎，去滓，温服。忌一切冷物。或作汤剂，加生姜3片，水煎服（用量按原方比例酌减）。

【功用】 温中行气，燥湿除满。

【主治】 脾胃伤于寒湿证。症见脘腹胀满或疼痛，不思饮食，四肢倦怠，舌苔白腻，脉沉弦等。

【方析】 脾胃伤于寒湿，气机阻滞为本方的主证。方中厚朴辛苦温燥，能温中行气，燥湿除满，为君药。陈皮辛苦温，助君药行气宽中，燥湿除满；草豆蔻辛温，温中散寒，且又燥湿，共为臣药。干姜、生姜温脾暖胃以散寒；木香行气宽中；茯苓健脾渗湿，共为佐药。甘草益气补中，调和诸药，为佐使药。诸药相配，使寒湿除，气机畅，脾胃健，则腹痛、虚寒胀满自解。

按：因本方证是寒湿伤脾胃，且以寒为主，组方重点在于温中，故归类于祛寒剂有一定的道理。由于寒凝气滞，湿阻气机，脘腹胀痛明显，方中理气药较多，且以厚朴为君，所以也有将其归入理气剂者。

10. 导气汤（《医方集解》） 寒疝[①]。

【歌诀】

寒疝痛用导气汤　川楝茴香与木香

吴茱萸以长流水[②]　散寒通气和小肠

【注释】 ①寒疝：指寒邪侵于厥阴肝经而致阴囊冷痛，牵引睾丸作痛等病证。俗称"小肠疝气"。

②长流水，即河中长年流动的水。本方原用河中长流水煎服，今可用洁净水代替。

【组成】 川楝子四钱 小茴香二钱 木香三钱 吴茱萸一钱

【用法】 上4味药，水煎服。

【功用】 行气疏肝，散寒止痛。

【主治】 寒疝。症见阴囊冷痛，结硬如石，或引睾丸而痛等。

【方析】 古人有"诸疝皆归肝经"，"治疝必先治气"之说。本方证乃因寒侵肝经，气机阻滞所致。故寒凝气滞之寒疝为本方的主证。方中川楝子入肝经，行气疏肝；小茴香暖下焦而散寒邪，尤善散肝经寒邪，二药共为君药。木香辛苦温，可升可降，通理三焦，使气机调畅而止痛；吴茱萸辛苦热，疏肝下气，散寒止痛，共为臣药。四药之中，除川楝子苦寒，余皆为温热之品，如此相配，可减川楝之寒性，存其行气疏肝之用。又虑肝内寄相火，气郁久生热，用川楝子可防止暖肝散寒而动相火，还能导小肠、膀胱之热从小便而出。原方用长流水煎，取其洁净之意，又能引药下行。

11. 疝气汤 （《丹溪心法》） 寒湿疝气①。

【歌诀】

疝气方用荔枝核 栀子山楂枳壳益

再入吴茱暖厥阴 长流水煎疝痛释

【注释】 ①寒湿疝气：指由寒湿之邪侵犯肝气所致的疝气痛。症见阴囊寒冷，疼痛，痛引睾丸等。因阴囊为足厥阴肝经所过之处，寒凝气滞，湿阻气机，不通则痛。

【组成】 荔枝核 栀子 炒山楂 枳壳 吴茱萸各等分

【用法】 上5味药，共研粗末，每次用河中长流水煎服6g。

【功用】 散寒除湿，理气止痛。

【主治】 寒湿疝气。症见疝气疼痛，或牵引睾丸而痛等。

【方析】 寒湿侵犯肝经，气机阻滞为本方的主证。气郁生热及血行不畅致瘀为本方的兼证。故方中荔枝核甘温，入肝肾经，善理气散寒止痛，为君药。吴茱萸辛热，入肝经散寒燥湿，疏肝调气；枳壳行气破结，共为臣药。山楂散瘀消积；栀子苦寒，清热利湿，导湿邪从小便去，并防君臣药辛热太过，共为佐药。五药相配，共奏散寒除湿，理气止痛之功，能使疝气疼痛消散。

按：原书无方名，方中有枳实十五片，而无枳壳。治诸疝，定痛速效。

12. 橘核丸（《济生方》）癩疝①。

【歌诀】

橘核丸中川楝桂　朴实延胡藻带昆

桃仁二木酒糊合　癩疝痛顽盐酒吞

【注释】　①癩疝：癩（tuí），音退。癩疝，古病名，是疝的一种。症见睾丸肿胀偏坠，或坚硬如石，或痛引脐腹，或麻木不知痛痒等。是由于寒湿内侵，留滞厥阴肝经，气血郁滞而致。

【组成】　炒川楝子　橘核　海藻　海带　昆布　桃仁各一两　厚朴　炒枳实　炒延胡索　桂心　木香　木通各半两

【用法】　上12味药，共研细末，用酒煮糊为丸如梧桐子大，每次服七十丸，空腹用盐汤或温酒送下。

【功用】　行气止痛，软坚散结。

【主治】　癩疝。症见睾丸肿胀偏坠，或坚硬如石，或痛引脐腹等。

【方析】　本方证病位在肾（睾丸为外肾），而病变在肝。因肝脉络于阴器，上抵少腹，寒湿客于肝脉，肝经气血郁滞所致癩疝为本方的主证。方中橘核苦平，主入肝经，理气散结止痛，是治寒疝腹痛专药，故为君药。川楝子、木香助君行气止痛；桃仁、延胡索入厥阴血分而活血散瘀，延胡索并善行气止痛，共为臣药。肉桂温肾暖肝而散寒；厚朴、枳实下滞气而破坚，厚朴尚可燥湿；木通通利血脉而除湿浊，导湿浊从小便而去；海藻、昆布、海带软坚散结，共为佐药。盐汤送下可引药下行，还能软坚；用酒可加速血行，以增强行气活血之功。诸药相合，能行气活血，散寒除湿，软坚散结。癩疝顽痛服之有效。

按：本方配伍是以理气药为主，故在《方剂学》教材中多归属于理气剂，乃为行气的代表方。

增　辑

1. 参附汤（《医方类聚》）肾阳虚汗。

【歌诀】

参附汤疗汗自流　肾阳脱汗①此方求

卫阳不固须芪附　郁遏脾阳术附投

【注释】①脱汗：指病情危重，阳气欲脱时，汗出淋漓不止的症状。多伴有呼吸急促，四肢厥冷，脉微欲绝等危候。是肾中真阳外越，阳气将绝的征象。

【组成】人参一两　炮附子五钱

【用法】加生姜10片，水煎服。

【功用】回阳固脱。

【主治】元气大亏，肾中真阳虚衰外越。症见自汗恶寒，或手足逆冷，大便自利，或脐腹疼痛，上气喘急，或汗多发痓等。

【方析】元气大亏，阳气欲脱之汗多肢冷为本方的主证。故方中用人参大补元气；附子温壮真阳，二药合用，益气回阳固脱，共为君药。生姜温中散寒，固守中州，为佐药。故见汗多肢冷，上气喘急，脉微欲绝等阳气欲脱的危象时，急用本方，有回阳救脱的效果。

【附方】（1）芪附汤（《重订严氏济生方》）黄芪一两　附子炮五钱

用法：水煎服。

功用：益气助阳，固表止汗。

主治：肾阳虚衰，卫阳不固。症见汗出不止，或恶寒肢冷，吐泻腹痛等。

（2）术附汤（《妇人大全良方》）白术　生附子（原书未注剂量）。

用法：二药为末，每次用五钱，加姜枣水煎，和滓服。如不应，加倍用。

功用：健脾燥湿，助阳固脱。

主治：肾阳衰微，寒湿郁遏脾阳，脾气脱陷。症见汗出身冷，气短喘急，下利，脉微欲绝等。

按：《医门法律》所载术附汤为白术一两、附子五钱，治脾中之阳遏郁而自汗；《重订严氏济生方》原载芪附汤，黄芪、附子各等分，煎时生姜5片，治卫外之阳不固自汗；参附汤治肾中之阳浮越自汗。

2. 天台乌药散（《医学发明》）寒疝结痛。

【歌诀】

天台乌药木茴香　川楝槟榔巴豆姜

再用青皮为细末　一钱酒下痛疝尝

【组成】天台乌药　木香　小茴香　高良姜　青皮各半两　川楝

子十个　巴豆七十粒　槟榔二个

【用法】上8味药，先将巴豆微打破，同川楝子用麸炒黑，去巴豆及麸皮不用，合余药，共研细末，和匀，每次服3g，温酒送下。

【功用】行气疏肝，散寒止痛。

【主治】寒凝气滞，小肠疝气（即寒疝）。症见少腹引控睾丸而痛，偏坠肿胀等。

【方析】足厥阴肝经循少腹，络阴器，寒凝肝脉，气机阻滞而致寒疝结痛，故寒凝气滞，小肠疝气为本方的主证。方中乌药辛温，行气疏肝，散寒止痛，为君药。小茴香暖肝散寒；青皮疏肝破气；木香行气止痛；高良姜散寒止痛，四药均为辛温芳香之品，合用助君行气散寒，共为臣药。槟榔直达下焦，行气化滞；苦寒的川楝子与辛热的巴豆同炒，去巴豆不用，而用川楝子，既可减川楝子之寒，又借巴豆辛热下行之性，增强其行气散结之功，共为佐使药。用酒送服，更可增强行气散寒的功效。诸药合用，使寒凝得散，气滞得行，疝痛自除。

按：本方行气疏肝与散寒药相配，以行气为主，故在《方剂学》教材中，均将本方归于理气剂中，为行气的代表方。

3. **黑锡丹**（《太平惠民和剂局方》）镇纳肾虚阳浮。

【歌诀】

黑锡丹能镇肾寒　硫黄入锡结成团

胡芦故纸茴沉木　桂附金铃肉蔻丸

【组成】黑锡　硫黄各二两　胡芦巴　破故纸　茴香　沉香　木香　附子　金铃子　肉豆蔻各一两　肉桂半两

【用法】上11味药，先将黑锡和硫黄放新铁铫内，如常法结黑锡、硫黄砂子（即硫黄入锡结成团），再放地上出火毒，研成极细末，余药都研成极细末，然后一起和匀再研，至黑色光亮为止，用酒糊为丸如梧桐子大，阴干，入布袋内擦令光莹，每次服三四十粒，空腹姜盐汤或枣汤送下，妇人艾醋汤下。

【功用】温壮下元，镇纳浮阳。

【主治】①真阳不足，肾不纳气，浊阴上泛，上盛下虚（上盛，指痰涎上壅于肺；下虚，指肾阳虚衰）。症见上气喘促，四肢厥逆，冷汗不止，舌淡苔白，脉沉微等。②奔豚，即气从小腹上冲胸，胸胁脘腹胀痛。亦治寒疝腹痛，肠鸣滑泄，男子阳痿精冷，女子血海虚寒等证。

【方析】真阳不足，下元虚冷为本方的主证。阳虚气不化水，生湿生痰，寒凝气滞均为本方的兼证。故方中用黑锡质重甘寒，镇摄浮阳；硫黄性热，温补命火，暖肾消寒，善治虚喘冷哮，共为君药。附子、肉桂温肾助阳，引火归原；胡芦巴、补骨脂（破故纸）、小茴香均可温肾助阳，除冷散寒，共为臣药。沉香降逆平喘，纳气于肾；木香、肉豆蔻温中调气，行气止痛；川楝子苦寒，既可监制诸药，以防温燥太过，又疏肝利气，调畅气机，共为佐药。诸药合用，可温壮肾阳，镇纳肾虚浮阳。

按：一方有阳起石一两，可增强温肾助阳之力。本方对真阳虚衰，虚阳浮越之上实下虚证有效。然属镇纳救急之剂，非久病缓治之方，不宜久服。

4. 浆水①散 （《素问病机气宜保命集》） 霍乱②阳虚。

【歌诀】

浆水散中用地浆　　干姜附桂与良姜

再加甘草同半夏　　吐泻身凉立转阳

【注释】①浆水：指地浆水。是掘地三尺，灌水搅混，待其沉淀后，取上面的清液，即称地浆水，为阴中之阴。

②霍乱：病名。以起病突然，大吐大泻，烦闷不舒为特征。古人认为这是一种胃肠挥霍缭乱的现象，故名。

【组成】干姜　　肉桂　　炙甘草各五钱　　附子半两　　良姜二钱半　　半夏一两

【用法】上6味共研细末，每次服9～15g，用浆水煎，冷服。

【功用】温阳散寒，降逆和中。

【主治】脾肾阳虚，中寒霍乱。症见腹痛吐泻，身凉肢冷，汗多脉微等，或暑月中寒，而见突然吐泻，汗多脉微，阳虚欲脱者。

【方析】脾肾阳虚有寒所致霍乱为本方的主证。故方中以辛热之附子、干姜为君药，温补脾肾之阳，散寒和中。肉桂助附子温补肾阳，散寒止痛；良姜助干姜温中散寒，共为臣药。半夏燥湿和胃，降逆止呕，为佐药。炙甘草益气补脾，以生化气血，防温燥之品伤阴，又可调和诸药，为使药。浆水为阴中之阴，可益阴以敛阳，防止阳气散越，又有反佐之意，引药下达，而不发生拒药。热药冷服亦为反佐之法。诸药合用，使寒邪散，阳气复，脾胃和，则吐泻身凉可愈。

十二、祛暑之剂

祛暑之剂，是能祛除暑邪，治疗暑病的方剂。暑病是夏季感受暑邪而致。因暑为阳邪，易伤津耗气，且暑气通于心，故临床常见发热口渴，汗出心烦，倦怠少气等症状。又暑多夹湿，而见吐泻、小便不利等夹湿症状。夏月贪凉露卧，不避风寒，又易兼见恶寒无汗等表寒证。故祛暑之剂又有祛暑清热、清暑益气、祛暑利湿、祛暑解表之分，临床使用时，当辨证选用。

1. **三物香薷①饮**（《太平惠民和剂局方》） 散暑和脾。

【歌诀】

三物香薷豆朴先　若云热盛加黄连
或加苓草名五物　利湿祛暑木瓜宣
再加参芪与陈术　兼治内伤十味全
二香合入香苏饮　仍有藿薷香葛传

【注释】①三物香薷：本方由三味药组成，香薷为君药，故名"三物香薷饮"。

【组成】香薷—斤　白扁豆　姜制厚朴各半斤

【用法】上为粗末，每服9g，水一盏，入酒一分，煎七分，去滓，水中沉冷。

【功用】祛暑解表，化湿和脾。

【主治】夏月乘凉饮冷，外感于寒，内伤于湿证。症见恶寒发热，无汗头痛，头重身倦，腹痛吐泻，胸闷，舌苔白腻，脉浮等。

【方析】夏月乘凉饮冷，外感于寒为本方的主证。内伤于湿为本方的兼证。故方中以辛温芳香的香薷为君药，既能发汗解表散寒，又能祛暑化湿和中，是夏月解表之要药。厚朴辛苦温，行气除满，内化湿滞，为臣药。白扁豆补脾化湿，且能消暑，为佐药。用酒少许同煎，意在增强散寒之力。三药合用，共奏祛暑解表，化湿和脾之功。

【附方】（1）黄连香薷饮（《丹溪心法》） 本方系三物香薷饮去扁豆，

加黄连而成。

　　用法：水煎冷服。

　　功用：祛暑清热。

　　主治：中暑热盛，口渴心烦，或大便下鲜血等。

　　（2）五物香薷饮（《医方集解》）　本方系三物香薷饮加茯苓、甘草。

　　用法：水煎服。

　　功用：祛暑和中。

　　主治：伤暑泄泻，小便不利等。

　　（3）六味香薷饮（《医方集解》）　本方系五味香薷饮加木瓜。

　　用法：水煎服。

　　功用：祛暑利湿。

　　主治：中暑湿盛者。

　　（4）十味香薷饮（《百一选方》）　本方系六味香薷饮加人参、黄芪、陈皮、白术。

　　用法：水煎服。

　　功用：祛暑解表，补脾除湿。

　　主治：暑湿内伤。症见头重吐利，身体疲倦，神志昏沉等。

　　（5）二香散（《普济方》）　本方系三物香薷饮合"香苏饮"（由香附、紫苏叶、陈皮、甘草四味药组成）而成。

　　用法：水煎服。

　　功用：祛暑解表，理气除湿。

　　主治：夏月外感风寒，内伤湿滞。症见身热恶寒，不思饮食，脘腹胀满等。

　　（6）藿薷汤（《证治准绳》）　本方系三物香薷饮合藿香正气散而成。

　　用法：水煎服。

　　功用：祛暑解表，理气和中。

　　主治：伏暑吐泻。

　　（7）香薷葛根汤（《医方集解》）　本方系三物香薷饮加葛根而成。

　　用法：水煎服。

　　功用：祛暑解表，化湿舒筋。

　　主治：暑月伤风见项背拘急及伤暑泄泻。

2. 清暑益气汤（《脾胃论》） 补肺生津，燥湿清热。

【歌诀】

清暑益气参草芪　　当归麦味青陈皮
曲柏葛根苍白术　　升麻泽泻姜枣随

【组成】 黄芪　苍术　升麻各一钱　人参　泽泻　陈皮　炒神曲　白术各五分　炙甘草　当归身　麦冬各三分　青皮二分半　五味子九粒　黄柏　葛根各二分

【用法】 上15味，加生姜2片、大枣2枚同煎，温服。

【功用】 清暑益气，祛湿健脾。

【主治】 暑湿伤人，气津两伤证。症见身热心烦，自汗口渴，四肢困倦，不思饮食，精神减少，胸满气促，身重，肢体疼痛，小便赤涩，大便溏黄，脉虚等。

【方析】 夏月伤暑为本方的主证。暑为阳邪，易伤津耗气，故气津两伤及湿困脾胃均为本方的兼证。因此，方中用升麻清解暑热，且能升发清气；苍术芳香燥烈，燥湿健脾，共为君药。葛根助君药清热解暑，且又生津止渴；黄柏清热燥湿，尤善清下焦膀胱湿热；泽泻渗利湿热，使湿热从小便而去，共为臣药。黄芪、人参益气而固表，补益暑热所伤之气；麦冬清热养阴；五味子保肺生津敛汗；当归养血和营；白术补气健脾；青皮、陈皮、炒神曲理气化滞消食，共为佐药。炙甘草调和诸药为使。煎加生姜、大枣意在调补脾胃，以助脾运，亦为佐药之用。诸药相配，共成清暑益气、养阴生津、祛湿健脾的方剂。

按：本方除湿健脾之功较强，更适用于脾胃元气本虚，又感受暑湿者。若汗少，黄芪减五分。

3. 缩脾①饮（《太平惠民和剂局方》） 温脾消暑。

【歌诀】

缩脾饮用清暑气　　砂仁草果乌梅暨
甘草葛根扁豆加　　吐泻烦渴温脾胃
古人治暑多用温　　暑为阴证此所谓
大顺杏仁姜桂甘　　散寒燥湿斯为贵

【注释】 ①缩脾：本方以缩砂仁为君，有温脾消暑之功，故名"缩脾饮"。

【组成】 缩砂仁　草果煨　乌梅　炙甘草各四两　葛根　白扁豆各

二两

【用法】 上 6 药共研粗末，每次用 12g，水煎冷服。

【功用】 温脾消暑，除烦止渴。

【主治】 感受暑湿，湿伤脾胃证。症见呕吐泄泻，烦躁口渴，以及暑月酒食所伤等。

【方析】 感受暑湿，暑热内伏，湿困脾胃为本方的主证。方中砂仁辛温芳香，醒脾和胃，理气化湿，为君药。白扁豆消暑化湿；草果温脾燥湿，使湿去暑消；葛根既可解散暑热，又可鼓舞胃气上升而生津止渴，共为臣药。乌梅生津止渴；炙甘草健脾和中，以助脾运化，且又调和诸药，为佐使药。诸药合用，共奏清暑热，除烦渴，温脾止泻之功。

按：暑病有阳暑、阴暑之分。阴暑为夏月吹风纳凉太过，饮冷无度，阴邪抑遏阳气所致，由于静而得病，故名阴暑。因暑多夹湿，易伤脾胃，耗气伤津，而脾喜燥恶湿，所以古人治疗感受暑邪寒湿所致的阴暑证多用温药，本方就是一个例子。歌中云："古人治暑多用温，暑为阴证此所谓。"就是此意。

【附方】 大顺散（《太平惠民和剂局方》） 干姜　肉桂　杏仁去皮尖各四斤 甘草三十斤

用法：先将甘草用白砂炒至八分黄熟，次入干姜同炒，令姜裂，再入杏仁又同炒，候杏仁不作声为度，用筛隔净，后入肉桂，一起捣罗为散，每次用 6g，水煎去滓，温服。

功用：温中祛暑，散寒燥湿。

主治：感受暑邪，热伏于里，又加饮冷过多，脾胃受湿，升降失常，脏腑不调。症见食少体倦，呕吐泄泻，水谷不分，脉沉缓等。

按：本方证属阴暑，为夏月暑邪与寒湿伤人所致。故方中重用甘温之甘草益气健脾，以助脾运，升清降浊；杏仁苦温散寒利气，通调水道；干姜、肉桂皆辛热，散寒燥湿，使湿去伏热得以散。此也是古人治暑多用温药的代表方之一。

4. 生脉[①]散（《内外伤辨惑论》） 保肺复脉。

【歌诀】

生脉麦味与人参　保肺清心治暑淫[②]

气少汗多兼口渴　病危脉绝急煎斟[③]

【注释】 ①生脉：本方有益气保肺，养阴生津敛汗之功，使气充津生而脉复，故名之。

②淫：淫（yín），音银。即过多，过甚。这里所说的暑淫是指暑热太过而伤人。

③斟：斟（zhēn），音针。此处指往杯子里倒煎好的药汁。

【组成】 麦冬五分　五味子七粒　人参五分

【用法】 水煎服。

【功用】 益气生津，养阴保肺。

【主治】 ①暑热耗伤气阴证。症见气短体倦，多汗口渴，咽干，脉虚细等。②久咳肺虚，气阴两伤证。症见呛咳少痰，气短自汗，口干舌燥，苔薄少津，脉虚数或虚细等。

【方析】 暑热伤人，耗气伤阴为本方的主证。方中人参益气生津，大补肺气，为君药。麦冬甘寒，滋阴润肺，清心热，为臣药。五味子酸温，敛肺止汗生津，收敛耗散的肺气，为佐药。三药相合，一个补肺气，生津液；一个补肺阴，清心火；一个敛肺气止汗，所以有保肺清心之功。如病情危重，见脉微欲绝者，当急用本方煎汤服。

按：心主血脉，肺朝百脉，夏月炎暑，火旺刑金（即乘肺），故当以保肺为主，又暑气通于心，当清心，此方补肺清心，则气充脉复，益气而祛暑，所以本书将其归于清暑之剂。但因本方的君药是人参，因而在《方剂学》教材中将其归入补益剂，为补气的代表方，更适用于夏日汗出过多，损气伤津之证。若属外邪未解，或暑病热盛，气阴未伤者，均不宜用。

5. 六一①散（《伤寒直格》）清暑利湿。

【歌诀】

六一滑石同甘草　解肌行水兼清燥

统治表里及三焦　热渴暑烦泻痢保

益元碧玉与鸡苏　砂黛薄荷加之好

【注释】 ①六一：本方由六份滑石，一份甘草组成，故名"六一散"。

【组成】 滑石六两　甘草一两

【用法】 上2药共研细末，每次服9g，和白蜜少许，冷水或灯心汤调服，每日三次。

【功用】 清暑利湿。

【主治】暑湿证。症见身热口渴，心烦，小便不利，大便泄泻等。

【方析】感受暑热为本方主证；水湿内停为兼证。方中重用甘淡性寒、质重体滑的滑石为君，清解暑热，行水利湿，止烦渴。甘草清热和中，与君药相合，甘寒生津，为佐使药。本方药虽二味，但却为治疗感受暑湿的常用基础方，能通治表里上下三焦（在表则发热，在里则泄泻，在上则烦渴，在下则小便不利）。

按：本方一名"天水散"，一名"太白散"，后人通称为"六一散"。因其既体现方剂用量比例，又取"天一生水，地六成之"之义。

【附方】（1）益元散（《伤寒直格》） 即六一散加辰砂（即朱砂），灯心汤调服。

功用：清心祛暑，兼能安神。

主治：暑湿证兼见心悸怔忡，失眠多梦。

（2）碧玉散（《伤寒直格》） 即六一散加青黛令如轻碧色。

功用：祛暑清热。

主治：暑湿证兼有肝胆郁热者。

（3）鸡苏散（《伤寒直格》） 即六一散加薄荷叶一分。

功用：疏风祛暑。

主治：暑湿证兼见微恶风寒，头痛头胀，咳嗽不爽者。

十三、利 湿 之 剂

利湿之剂，即祛湿剂。是以祛湿药或逐水药为主组成，以治疗水湿病证的方剂。湿与水异名同类，湿为水之渐，水为湿之积，湿聚为水。水湿为病，有从外袭，有自内生。由淋雨涉水，居处潮湿，或汗出沾衣，或冒行雾露，正不胜邪而致湿邪从肌表而入的称"外湿"。若因过食生冷，或过饮酒酪，或素体脾虚，失其健运而致水湿内停者称"内湿"。外湿多病在肌表经络，内湿多病在脏腑。然肌表与脏腑，表里相关，外湿可以内传脏腑，内湿亦可外溢肌肤，故外湿、内湿亦可相兼并见。人身之中，主水在肾，制水在脾，调水在肺，三焦为水道，膀胱为水腑，故水湿为病，这些脏腑与水的代谢都有密切关系。如脾虚则湿生,肾虚则水泛,肺失宣降则不能通调水道等。由于水湿为病,常有风、寒、暑、热相兼,人体有虚实强弱之别,病位有上下表里之分,病情有寒化、热化、轻重缓急之异,因此,祛湿剂又有利水渗湿、攻逐水饮、清热利湿、温化水湿、祛风胜湿、燥湿化浊的区别。所以治疗水湿病证要密切联系相关脏腑,辨证施治。

1. 五苓散(《伤寒论》) 行水总剂。

【歌诀】

五苓散治太阳腑^①　白术泽泻猪茯苓

膀胱化气添官桂　利便消暑烦渴清

除桂名为四苓散　无寒但渴服之灵

猪苓汤除桂与术　加入阿胶滑石停

此为和湿兼泻热　疸黄^②便闭渴呕宁

【注释】　①太阳腑:膀胱为太阳之腑。此指膀胱蓄水证。乃因邪入膀胱,气化不行,小便不利,致水蓄膀胱。

②疸黄:指湿热蕴结的黄疸。

【组成】　白术十八铢　泽泻一两六铢　猪苓十八铢　茯苓十八铢　桂枝半两

【用法】　上5味,捣为散,以白饮和服1.5g,日三服,多饮暖水,汗出愈。

【功用】　利水渗湿,温阳化气。

【主治】　①蓄水证。症见小便不利,头痛发热,烦渴欲饮,或水入即吐,舌苔白,脉浮。②水湿内停。症见水肿,泄泻,小便不利,以及霍乱吐泻,中暑烦渴,身重等。③痰饮。症见脐下动悸,吐涎沫而头眩,或短气而咳喘等。

【方析】　本方在《伤寒论》中,原治太阳表邪未解,内传太阳之腑,以致膀胱气化不利,遂成太阳经腑同病的蓄水证。方歌中"五苓散治太阳腑"即是此意。所以水湿内停,小便不利的蓄水证为本方的主证。表邪未解及中暑均为本方的兼证。方中重用泽泻为君药,取其甘淡性寒,直达膀胱,利水渗湿。猪苓、茯苓均淡渗利湿,增强君药利水渗湿之功,以使小便通利,共为臣药。白术健脾燥湿,脾健则可运化水湿;桂枝既外解表邪,又内助膀胱气化,共为佐药。五药合用，共奏利水渗湿，温阳化气之功。

按：本方重在利水渗湿，故可用于水湿壅盛于里的水肿，小便不利，泄泻，以及中暑烦渴等。使水湿、暑湿从小便而去，利小便而实大便。若方中用官桂，则增强了膀胱的气化功能，《素问·灵兰秘典论》说："膀胱者，州都之官，津液藏焉，气化则能出矣。"故可助利小便之功。本方为行水利湿的主要方剂。

【附方】（1）四苓散（《丹溪心法》） 本方即五苓散除去桂枝而成。

用法：水煎服。

功用：利水渗湿。

主治：内伤饮食有湿。症见小便不利，大便溏泄，口渴等。

（2）猪苓汤（《伤寒论》） 本方即五苓散除去桂枝、白术，加入阿胶、滑石而成。5味药各一两。

用法：水煎（阿胶烊化），分三次温服。

功用：利水清热养阴。

主治：水热互结。症见小便不利，发热，口渴欲饮，或心烦不寐，或兼有咳嗽，呕恶，下利等。又可治血淋，小便涩痛，点滴难出，小腹胀满等。

按：四苓散证无明显寒热偏颇，只见小便不利，口渴等症，故去掉桂枝，功专利水渗湿。猪苓汤证乃邪已入里化热，水热互结，热伤阴津，故用泽泻、猪苓、茯苓利水渗湿，又佐滑石清热利尿，阿胶养阴，使水去阴不伤，而成利水清热养阴之方。

2. 小半夏加茯苓汤 （《金匮要略》） 行水消痞。

【歌诀】

小半夏加茯苓汤　行水散痞有生姜

加桂除夏治悸厥[①]　茯苓甘草汤名彰

【注释】 ①悸厥：悸，此指心下惊。即胃脘部悸动不宁。厥，指寒厥。皆因水饮停于心下所致。

【组成】 半夏一升　茯苓三两　生姜半斤

【用法】 上3味，水煎，分两次。

【功用】 行水消痞，降逆止呕。

【主治】 膈间停水。症见突然呕吐，心下痞满，头眩心悸，口不渴等。

【方析】 膈间停水为本方的主证。方中用甘淡之茯苓为君，健脾渗湿行水，使膈间之水从小便而去。生姜辛温，为呕家圣药，既可辛散水饮，又和胃降逆止呕；半夏辛温，行散水湿，和胃降逆止呕。共为臣药。三药合用，使水行胃和，呕吐痞满也就自然消除。

按：小半夏汤由半夏、生姜两味药组成，为止呕方之祖。若再加茯苓，名小半夏加茯苓汤。

【附方】 茯苓甘草汤（《伤寒论》） 茯苓二两　桂枝二两　生姜三两　炙甘草一两

用法：水煎，分两次服。

功用：温中化饮，通阳利水。

主治：水饮停心下。症见心下悸，口不渴，四肢厥逆等。

按：茯苓甘草汤即小半夏加茯苓汤除去半夏，加桂枝、甘草而成。桂枝通阳化气，炙甘草补脾和中，助茯苓健脾利水，兼调诸药。本方治疗水停心下的心下悸，或四肢厥逆的证候。因无呕吐及心下痞满之症，故去半夏。

3. 肾着①汤（《金匮要略》） 湿伤腰肾。

【歌诀】

肾着汤内用干姜　茯苓甘草白术襄

伤湿身痛与腰冷　亦名甘姜苓术汤

黄芪防己除姜茯　术甘姜枣共煎尝

此治风水②与诸湿　身重汗出服之良

【注释】 ①肾着：指肾着病。本方主治肾着病，故方名为"肾着汤"。肾着病是肾为寒湿之邪所伤，以腰重冷痛为主要见症的疾病。

②风水：水肿病的一种。多由表虚不固，外受风邪侵袭，肺气失于宣降，不能通调水道，水湿停滞体内，郁于肌腠所致。症见发病急骤，发热恶风，面目四肢浮肿，身重，小便不利，苔白脉浮等。

【组成】 甘草二两　干姜四两　茯苓四两　白术二两

【用法】 上4药，水煎，分3次温服。

【功用】 温脾祛湿。

【主治】 肾着病。症见身体重痛，腰以下冷痛，腰重如带五千钱，口不渴，饮食如故，小便自利，舌淡苔白，脉沉迟或沉缓等。

【方析】 腰重冷痛为本方的主证。故方中以辛热的干姜温脾散寒，为君药。白术甘苦温以健脾燥湿；茯苓健脾渗湿，共为臣药。使以甘草调和诸药，且又能补气健脾。四药相合，使寒去湿消，则腰重冷痛自除。

按：因本方由甘草、干姜、茯苓、白术四味药组成，故又名"甘姜苓术汤"。本证实为寒湿之邪痹着于腰部，未伤及脏腑，因腰为肾之府，所以用"肾着"名。其治法，不在温肾以散寒，而在燠土以胜水。

【附方】 防己黄芪汤（《金匮要略》） 防己一两　黄芪一两一分　白术七钱半　甘草半两

用法：上四药研为细末，每次5g，加生姜4片、大枣1枚，水煎温服。

功用：益气祛风，健脾利水。

主治：风水或风湿。症见汗出恶风，身重，小便不利，舌淡苔白，脉浮等。

按：方歌中"黄芪防己汤"即是本方。由肾着汤除去干姜、茯苓，加生姜、大枣、黄芪、防己而成。方中黄芪益气固表，且能行水消肿；防己祛风行水，两药配伍，祛风不伤正，固表不留邪，且又行水气，共为君药。所以方名为防己黄芪汤。加生姜、大枣既可调和营卫，又助白术、甘草健脾助运。用此方煎服治疗风水和风湿症见脉浮身重，汗出恶风等都有良效。

4. 舟车①丸（《医方集解》） 燥实阳水②。

【歌诀】

舟车牵牛及大黄　遂戟芫花又木香
青皮橘皮加轻粉　燥实阳水却相当

【注释】 ①舟车：舟即船，走水道；车走谷道。本方逐水之力极峻，服后能使水热壅实之邪，从二便畅行而出，如顺水之舟，下坡之车，故名舟车丸。

②阳水：凡水肿见大便秘结，小便不利，口渴面赤，腹胀坚实，脉沉数有力等属热属实证的为阳水。

【组成】 黑牵牛炒四两　大黄酒浸二两　甘遂面裹煨　大戟面裹煨　芫花醋炒　青皮炒　橘皮各一两　木香五钱　轻粉一钱

【用法】 上9药共研细末，水泛为丸，每次服1.5g，早晨天明时用温开水送下，以大便下利三次为恰当。若仅一二次，且不通利，第二天早晨再服，用2g，渐渐加到3g，总以大便通畅下利为度。假使服后大便下利四、五次，或服后因下利而致精神萎靡不振，可减到0.5～1g。或隔一二三日服一次，到水肿水胀减轻为止。并忌食盐、酱100天。

【功用】 逐水消肿。

【主治】 阳水证。症见水肿水胀，口渴气粗，腹坚，大小便秘，脉沉数有力等。

【方析】 本方证乃因水热内壅，气机阻滞所致。邪实而正未虚，亦称热（燥）实阳水。燥实阳水即为本方主证。故方中用黑牵牛苦寒以通利二便，下气行水，为君药。大黄助君药荡涤肠胃，泻热通便；甘遂、大戟、芫花攻逐积水，共为臣药。君臣相配，使水湿从二便分消而去。青皮、橘皮、木香调畅气机，使气行则水行；轻粉走而不守，通窍利水，协助诸药，使水湿分消下泄，共为佐药。诸药相配，共奏行气逐水消肿之功。

注：《景岳全书》所载舟车丸有槟榔，增强其行气利水之力。

5. 疏凿①饮子（《济生方》） 阳水。

【歌诀】

疏凿槟榔及商陆　苓皮大腹同椒目

赤豆芫羌泻木通　煎益姜皮阳水服

【注释】 ①疏凿：指本方能上下内外分消，其势犹如夏禹疏江凿河，使壅盛于表里之水湿迅速分消，故名疏凿饮子。

【组成】 槟榔　商陆　茯苓皮　大腹皮　椒目　赤小豆　秦芄　羌活　泽泻　木通各等分

【用法】 上10药共研细末，每次服12g，加生姜皮水煎，去滓，温服。

【功用】 行水退肿，疏风祛湿。

【主治】 阳水证（水热壅盛证）。症见遍身水肿，喘呼口渴，大小便秘，胸腹胀满，脉沉数等。

【方析】 阳水为本方的主证。喘、胸腹胀满为次要症状。故方中用苦寒之商陆通利二便，行水退肿，为君药。椒目苦寒，助君行水消肿；赤小豆、泽泻、木通利水祛湿，使水湿从小便而去，共为臣药。茯苓皮、生姜皮、大腹皮能行皮肤中水湿；秦芄、羌活疏风发表，使水湿从肌表而去；槟榔行气利水，共为佐药。

6. 实脾饮（《济生方》） 虚寒阴水①。

【歌诀】

实脾苓术与木瓜　甘草木香大腹加

草蔻附姜兼厚朴　　虚寒阴水效堪夸

【注释】①阴水：凡因脾肾阳虚，不能化水运湿而致的水肿，称为阴水。临床表现多见下肢先肿，按之凹陷，肢冷神疲，口不渴，大便溏泄，舌苔白或白腻，脉沉迟等。阴水属虚、属寒、属里。

【组成】茯苓　白术　木瓜　木香　大腹皮　草豆蔻　附子炮
干姜　厚朴各一两　炙甘草五钱

【用法】上10药共研粗末，每服12g，生姜5片，大枣1枚，水煎服。

【功用】温阳健脾，行气利水。

【主治】阳虚水肿（虚寒阴水）。症见身半以下肿甚，手足不温，口中不渴，胸腹胀满，大便溏薄，舌苔厚腻，脉沉迟等。

【方析】虚寒阴水为本方的主证。胸腹胀满为次要症状。方中以干姜温补脾阳，助脾运化水湿；附子温肾暖脾，助气化以行水，共为君药。白术健脾燥湿；茯苓渗湿健脾，使水湿从小便而去；木瓜芳香醒脾化湿；大腹皮下气宽中，行水消肿，共为臣药。木香、厚朴行气散满，使气行则水行；草豆蔻燥湿健脾，温中散寒；加生姜、大枣意在调补脾胃，助脾运化，俱为佐药。甘草调和诸药，且又补脾气，为佐使药。诸药相合，共奏温阳健脾，行气利水之效。

按：本方温补脾土之功偏胜，使脾实则能治水，故以"实脾"名之。对脾肾阳虚有寒不能行水而造成的阴水确有良好的治疗效果。

7. 五皮饮（《中藏经》）脾虚肤肿①。

【歌诀】

五皮饮用五般皮　　陈茯姜桑大腹奇
或用五加易桑白　　脾虚肤胀②此方司③

【注释】①肤肿：多由脾虚湿重，水溢皮肤所致，亦称"皮水"。症见全身水肿，按之没指，肢体沉重，小便不利等。

②肤胀：是指寒湿留滞在皮肤之内而出现肿胀的病证。症可见全身浮肿，腹部膨大，按之肿有凹陷，皮厚而色泽无异常变化等。

③司：即主管。

【组成】陈皮　茯苓皮　生姜皮　桑白皮　大腹皮各等分

【用法】上5药共为粗末，每服9g，水煎服，忌生冷油腻硬物。

【功用】 利水消肿，理气健脾。

【主治】 皮水之脾虚湿盛证。症见一身悉肿，肢体沉重，心腹胀满，上气喘急，小便不利，舌苔白腻，脉沉缓等。

【方析】 脾虚湿盛，溢于肌肤而致肤肿为本方主证。心腹胀满，上气喘急为次要症状。方中用茯苓皮淡渗利湿，行水消肿，为君药。生姜皮、大腹皮助君行水消肿，为臣药。三药相合，能去皮肤中的停水。又佐以桑白皮肃降肺气，通调水道，利水消肿，且泻肺平喘；陈皮理气健脾，燥湿和胃，使气行水行。方中五药皆用其皮，则善行皮间之水气，故专治皮水。

按：本方作用平和，利水消肿还能健脾，故治疗脾虚水肿轻证有奇效。亦可用治妊娠水肿。原书名为"五皮散"。

【附方】 五皮饮（《麻科活人全书》） 本方即上方去桑白皮，换五加皮而成。其功用、主治与上方基本相同。

按：五加皮亦有利水祛湿之功，但性偏温，而桑白皮甘寒，这是二方不同之处。

8. 羌活胜湿汤（《内外伤辨惑论》） 湿气在表。

【歌诀】

羌活胜湿羌独芎　甘蔓藁本与防风

湿气在表头腰重　发汗升阳有异功

风能胜湿升能降　不与行水渗湿同

若除独活芎蔓草　除湿升麻苍术充

【组成】 羌活　独活各一钱　川芎　炙甘草　藁本　防风各五分
蔓荆子三分

【用法】 上7味为细末，水煎去滓，大温服，空心食前。

【功用】 祛风胜湿。

【主治】 风湿病之湿气在表。症见头痛头重，腰脊重痛，或一身尽痛，微恶寒发热，苔白脉浮等。

【方析】 风湿在表为本方主证。方中用羌活祛上半身风湿；独活祛下半身风湿，二药相合，能散周身风湿，利关节而通痹，共为君药。防风、藁本祛风胜湿止痛，与君药相配，辛温升阳，发汗解表，使湿气随汗而解，共为臣药。佐以川芎行气活血，祛风止痛；蔓荆子祛风胜湿。使以炙甘草调和诸药。综合全方，以辛温发散、祛风胜湿药为主，因其能鼓舞人体阳气上升，服后当微发其汗，使在表之湿随汗而解。清阳升，浊阴自降。这与用行水渗湿治疗里湿的方法不同。

【附方】羌活除湿汤（《内外伤辨惑论》）本方系羌活胜湿汤除去独活、川芎、蔓荆子、甘草，加升麻、苍术而成。

用法：水煎服。

功用：祛风除湿。

主治：风湿相搏，一身尽痛。

按：本方又名"除风湿羌活汤"，原方中还有柴胡。

9. 大橘皮汤（《奇效良方》）水肿泄泻。

【方歌】

大橘皮汤治湿热　五苓[①]六一[②]二方缀[③]

陈皮木香槟榔增　能消水肿及泄泻

【注释】①五苓：即五苓散。

②六一：即六一散。

③缀：缀（zhuì），音坠。即连接。

【组成】茯苓一钱半　猪苓　泽泻　白术各一钱　官桂半钱　滑石四钱　甘草三分　橘皮三钱　木香　槟榔各一钱

【用法】上10味药，加生姜5片，水煎服。

【功用】清热利湿，理气行水。

【主治】湿热内盛证。症见心腹胀满，小便不利，大便泄泻及水肿等。

【方析】湿热内盛为本方主证。气机阻滞为本方兼证。故方中重用滑石为君药，清热利湿。茯苓、猪苓、泽泻利水渗湿泄热，助君药清热利湿，使湿热从小便而去，共为臣药。白术健脾燥湿，脾健则可运化水湿；肉桂温阳化气，使气化水行；槟榔行气利水；橘皮、木香理气行气，使气行则水行，气行湿亦化，共为佐药。甘草调和诸药，为使药。诸药相合，可利小便而实大便，水湿从小便而去，则水肿、泄泻可消除。

按：本方即五苓散合六一散，再加橘皮、木香、槟榔而成。而五苓散原方是用桂枝，本方则用肉桂，以更好地温阳化气。

10. 茵陈蒿汤 (《伤寒论》) 黄疸。

【歌诀】

茵陈蒿汤治疸黄^①　阴阳寒热细推详

阳黄^②大黄栀子入　阴黄^③附子与干姜

亦有不用茵陈者　仲景柏皮栀子汤

【注释】 ①疸黄：即黄疸，此是阳黄。

②阳黄：黄疸两大类型之一。多因湿热内蕴交蒸，热不得外越，湿不得下泄，熏蒸肝胆，胆热液泄，溢于肌肤所致。症见一身面目俱黄，黄色鲜明如橘皮色，伴有口渴，小便不利或小便短赤（如浓茶色），舌苔黄腻，脉滑数等。

③阴黄：多因寒湿内郁所致。症见皮肤黄色晦暗，伴有神疲身倦，手足不温，胃呆腹胀，大便不实，舌苔白滑或腻，脉沉细迟等。是黄疸两大类型之一。

【组成】 茵陈_{六两}　栀子_{十四枚}　大黄_{二两}

【用法】 上3味，先煮茵陈，后下二药，水煎，分三次服。

【功用】 清热，利湿，退黄。

【主治】 湿热黄疸（阳黄）。症见一身面目俱黄，黄色鲜明如橘皮色，腹微满，口中渴，小便不利，舌苔黄腻，脉沉数等。

【方析】 湿热黄疸为本方的主证。腹微满为本方的次要症状。故方中茵陈苦寒，善清热利湿退黄，是治黄疸的要药，重用为君。以栀子为臣，清热泻火，通利三焦，导湿热从小便而去。佐以大黄泻热逐瘀，通利大小便，引湿热从二便出。三药合用，使湿热瘀滞下泄，小便通利，黄疸自消退。

按：黄疸有阴阳之分，阳黄责之于湿热，阴黄责之于寒湿。本方为治湿热黄疸的第一要方。凡属阳黄证服本方后小便通利，颜色如皂角汁，色正赤，经一宿后腹胀即减，黄从小便而去。若治寒湿内郁属阴黄者，可将本方去栀子、大黄，加附子、干姜各6g，以温里散寒，利湿退黄。如再加炙甘草6g，即为茵陈四逆汤（茵陈与四逆汤合用）。

【附方】 栀子柏皮汤（《伤寒论》） 栀子_{十五枚}　黄柏_{二两}　炙甘草_{一两}

用法：水煎，分二次温服。

功用：清热利湿。

主治：伤寒身热发黄。

按：茵陈虽是治黄疸的要药，但也有不用者。如栀子柏皮汤，只用栀子、黄柏清热利湿；炙甘草甘缓和中，以防苦寒药伤胃。本方与茵陈蒿汤均治湿热黄疸。但本方清热之力大于利湿，故适用于热重于湿的黄疸（阳黄而有发热的证候）。而茵陈蒿汤清热利湿并重，适用于湿热俱盛之黄疸。

11. 八正^①散（《太平惠民和剂局方》）淋^②痛尿血。

【歌诀】

八正木通与车前 萹蓄大黄滑石研
草梢瞿麦兼栀子 煎加灯草痛淋蠲^③

【注释】 ①八正：方由八味药组成，以泻膀胱湿热（本证为湿热结于膀胱，故泻之），此为正治，故名八正散。

②淋：病证名。通常指小便淋漓不畅、急迫、涩、痛等。

③蠲：蠲（juān），音捐。即免除。

【组成】 木通　车前子　萹蓄　大黄　滑石　甘草梢　瞿麦　栀子各一斤

【用法】 上8味，共研粗末为散，每服6g，加灯心草同煎，去滓温服。

【功用】 利水通淋，清热泻火。

【主治】 湿热下注之热淋、血淋证。症见尿频尿急，溺时涩痛，淋漓不畅，小便浑赤，小腹胀急，甚者癃闭不通，口燥咽干，舌苔黄腻，脉滑数等。

【方析】 湿热下注膀胱所致热淋为本方的主证。故方中以萹蓄、瞿麦除膀胱湿热，利水通淋，为君药。木通、滑石、车前子助君药清热利湿通淋，为臣药。栀子清泻三焦湿热，导湿热从小便去；大黄泻热降火，通利二便；煎时加灯心草可增强诸药清热利尿之功，共为佐药。甘草调和诸药，缓急和中为使。若用甘草梢可直达茎中止尿道涩痛。诸药相配，使湿热从小便而去，则淋痛、尿血得止。

12. 萆薢分清饮（《杨氏家藏方》）膏淋^①白浊^②。

【歌诀】

萆薢分清石菖蒲 草梢乌药益智俱
或益茯苓盐煎服 通心固肾浊精驱
缩泉益智同乌药 山药糊丸便数需

【注释】 ①膏淋：此指由下焦虚寒，湿浊不化所致淋证。症见小便频数，白如米泔，或如脂膏之物，尿出不畅等。

②白浊：病证名。指小便白而混浊。

【组成】 川草薢　石菖蒲　乌药　益智仁_{各一两}　甘草梢_{五钱}

【用法】 上5药共研粗末，每服15g，加盐一捻，食前服。

【功用】 利湿化浊，温暖下元。

【主治】 下焦虚寒之膏淋、白浊。症见小便频数，白如米泔，凝如膏糊，舌淡苔白，脉沉等。

【方析】 下焦虚寒所致膏淋、白浊为本方的主证。乃因肾虚受寒，肾失封藏，膀胱失约，败精渗入尿道而致。方中用川草薢利湿化浊，为治白浊的要药，为君药。石菖蒲通心窍，化浊除湿，助君分清化浊，为臣药。乌药调气，温肾逐寒；益智仁温肾阳，缩小便，止遗浊尿频，共为佐药。使以甘草梢调和诸药，缓急止痛，增强利湿分清之功。加盐煎服，取其咸以入肾，引药直达下焦，也为使药。诸药相合，利湿化浊，通心固肾，则病自除。

按：一方加入茯苓，可增强利湿分清之功。

【附方】 缩泉丸（《妇人良方》） 益智仁　乌药_{各等分}。

用法：上2药为末，酒煎山药末为糊，丸如梧桐子大，每服七十丸，盐酒或米饮下。

功用：温肾祛寒，缩尿止遗。

主治：下元虚冷。症见小便频数，及小儿遗尿。

按：缩泉丸用山药为糊，意在增强健脾补肾缩尿之功。

13. 当归拈^①痛汤（《兰室秘藏》） 脚气^②疮疡。

【歌诀】

当归拈痛羌防升　猪泽茵陈芩葛朋

二术苦参知母草　疮疡湿热服皆应

【注释】 ①拈：拈（niān）。即用手指搓捏或拿东西。此指服用本方后疼痛顿时去掉，如同用手指拿走东西一样轻易。

②脚气：此指湿热脚气。乃因外感湿邪风毒，或饮食厚味所伤，积湿生热，流注于脚而成。症见脚肿痛，舌苔白腻微黄，脉弦数等。

【组成】 当归身　防风　猪苓　泽泻　知母_{各三钱}　黄芩_{一钱}　羌活　茵陈　炙甘草_{各五钱}　升麻_{一钱}　苍术_{三钱}　葛根　苦参　人参_{各二钱}　白术_{一钱五分}

【用法】 上15味药共研粗末，每次服30g，水煎服。

【功用】 利湿清热，疏风止痛。

【主治】 湿热相搏证。症见遍身肢节烦痛，肩背沉重，或一身疼痛，或脚气肿痛，脚膝生疮，脓水较多，舌苔白腻微黄，脉滑数等。

【方析】 湿热相搏而致肢节沉重疼痛，脚气肿痛等为本方主证。故方中用羌活祛风胜湿，止周身重痛；茵陈清热利湿，共为君药。猪苓、泽泻利小便而渗湿；知母、黄芩、苦参清热燥湿，共为臣药。佐以苍术、白术健脾燥湿；脾健则湿邪得以运化；防风透散关节间风湿，与升麻、葛根相合升发脾胃清阳，以发散肌肉间风湿；当归养血活血，防苦燥渗利之品伤阴血；人参益气健脾，扶正祛邪。甘草调和诸药为使。诸药相配，利湿清热，上下分消，使血气通利，经脉和畅。对湿热相搏所引起全身关节疼痛，脚气，疮疡等，服后都有良效。

增　辑

1. 五淋散（《太平惠民和剂局方》） 五淋[①]。

【歌诀】

五淋散用草栀仁　归芍茯苓亦共珍

气化原由阴以育　调行水道妙通神

【注释】 ①五淋：指五种淋证。即膏淋、气淋、血淋、石淋、劳淋。

【组成】 生甘草　当归各五两　山栀子仁　赤芍药各二十两　赤茯苓六两

【用法】 上 5 药共研细末，每次服6g，水煎，空腹服。

【功用】 泻火通淋。

【主治】 五淋。症见尿频、尿急，淋沥不畅，脐腹急痛，劳倦即发，或尿如豆汁，或尿如砂石，或冷淋如膏等。

【方析】 本方证多因肾气不足，膀胱有热，气化不利，水道不通所致。五淋即为本方的主证。久淋不愈，耗伤正气，阴血亏虚为本方的兼证。故方中用苦寒之栀子仁泻三焦之火而利小便，使湿热从小便而去，为君药。赤茯苓渗利膀胱湿热，助君利水道泻热；赤芍清热凉血，又可利小便，共为臣药。当归养血和血，补益肝肾，防利尿伤阴血，为佐药。生甘草泻火和中调药，为佐使药。五药相配，有泻火通淋之功。凡血淋、气淋、膏淋、石淋、劳淋均可用本方加减治疗。但本方以清热为主，如用治下元虚寒所致膏淋，应酌加温肾之品。

2. 三仁汤（《温病条辨》） 湿温[①]。

【歌诀】

三仁杏蔻薏苡仁　朴夏白通滑竹伦

水用甘澜[②]扬百遍　湿温初起法堪遵

【注释】 ①湿温：病名。发于夏秋季节的一种热性病。多因感受时令湿热所致。症可见发热持续，头重身疼，胸脘痞闷，苔白腻或黄腻，脉濡等。

②甘澜：即甘澜水，又称"劳水"。是把水放在盆内，用瓢将水扬起来，倒下去，如此多次（可扬百遍），使水面上有无数水珠滚来滚去便是。此水质轻不助邪，兼可益津液。

【组成】 杏仁五钱　白蔻仁二钱　生薏苡仁六钱　厚朴二钱　半夏五钱　白通草二钱　飞滑石六钱　竹叶二钱

【用法】 上8味药，用甘澜水八碗，煮取三碗，每次服一碗，日三服。

【功用】 清利湿热，宣畅气机。

【主治】 湿温初起及暑温夹湿，邪在气分证。症见头痛恶寒，身重疼痛，面色淡黄，胸闷不饥，午后身热，苔白不渴，脉弦细而濡等。

【方析】 湿温初起，邪在气分为本方的主证。胸闷不饥为本方的次要症状。故方中以杏仁宣利上焦肺气；白蔻仁芳香化湿，行气宽中，以畅中焦气机；生薏苡仁甘淡寒，利湿清热而健脾，导湿热从小便而去，三仁相合，宣上畅中渗下，共为君药。滑石、通草、竹叶甘寒淡渗，利湿清热，共为臣药。佐以半夏、厚朴行气化湿，消痞除满。诸药相合，使湿去热清，诸症自除。

按：本方适用于湿温初起，湿重热轻者。本证禁汗、禁下、禁滋阴。

3. 甘露消毒丹（《温热经纬》） 湿温时疫[①]。

【歌诀】

甘露消毒蔻藿香　茵陈滑石木通菖

芩翘贝母射干薄　暑疫湿温为末尝

【注释】 ①时疫：病名。通常指瘟疫病证，具有季节性和流行性的特点，此多发生于夏令暑湿季节。

【组成】 白蔻仁 藿香 连翘 射干 薄荷各四两 绵茵陈十一两 飞滑石十五两 石菖蒲六两 木通 川贝母各五两 淡黄芩十两

【用法】 上11味药生晒，共研细末，每次用开水调服9g，日服二次。也可用神曲糊丸，如弹子大，每次用开水化服一丸。

【功用】 利湿化浊，清热解毒。

【主治】 湿温时疫。症见发热倦怠，胸闷腹胀，四肢酸楚，小便短赤，颐肿（颐指面颊、腮），咽肿口渴，吐泻淋浊，身目发黄，舌苔淡白或厚腻或干黄等。

【方析】 湿温、时疫之邪留在气分为本方主证。胸闷腹胀，颐肿，咽肿为次要症状。故方中重用滑石、茵陈、黄芩三药，其中滑石清热利湿而解暑；茵陈清热利湿而退黄；黄芩清热燥湿，泻火解毒，三药合用，清利湿热之功尤强，共为君药。臣以木通清热利尿，导湿热从小便去；石菖蒲、藿香芳香化浊，祛湿开胃；热毒上壅，咽颐肿痛，故佐以连翘、射干、薄荷解毒利咽散邪；贝母清热化痰，散结消肿；白豆蔻芳香悦脾，行气祛湿，使气畅湿行，胸闷腹胀则除。诸药相合，有利湿化浊，清热解毒的作用。

按：本方在夏令暑湿季节最为常用。王士雄赞之为："治湿温时疫之主方。"适用于湿温时疫，邪在气分，湿热并重者。

4. 鸡鸣①散（《证治准绳》） 脚气②。

【歌诀】
鸡鸣散是绝奇方　苏叶茱萸桔梗姜
瓜橘槟榔煎冷服　肿浮脚气效彰彰③

【注释】 ①鸡鸣：原书规定在五更鸡鸣时服药，故名鸡鸣散。

②脚气：见当归拈痛汤。

③彰：彰（zhāng）：音张。明显，显著。此指疗效显著。

【组成】 苏叶三钱 吴茱萸三钱 桔梗 生姜各半两 木瓜 橘皮各一两 槟榔七枚

【用法】 上7味药，研成粗末，隔宿用水三大碗，慢火煎至一碗半，药汁倒出，药渣再加水二大碗，煎至一碗，二汁相合，安置床头，至次日五更鸡鸣时作二、三次冷服（冬天可略温服）。

【功用】 温化寒湿，行气降浊。

【主治】 湿脚气。症见足胫肿重无力，麻木冷痛，不能行走，恶寒发热，或挛急上冲，甚至胸闷泛恶。亦可治风湿流注，脚足痛不可忍，筋脉浮肿。

【方析】 寒湿之邪，下著两足所致湿脚气为本方的主证。恶寒发热为本方兼证。故方中以槟榔质重下达，利水化湿，为君药。木瓜酸温，下冷气化湿，舒筋通络，为臣药。佐以生姜、吴茱萸散寒祛湿，和胃降逆；紫苏叶、桔梗宣通气机，外散表邪；陈皮燥湿健脾，更能理气畅中。诸药相配，开上，畅中，导下，共奏温化寒湿，宣通散邪，行气降浊之功效。服后久着之寒湿从大便而去，肌表之邪随微汗而解，因此治疗寒湿脚气疗效显著。

按：原书规定在鸡鸣时服药，是取空腹药力易行之义；另外，五更时自然界阳气始升，人体阳气亦开始升动，此时服药则得阳气升发之助，更易收效。

5. 中满分消汤（丸）《兰室秘藏》 中满寒胀。

【歌诀】

中满分消汤朴乌　归萸麻夏荜升胡
香姜草果参芪泽　连柏苓青益智需
丸用芩连砂朴实　夏陈知泽草姜俱
二苓参术姜黄合　丸热汤寒治各殊

【组成】 川乌　当归　麻黄　荜澄茄　柴胡　生姜　干姜　人参　泽泻　黄连　青皮各二分　吴茱萸　厚朴　草果　黄芪　黄柏各五分　升麻　木香　半夏　茯苓　益智仁各三分

【用法】 上21味药水煎，食前热服。

【功用】 散寒利湿，消胀除满。

【主治】 中满寒胀之脾肾虚寒，清浊不分证。症见中满寒胀，大小便不通，四肢厥逆，腹中寒，心下痞，食入反出，以及寒疝、奔豚等证。

【方析】 脾肾虚寒，湿浊内郁为本方的主证。气机阻滞、血行不畅及湿郁化热均为本方的兼证。故方中用辛热之干姜温中散寒，以助脾运化水湿；吴茱萸味辛大热，入肝脾肾经，散寒燥湿，温助脾肾之阳，二药共为君药。草果（原书为草豆蔻）散寒燥湿，温中止呕；荜澄茄既能暖脾胃而行滞气，又可温肾与膀胱；川乌散寒除湿；益智仁温暖脾肾散寒；茯苓、泽泻渗利湿浊，使湿浊从小便而去，俱为臣药。君臣相配，除湿散寒，暖脾胃温肾，利小便作用尤强。青皮、木香、厚朴理气燥湿，消痞除满；人参、黄芪补气健脾，以助脾运；升麻、柴胡升清气，清升则浊降；麻黄开毛窍，使寒湿从汗而出；半夏燥湿化痰，和胃降逆；当归和血；生姜温胃散寒；黄连、黄柏清热燥湿，以去湿郁之热，共为佐药。诸药相配，使寒得散，虚得补，气得顺，湿从上下分消，则中满寒胀自除。

【附方】 中满分消丸（《兰室秘藏》） 炒黄连　枳实　半夏各五钱　炒黄芩一两二钱　砂仁　干生姜　白茯苓各二钱　姜厚朴一两　陈皮　泽泻各三钱　炒知母四钱　炙甘草　猪苓　人参　白术　姜黄各一钱

用法：共研细末，汤浸蒸饼糊丸，如梧桐子大，每次服一百丸，开水送下。

功用：清热利湿，消胀除满。

主治：湿热内蕴而致中满热胀、二便不利及气胀、水胀等。

按：本方重用黄芩、黄连以清热泻火燥湿；猪苓、茯苓、泽泻利湿清热，使湿热从小便而去；枳实、厚朴行气散满除满；陈皮理气健脾燥湿；半夏燥湿化痰；干姜温脾助运；知母清热泻火，且滋阴润燥；砂仁醒脾开胃，行气和中；姜黄行气破血；人参、白术、甘草补脾益气，助脾健运。诸药相配，标本兼顾。与前方比较，虽都治中满证，但前者功偏散寒利湿，适用于中满寒胀之证。而后者功偏清热利湿，对中满热胀更为适宜。

6. 二妙丸（《丹溪心法》） 湿热骨酸。

【歌诀】

二妙丸中苍柏煎　若云三妙膝须添
痿痹①足疾堪多服　湿热全除病自痊

【注释】 ①痿痹：即指痿证、痹证。痿证，又称"痿躄（bì辟）"，是肢体痿弱废用的一类病证。临床表现以四肢软弱无力为主，尤以下肢软，足不能行较多见。痹，痹阻不通之意。此痹证是指湿热邪气闭阻肢体、经络而引起足膝红肿热痛，屈伸不利等病证。

【组成】 黄柏　苍术各等分（原书未著分量）

【用法】 上2味药同炒，共研细末，姜汁泛丸，每次服9g。亦可作散剂，或作汤剂水煎服，用量视病情酌定。

【功用】 清热燥湿。

【主治】 湿热气盛或湿热下注证。症见全身骨酸，股膝无力，足踝痿弱（下肢痿软无力）；或足膝红肿热痛，或湿热带下，或下部湿疮，小便短赤，舌苔黄腻等。

【方析】 湿热内盛及湿热下注为本方主证。故方中以黄柏为君，取其寒以清热，苦以燥湿，善祛下焦湿热。苍术苦温，善能燥湿健脾，为臣药。二药相伍，合成清热燥湿之功，使湿去热清，诸症自除。

【附方】 三妙丸（《医学正传》） 黄柏四两　苍术六两　川牛膝二两

用法：三药为末，面糊为丸，如梧桐子大，每次服五七十丸，空腹服，姜、盐汤送下。

功用：清热燥湿。

主治：湿热下注所致痿、痹等证。症见下肢痿软无力，两脚麻木，或如火烙之热。

按：三妙丸即二妙丸加牛膝而成。牛膝能祛风湿，补肝肾，强筋骨，且又能引药下行，故专治下焦湿热所致痿、痹等证，见两脚麻木、疼痛、痿软无力等。但由于湿热之邪不易速除，所以可以久服常服，使湿热全部除去，病方可愈。

十四、润　燥　之　剂

润燥之剂，即治燥剂。是以滋润药为主组成，治疗燥证的方剂。燥证有外燥、内燥之分。外燥系外感秋令燥邪所致。由于秋令气候温凉有异，故外燥又有凉燥、温燥的不同。内燥多由脏腑津液亏损所致，从发病部位来说，有上燥、中燥、下燥之分。根据"燥者润之"（《素问·至真要大论》）的原则，燥证当用润燥法治疗。其中外燥宜轻宣润燥，若为凉燥宜温宣，温燥宜清宣；内燥宜滋阴润燥。所以治燥剂有轻宣外燥和滋润内燥的区别。但临床上每多内外相兼，上下互见，治宜随证而施。

1. 炙甘草汤（《伤寒论》） 虚劳肺痿[①]。

【歌诀】

炙甘草汤参姜桂　麦冬生地大麻仁

大枣阿胶加酒服　虚劳肺痿效如神

【注释】　①肺痿：指因虚损劳伤而致肺叶痿弱不用，为肺脏的慢性虚损性疾患。临床表现为咳唾涎沫，形瘦气短，口干舌燥，脉虚数等。

【组成】　炙甘草四两　　人参二两　　生姜三两　　桂枝三两　　麦冬半升　　生地黄一斤　　大麻仁半升　　大枣三十枚　　阿胶二两

【用法】　上9味，以清酒七升，水八升，先煮八味，煮取三升，去滓，内胶，烊化消尽，温服一升，日三服。

【功用】　滋阴养血，益气温阳。

【主治】　①阴血不足，阳气虚弱证。症见脉结代，心动悸，虚羸少气，舌光少苔，或质干而瘦小者。②虚劳肺痿。症见咳唾涎沫，形瘦短气，虚烦不眠，自汗或盗汗，咽干口燥，大便干结，脉虚数等。

【方析】　阴血不足，阳气虚弱而致心动悸，脉结代及虚劳肺痿均为本方的主证。虚烦不眠，大便干结为本方的次要症状。故方中重用生地黄滋阴养血，为君药。阿胶、麦冬助君滋阴养血，以养心血，滋心阴，充血脉，润肺燥；炙甘草、人参、大枣益心气，补脾气，以资气血生化之源，共为臣药。麻仁润燥通便兼养血；桂枝、生姜、酒皆是辛温之品，以通阳复脉，与滋阴益气药相配，温而不燥，可使气血流通，脉道通利，共为佐药。诸药合用，共奏滋阴养血，益气温阳复脉之功。

按：本方又叫"复脉汤"。在《方剂学》教材中习惯将其归属于补益剂中。由于本方可治以阴虚肺燥为主之虚劳肺痿证，且又重用生地黄滋阴养血以润肺燥，故归入本门也有一定道理。

2．滋燥养营①汤（《赤水玄珠》）　血虚风燥②。

【歌诀】

滋燥养营两地黄　芩甘归芍及艽防

爪枯肤燥兼风秘③　火燥金伤血液亡

【注释】　①滋燥养营：本方有滋阴润燥、益营养血之功，故名之。

②风燥：指风热和燥邪相合，灼伤阴血。

③风秘：证候名。由于风搏于肺脏，传于大肠，而致大肠津液干燥，大便燥结，排便艰难，称风秘证。

【组成】　当归二钱　　生地黄　　熟地黄　　酒炒黄芩　　炒芍药　　秦艽各一钱五分　　甘草五分　　防风一钱

【用法】 上8味药，水煎服。

【功用】 润燥养血。

【主治】 火灼肺金，血虚外燥证。症见皮肤干燥皱揭（即干燥而褶纹明显），爪甲枯槁，筋脉拘急，肌肤瘙痒，大便燥结等。

【方析】 肺合皮毛，肝主筋爪。今火热伤肺，灼伤肺阴，肝血不足，则筋爪肌肤失养，而诸症皆见。故火灼肺阴，血虚外燥为本方的主证。方中用生地黄、熟地黄滋阴补血，润肺补肝为君。当归润燥养血，芍药养肝血，兼泻肝热，为臣药。由于兼有风热，所以又佐用黄芩清肺热；秦艽、防风以散风（二药皆为风药中的润药），秦艽又能通络舒筋，且能输津于皮毛。甘草泻火调药，为佐使药。诸药相配，组成一个滋阴润燥养血，兼以清热散风之剂。

3. 活血润燥生津饮（《医方集解》） 内燥血枯。

【歌诀】

活血润燥生津饮　二冬熟地兼瓜蒌

桃仁红花及归芍　利秘通幽①善泽枯

【注释】 ①通幽：幽，即指幽门，是胃之下口。通幽，即指胃肠滋润，大便通畅。

【组成】 天冬　麦冬　瓜蒌各八分　熟地黄　当归　白芍各一钱　桃仁　红花各五分

【用法】 上8味，水煎服。

【功用】 润燥生津，活血通便。

【主治】 内燥血枯证。症见津液枯少，大便秘结，皮肤干燥，口干等。

【方析】 内燥血枯为本方的主证。血枯必血行不畅，易生瘀滞，故血瘀为本方的兼证。方中熟地黄、当归滋阴养血润燥，当归又活血，且润肠通便，共为君药。白芍助君益阴养血润燥；天冬、麦冬、瓜蒌滋阴润燥，兼能生津，润肠通便，共为臣药。桃仁、红花活血祛瘀，桃仁又可润肠通便，共为佐药。诸药合用，能滋阴养血，润燥生津，活血通便，对内燥血枯之皮肤枯槁有润泽之功。

4. 韭汁牛乳饮（《丹溪心法》） 反胃①噎膈②

【歌诀】

韭汁牛乳反胃滋　养营散瘀润肠奇

五汁安中姜梨藕　三般加入用随宜

【注释】　①反胃：病名。亦称胃反、翻胃。症见食下即痛，不久吐出，或见朝食暮吐，暮食朝吐，或一、二时而吐等。

②噎膈：病名。又名噎塞。症见饥欲得食，但饮食噎塞难下，未至胃中即返出。亦有称此为反胃者。尚有医家解释为食下胃脘痛，一会吐出，其病位在贲门，胃的上口，属上焦名噎。若食下良久吐出，病位在幽门，胃之下口，此属中焦名膈。

【组成】　韭菜汁　牛乳各等分

【用法】　上二汁相合，时时小口饮服。有痰阻者，加入姜汁。

【功用】　滋燥养血，散瘀润肠。

【主治】　反胃、噎膈之胃脘有死血，干燥枯槁证。症见食下胃脘痛，翻胃便秘等。

【方析】　本方证系胃脘有瘀血阻滞，瘀血不去，新血不生，瘀久血枯燥热，胃肠干燥所致，故血枯胃燥为本方的主证。方中牛乳甘温，润燥养血，为君药。韭汁辛温，益胃消瘀为臣药。二药合用，使胃润得降，肠润便通，瘀血去，胃无阻，食得下。

【附方】　五汁安中饮（《汤头歌诀》）　本方系韭汁牛乳饮再加姜汁、梨汁、藕汁而成。

用法：少量频服。

功用：润燥养血，消瘀化痰。

主治：胃有寒痰瘀血或胃燥血枯。症见食下作痛，反胃噎膈，大便艰涩，口干咽燥，胸膈痞闷隐痛等。

按：本方加生姜汁温胃散痰，梨汁能润燥消痰，藕汁能益胃化瘀。临证时须根据病情加减应用，若无寒痰可不用生姜汁，燥痰不甚可不用梨汁。

5. 润肠①丸（《脾胃论》）　风秘②血秘③。

【歌诀】

润肠丸用归尾羌　桃仁麻仁及大黄

或加芄防皂角子　风秘血秘善通肠

【注释】　①润肠：本方有润肠疏风，活血通便之功，故名润肠丸。

②风秘：见滋燥养营汤。

③血秘：即由亡血血虚、津液不足而致大便秘结。

【组成】　当归尾　羌活　大黄各五钱　桃仁　大麻仁各一两

【用法】　上五药，捣研极细末，用白蜜炼和做成丸药，如梧桐子大，每次服三五十丸，白开水送下。

【功用】 润肠通便，疏风活血。

【主治】 风秘、血秘。症见大便秘涩，不思饮食等，以及脾胃有伏火之便秘。

【方析】 脾胃有伏火，必伤其津液，而致肠胃干燥，津液不足。风传于大肠，易化热伤津，血虚津亏则肠燥，故血虚肠燥，津液不足为本方的主证。风热留滞，血行不畅；血虚多滞，也易生瘀，故血瘀为本方的兼证。方中用麻仁润燥滑肠通便，兼能补虚，为君药。桃仁助君润肠通便，又能活血祛瘀；大黄泻肠胃伏火燥热，通便逐瘀；当归尾养血活血，润肠通便，共为臣药。羌活疏散风邪，为佐药。五药合用，使血和风疏，肠胃得润，大便自然通利。

按：一方有防风，意在加强疏风之功。若风夹湿，可再加秦艽、皂角子，以加强祛风除湿通便之功。

【附方】 活血润燥丸（《兰室秘藏》） 本方系润肠丸加防风、皂角子而成。其用法及功用、主治同润肠丸。唯其祛风通便作用更强，且能胜湿。

6. 通幽①汤（《脾胃论》） 噎塞便秘。

【歌诀】

通幽汤中二地俱　桃仁红花归草濡②

升麻升清以降浊　噎塞便秘此方需

有加麻仁大黄者　当归润肠汤名殊

【注释】 ①通幽：见活血润燥生津饮。

②濡：此指濡养、滋润之意，因"血主濡之"。

【组成】 生地黄　熟地黄各五分　桃仁研　红花　当归身　炙甘草　升麻各一钱

【用法】 上7味药，水煎温服。

【功用】 养血润燥，活血通幽。

【主治】 幽门不通上攻，吸门不开（吸门即会厌）。症见噎塞，气不得上下，大便艰难等。

【方析】 幽门不通上攻为本方的主病。胃不能受纳腐熟水谷，津液阴血则不足，血枯不润，大便难。此病多由瘀血内停幽门所致，血瘀气滞为其主要病因。方中用当归身、生地黄补血滋阴，润燥通便，为君药。熟地黄助君滋阴补血润燥；桃仁、红花活血祛瘀，润肠通便，共为臣药。升麻为阳明引经药，可引诸药入胃，且能散郁热，升清阳，使清阳升而浊阴自降，加强通幽通便之功，为佐药。甘草益气和中调药，为佐使之药。诸药相配，共奏养血润燥，活血通幽之功。

【附方】 当归润肠汤（《兰室秘藏》） 本方即通幽汤加麻仁、大黄而成。其功用主治同通幽汤，润肠通便之力较通幽汤强，更适用于大肠燥热，大便秘结不通者。

7. 搜风顺气丸（《太平圣惠方》） 风秘肠风。

【歌诀】

搜风顺气大黄蒸　郁李麻仁山药增

防独车前及槟枳　菟丝牛膝山茱仍

中风风秘及气秘[①]　肠风下血总堪凭

【注释】 ①气秘：即因气滞或气虚所引起的便秘。

【组成】 大黄_{九蒸九晒，五两} 郁李仁　火麻仁　山药　车前子　怀牛膝　山茱萸_{各二两}　防风　独活　槟榔　炒枳壳　菟丝子_{各一两}

【用法】 上12药，共研细末，和白蜜做成丸药，如梧桐子大，每次服二三十丸，清茶或温酒、米汤送下。

【功用】 润燥通便，搜风顺气。

【主治】 中风风秘、气秘。症见大便秘结，小便不畅，周身虚痒，脉浮数等。亦治肠风下血，中风瘫痪。

【方析】 风热壅于大肠，津液不行，大便秘结为本方的主证。热伤血络而致肠风下血，及气血运行不畅，筋脉失养之瘫痪均为本方的兼证。周身虚痒为本方的次要症状。方中用苦寒之大黄泻燥结，逐瘀热，其经九蒸九晒后则药性缓和；大麻仁润燥通便，二药共为君药。郁李仁助麻仁润肠通便；防风、独活搜散风邪，共为臣药。车前子利小便；枳壳、槟榔下气宽肠，破滞顺气，使大肠风热从下而去；山药补气养阴，以助润燥；山茱萸、菟丝子补益肝肾，益阴壮阳；怀牛膝补益肝肾，强壮筋骨，又可引诸药下行，共为佐药。诸药相合，共奏搜风顺气，润燥通便，补益肝肾之功。

8. 消渴[①]方（《丹溪心法》） 胃热消渴。

【歌诀】

消渴方中花粉连　藕汁地汁牛乳研

或加姜蜜为膏服　　泻火生津益血痊

【注释】①消渴：病证名。泛指以多饮、多食、多尿为主要症状的病证。又有上消、中消、下消之分。如渴而多饮为上消，是肺热；多食善饥为中消，是胃热；渴而小便多兼有脂膏为下消，是肾有虚热。

【组成】天花粉末　黄连末　藕汁　生地黄汁　牛乳（原书未著剂量）

【用法】将花粉末、黄连末和入藕汁、生地黄汁、牛乳中调匀服。或再加入生姜汁、蜂蜜做成膏，噙化（即将膏含在口中）。

【功用】泻火生津，益血润燥。

【主治】胃热消渴。症见善消水谷，多食易饥，口渴欲饮等。

【方析】胃热消渴为本方的主证。故方中用苦寒的黄连清泻胃热，又泻心火；天花粉甘寒，生津止渴，清热润燥，共为君药。生地黄滋阴清热，尤善滋肾水；藕汁降火生津；牛乳补血润燥，共为臣药。或加入生姜汁和胃降逆，鼓舞胃气；蜂蜜清热润燥，且可调和诸药，有佐使之用。诸药合用，泻火生津，益血润燥，使胃热得清，消渴得解。

9. 白茯苓丸 （《太平圣惠方》）　肾消①。

【歌诀】

白茯苓丸治肾消　　花粉黄连草藓调

二参熟地覆盆子　　石斛蛇床腺胵②要

【注释】①肾消：即下消。多因肾水亏竭，蒸化失常所致。症见腰脚无力，饮一溲二，溲似淋浊，如膏如油等。

②腺胵：腺（pí），音皮；胵（chī），音吃。鸡腺胵，即鸡内金。

【组成】白茯苓　天花粉　黄连　草藓　人参　玄参　熟地黄　覆盆子各一两　石斛　蛇床子各七钱五分　鸡腺胵（即鸡内金）三十具，微炒

【用法】上11药共研细末，和白蜜做成丸药，如梧桐子大，每服三十丸，用磁石煎汤送下。

【功用】补肾清热，生津润燥。

【主治】肾消。症见两腿渐细，腿脚无力，口渴多饮，小便频数，尿浑如膏脂，味甘等。

【方析】本方证乃因胃热失治，灼伤阴津，肾阴耗伤，蒸化失

常所致，故肾阴亏虚，胃有积热为本方的主证。方中熟地黄滋补肾阴；白茯苓补脾益胃，助脾健运，使阴津生化有源，且又淡渗利湿，导热从小便去，二药共为君药。玄参助熟地黄滋补肾阴，并清虚热；石斛甘寒，养胃阴，生津液，滋肾阴，清虚热；黄连清胃热，天花粉能清热生津止渴，共为臣药。人参益气补脾，生津止渴；草薢清热利湿去浊；覆盆子益肾固精缩尿；蛇床子温肾壮阳，以助气化；鸡内金运脾健胃，消食除热，且止小便数，共为佐药。用磁石煎汤送下，取其性重坠，引诸药入肾，补肾益精，有佐使之用。

10. 猪肾荠苨[1]汤（《备急千金要方》） 解毒治肾消。

【歌诀】

猪肾荠苨参茯神　知芩葛草石膏因

磁石天花同黑豆　强中[2]消渴此方珍

【注释】 ①荠苨：即甜桔梗，又名杏叶沙参。

②强中：指阴茎挺举，不交而精自流出。此多因误服、久服壮阳的金石药，热毒积在肾内，消灼肾阴，造成消渴并见强中。

【组成】 猪肾—具　荠苨　石膏各三两　人参　茯神　知母　黄芩　葛根　甘草　磁石　天花粉各二两　黑大豆—升

【用法】 上12味药，用水先煮猪肾、黑大豆取汁，用汁煎诸药，分三次服。

【功用】 补肾生津，泻火解毒。

【主治】 肾消强中。症见小便频数，唇焦口渴，多饮，并见强中，或发痈疽等。

【方析】 本方证多因久服壮阳的金石药，热毒积在肾中，消灼肾阴所致，故肾阴耗伤，热毒蕴积为本方的主证。方中用猪肾、黑大豆补肾益阴；荠苨甘寒，解毒生津，与黑大豆相配，能解金石药的热毒，三药共为君药。葛根、天花粉清热生津止渴；磁石补肾益精潜阳；石膏、黄芩、知母清热泻火，知母又能滋阴润燥，共为臣药。人参、茯神、甘草益气健脾，安神定志，共为佐药。甘草兼可调和诸药，共为佐使药之用。诸药相配，有补肾生津，解毒泻火之功。

11. 地黄饮子（《易简方》） 消渴烦躁。

【歌诀】

地黄饮子参芪草　二地二冬枇斛参

泽泻枳实疏二腑^①　躁烦消渴血枯含

【注释】①二腑：即指大肠和膀胱二腑。

【组成】人参　黄芪　炙甘草　生地黄　熟地黄　天冬　麦冬　枇杷叶　石斛　泽泻　枳实各等分

【用法】上11药共研粗末，每次用9g，水煎服。或作汤剂，水煎服。

【功用】滋阴补血，除烦止渴。

【主治】消渴。症见咽干口渴，多饮，烦躁，面赤，小便频数量多等。

【方析】本方消渴乃因阴虚血枯有火所致。故阴虚有火、血枯为本方的主证。方中生地黄、熟地黄滋阴养血以润燥，生地黄又可清热，共为君药。天冬、麦冬、石斛滋养肾胃之阴，且又清热，共为臣药。人参、黄芪、炙甘草益气补脾，使阴血生化有源，补气以生血，气旺能生津；枇杷叶清降肺胃之热；泽泻疏利膀胱；枳实疏利大肠，使火热从下而去。诸药合用，使阴血得补，内热得清，则烦躁消渴可除。

12. 酥^①蜜膏酒（《备急千金要方》）气乏声嘶^②

【歌诀】

酥蜜膏酒用饴糖　二汁百部及生姜

杏枣补脾兼润肺　声嘶气乏酒喝尝

【注释】①酥：指牛羊奶所熬之油，有润燥调营的作用。

②声嘶：即声音哑。

【组成】酥　白蜜　饴糖　百部汁　生姜汁　杏仁研　枣肉各一升

【用法】上药用微火缓缓煎熬如膏，每次用酒细细咽下方寸匕（一汤匙）。

【功用】补脾润肺。

【主治】阴虚肺燥证。症见气短乏力，声音嘶哑，咽喉干燥，或见咳喘，吐涎沫等。

【方析】本方证乃因脾肺气虚，肺阴不足，肺失清肃所致，故肺燥阴不足为本方的主证。脾气虚为本方的兼证。方中以酥、蜜为君药，补脾润肺燥。百部、杏仁润肺止咳，宣利肺气；饴糖润肺止咳，补脾益气，使气阴生化有源，共为臣药。姜汁、大枣调补脾胃，以培土生金，生姜汁且又散寒化痰饮，使润肺补脾不敛邪，合为佐药。诸药合用，使肺气阴得补，肺得濡润，宣降正常，则声嘶气怯可愈。用酒辛散温行，能助药力上行于胸膈之间，又使滋补不腻。

按：《外台秘要》所载方中尚有橘皮末。原治肺虚寒，又受厉风所伤失治，导致阴虚肺燥，气乏声嘶之证。

13. 清燥汤（《脾胃论》）燥金受湿热之邪。

【歌诀】

清燥二术与黄芪　参苓连柏草陈皮

猪泽升柴五味曲　麦冬归地痿①方推

【注释】 ①痿：以四肢软弱无力为主症，尤其以下肢痿软瘫痪，足不能行为多见，故亦称"痿躄"。

【组成】 苍术一钱　白术五分　黄芪一钱半　人参　白茯苓　升麻各三分　黄连　黄柏　柴胡各一分　炙甘草　猪苓　神曲　麦冬　当归身　生地黄各二分　陈皮　泽泻各五分　五味子九粒

【用法】 上18味药，共研粗末，每次用15g，水煎服。

【功用】 清肺润燥，健脾祛湿。

【主治】 痿躄证属湿热伤肺，金不生水者。症见痿躄喘促，胸满少食，色白毛败，头眩体重，口渴便秘等。

【方析】 湿热之邪，熏灼肺金，肺热叶痿，肺失清肃，金不生水，故肾阴亏虚（肾主骨，肝主筋），而致痿躄诸证。故肺伤而燥，金不生水为本方的主证。胸满少食，头眩体重，口渴，为湿热内停之兼证。经曰："治痿独取阳明"。方中麦冬甘寒，滋养肺胃之阴，兼清肺热；黄芪补脾气益肺气，以培土生金，使金能生水，共为君药。生地黄、当归滋阴养血，以补肝肾；五味子益气生津保肺，又能下滋肾水；黄连、黄柏清热燥湿；人参大补元气，益脾肺，以资生化之源，共为臣药。苍术、白术健脾燥湿，以助脾运；茯苓、猪苓、泽泻利湿清热，导湿热之邪从小便去；升麻、柴胡以升清气，清阳升则浊阴降，兼可清热；陈皮理气健脾燥湿；神曲消食化滞，共为佐药。炙甘草补中调药为佐使药。诸药相配，使肺中湿热得清，肺燥得润，清肃得复，肾水得滋，诸症可除。

按：本方主要是治腰以下痿软瘫痪不能动，行走不正的痿证。

其病机为湿热伤肺，肺肾之阴津受损。

增　辑

1. 沙参麦冬饮（《温病条辨》）　秋燥伤肺。

【歌诀】

沙参麦冬饮豆桑　玉竹甘花共合方

秋燥耗伤肺胃液　苔光干咳此堪尝

【组成】　沙参_{三钱}　生扁豆_{一钱五分}　冬桑叶_{一钱五分}　玉竹_{二钱}　生甘草_{一钱}　天花粉_{一钱五分}　麦冬_{三钱}

【用法】　上7药水煎，分两次服。久热久咳者，加地骨皮9g。

【功用】　清养肺胃，生津润燥。

【主治】　秋燥伤肺，肺胃阴伤证。症见咽干口燥，或身热，或干咳，舌红少苔，脉细数等。

【方析】　燥伤肺胃阴津，邪少虚多为本方的主证，即外邪已解，燥热不甚，以肺胃津伤为主。故方中用甘寒入肺胃经的沙参、麦冬为君药，以清肺热，养肺阴，且养胃阴，生津液。桑叶质轻性寒，清宣肺中燥热；天花粉、玉竹滋养肺胃之阴，清热生津止渴，共为臣药。白扁豆益气健脾，培土生金，为佐药。甘草和中调药，为佐使药之用。诸药相配，共奏清养肺胃，生津润燥之功。

2. 清燥救肺汤（《医门法律》）　滋燥清火。

【歌诀】

清燥救肺参草杷　石膏胶杏麦芝麻

经霜收下干桑叶　解郁滋干效可夸

【组成】　人参_{七分}　甘草_{一钱}　枇杷叶_{一片}　煅石膏_{二钱五分}　阿胶_{八分}　杏仁_{七分}　麦冬_{一钱二分}　黑芝麻_{一钱}　桑叶_{经霜者三钱}

【用法】　水煎，分二、三次热服。

【功用】　清燥润肺。

【主治】　温燥伤肺证。症见头痛身热，干咳无痰，气逆而喘，咽喉干燥，口渴鼻燥，心烦，胸膈满闷，舌干少苔，脉虚大而数。

【方析】　温燥伤肺为本方的主证。气阴两伤为本方兼证。故方中以桑叶为君，清宣肺中燥热。石膏助君清肺经之热；麦冬甘寒，养阴润肺，以补燥热所伤之阴津，共为臣药。阿胶、黑芝麻助麦冬养阴润肺；杏仁、枇杷叶降泄肺气，使肺气肃降有权；因燥热伤肺，致气阴两伤，又用人参、甘草益气补中，使土旺金生，肺气自旺。诸药相伍，使燥热得宣散，肺郁得解除，气阴得恢复，共奏清燥救肺之功。

按：本方适用于温燥伤肺，气阴两伤之证。若是外感凉燥，切勿误用。

3. 琼玉膏（《洪氏集验方》） 干咳。

【歌诀】

琼玉膏中生地黄　参苓白蜜炼膏尝

肺枯[1]干咳虚劳症　金水相滋[2]效倍彰

【注释】 [1]肺枯：即指肺阴津亏虚，肺失濡润。

[2]金水相滋：金指肺，水指肾。根据五行学说，肺金和肾水是母子关系，两者在生理上互相资生，又称"金水相生"。

【组成】 生地黄十六斤　人参二十四两　茯苓四十八两　白蜜十斤

【用法】 上4味药，地黄取自然汁，捣时不得用铁器，入白蜜炼稠，再将人参、茯苓研细末，与蜜和匀，装入瓷罐封好，每晨二匙，温酒化服，不饮酒者白汤化之。

【功用】 滋阴润肺，益气补脾。

【主治】 肺肾阴亏证。症见干咳无痰，口干咽燥，甚则咳血，肌肉消瘦，气短乏力等。

【方析】 本方主治之虚劳即肺肾阴亏，而以肺阴亏损为主。由于肺肾阴亏，虚火灼津，而致肺枯干咳，故肺肾阴亏为本方的主证。脾气虚弱为本方的兼证。咳血为本方的次要症状。方中用甘寒之生地黄滋肾壮水，且清虚火，为君药。白蜜养肺润燥，为臣药。二药合用，有金水相生之义，壮水制火之功。人参、茯苓益气补脾，可使土旺金生，共为佐药。四药相配，滋肾润肺，培土生金，金水相生，对肺枯干咳疗效显著。

4. 黄连阿胶汤（《伤寒论》） 热伤少阴[1]。

【歌诀】

黄连阿胶鸡子黄　芍药黄芩合自良

更有驻车归醋用　连胶姜炭痢阴伤

【注释】 [1]少阴：即足少阴肾。肾阴为热邪所伤而致亏虚。

【组成】 黄连四两　阿胶三两　鸡子黄二枚　芍药二两　黄芩二两

【用法】 上5药，宜先煎黄连、黄芩、芍药，然后去滓，放入阿胶烊化，再放鸡子黄，搅令相得。

【功用】 滋肾阴，清心火。

【主治】 热伤肾阴，心火偏盛证。症见心烦，失眠，舌红绛，苔黄，脉细数等。

【方析】 肾阴不足，心火亢盛均为本方的主证。故方中用阿胶滋阴养血；黄连直泻心火，共为君药。芍药、鸡子黄助阿胶滋阴补血；黄芩助黄连泻火除烦，共为臣药。五药相合，有滋阴补血，泻火除烦之效。

【附方】 驻车丸（《备急千金要方》）黄连六两　干姜二两　当归　阿胶各三两

用法：除阿胶外均研成细末，再用醋八合烊化阿胶，与药末和匀作丸，如大豆许，每服三十丸，米汤或温开水送下。

功用：寒热并调，养阴补血。

主治：冷痢肠滑，下利脓血，日夜无节，痢久伤阴。

按：方中当归、阿胶滋阴养血；黄连清热而坚肠；干姜温中和血；醋酸收止痢，故对久痢阴伤有热者，更为合适。

5. 滋肾通关丸（《兰室秘藏》）癃闭①。

【歌诀】

滋肾通关桂柏知　溺癃不渴下焦医

大补阴丸除肉桂　地龟猪髓合之宜

【注释】 ①癃闭：癃（lóng），音龙。癃闭，即指排尿困难，点滴而下，甚则闭塞不通的病证。又名癃。

【组成】 肉桂五分　黄柏酒炒　知母酒炒各一两

【用法】 上3药共研细末，水泛为丸，如梧桐子大，每服100丸，空腹白汤送下。

【功用】 滋肾通关，降火燥湿。

【主治】 湿热蕴结膀胱，耗伤肾阴证。症见小便癃闭，点滴而下，甚则不通，口不渴等。

【方析】 湿热蕴结下焦，肾阴亏虚为本方的主证。肾阳不足，气化失常为本方的兼证。故方中用苦寒质润之知母以滋润肾阴，又能降火；黄柏苦寒，泻下焦湿热而坚阴，二药共用，滋阴降火、清热燥湿之力尤强，为君药。配少许肉桂以温养命门真阳，蒸水化气，使小便通利，为佐药。三药合用，使下焦湿热得清，肾阴得补，气化正常，癃闭自除。

【附方】 大补阴丸（《丹溪心法》） 知母四两　黄柏四两　熟地黄六两　龟甲六两　猪脊髓

用法：为末，猪脊髓蜜丸，服七十丸，空腹淡盐水送服。

功用：滋阴降火。

主治：肝肾阴虚，虚火上炎。症见骨蒸潮热，盗汗遗精，咳嗽咳血，心烦易怒，足膝疼热或痿软，舌红少苔，尺脉数而有力。

按：本方乃滋肾通关丸除去肉桂，加熟地黄、龟甲、猪脊髓、蜂蜜而成。方中熟地黄、龟甲滋补肾阴，潜阳降火；猪脊髓、蜂蜜均为血肉甘润之品，以填补精髓养阴；知母、黄柏用量亦大，故其滋阴降火之力较滋肾通关丸强，更适用于阴虚火旺之证。

6. 增液^①汤（《温病条辨》） 温热便秘^②。

【歌诀】

增液汤中参地冬　鲜乌或入润肠通
黄龙汤用大承气^③　甘桔参归妙不同

【注释】 ①增液：本方有滋阴增液润燥之功，故名之。

②温热便秘：即指温热病的便秘。乃因温热邪气损伤津液，不能濡润大肠，无水舟停所致。

③大承气：即指大承气汤。由大黄、芒硝、枳实、厚朴组成。

【组成】 玄参一两　细生地八钱　麦冬连心八钱

【用法】 水煎服。

【功用】 增液润燥。

【主治】 阳明温病，津亏便秘。症见大便秘结，口渴，舌干红，脉细数或沉细无力等。

【方析】 津液不足，大便秘结为本方主证。故方中重用玄参为君药，其咸苦寒，以滋阴生津，润燥滑肠。麦冬、生地黄皆甘寒滋润养阴之品，助君药增液润燥，共为臣药。三药合用，养阴增液，润燥通便，兼可清热，以"增水行舟"。

按：本方所治之大便秘结，为热邪伤津，无水舟停所致。若便秘甚者，可加鲜何首乌一两，以增强养血润肠通便之功。

【附方】 黄龙汤（《伤寒六书》） 大黄　芒硝　厚朴　枳实　甘草　人参　当归（原书不著分量）

用法：先加生姜3片、大枣2枚，水煎，煎之后，再入桔梗一撮煎，温服。

功用：泻热通便，补气益血。

主治：里热实证而见气血虚弱。症见下利清水，色纯青（即热结旁流），或大便秘结，脘腹胀满，腹痛拒按，身热口渴，神倦少气，谵语，甚或循衣撮空，神昏肢厥，口舌干燥，舌苔焦黄或焦黑，脉虚等。

按：本方用大承气汤泻下热结，荡涤胃肠实热积滞；人参、甘草益气；当归补血；生姜、大枣调补脾胃，使气血生化有源。再加少量桔梗意在开宣肺气，以通肠腑（肺与大肠相表里），诸药合用，而成攻下扶正之剂。

十五、泻 火 之 剂

泻火之剂，即清热剂。是以清热药物为主组成的方剂，用于治疗里热证。热，随其程度不同有温、热、火之分，温盛为热，热极为火。里热证成因有外感、内伤两方面；有病因、病位、病情的差异。根据"热者寒之，温者清之"（《素问·至真要大论》）的原则，清热剂分为清气分热、清脏腑热、清营凉血、清热解毒、气血两清、清虚热等六类，应用时需分清虚实，辨明脏腑。

1. 黄连解毒汤（《备急千金要方》） 三焦实热。

【歌诀】

黄连解毒汤四味　黄柏黄芩栀子备

躁狂大热呕不眠　吐衄[①]斑黄[②]均可使

若云三黄石膏汤　再加麻黄及淡豉

此为伤寒温毒盛　三焦表里相兼治

栀子金花加大黄　润肠泻热真堪倚[③]

【注释】 ①吐衄：吐，即吐血。衄（nù），音女，去声。即鼻孔出血。

②斑黄：斑，即发斑，指血溢肌肤形成的瘀斑。黄，即黄疸。

③倚：倚（yǐ），音乙。即倚重。

【组成】 黄连三两　黄芩　黄柏各二两　栀子十四枚

【用法】 水煎服。

【功用】 泻火解毒。

【主治】 一切实热火毒，三焦热盛证。症见大热烦躁，口燥咽干，错语，不眠；或热病吐血，衄血；或热甚发斑，身热下痢，湿热黄疸；外科痈疽疔毒；小便黄赤，舌红苔黄，脉数有力。

【方析】 实热火毒，三焦热盛为本方主证。热毒内盛，迫血妄行致吐衄发斑，热扰心神致错语不眠为本方的次要症状。方用黄连泻心火兼泻中焦之火，为君药。黄芩泻肺及上焦之火，黄柏泻下焦之火，栀子泻三焦之火导热下行，共为臣药。

【附方】 栀子金花丸（《医方集解》） 本方即黄连解毒汤加大黄而成。研细末做成水丸，每次服6g。

功用：泻热润肠通便。

主治：三焦实热，大便不通。

按：黄连解毒汤为热毒壅盛三焦而设。加麻黄、淡豆豉为三黄石膏汤，以解表透邪，表里双解。加大黄为栀子金花丸，以加强泻火之功，使热从大便而出。

2. 附子泻心汤（《伤寒论》） 伤寒痞[①]满。

【歌诀】

附子泻心用三黄　寒加热药以维阳[②]

痞乃热邪寒药治　恶寒加附治相当

大黄附子汤同意　温药下之妙异常

【注释】 ①痞：痞塞不通。

②维阳：维，维系。维阳当解为助阳。

【组成】 大黄二两　黄连　黄芩各一两　附子一两

【用法】 上4味，切三味，以麻沸汤二升渍之，须臾绞去滓，内附子汁，分温再服。

【功用】 泻热除痞，助阳固表。

【主治】 热痞兼表阳虚证。症见心下痞塞不通，按之柔软不痛，心下或胸中烦热，口渴，而后恶寒汗出，苔黄，关脉浮盛。

【方析】 无形邪热结于心下（胃脘部），气滞不通致心下痞为本方主证。表阳虚，恶寒汗出为兼证。主用大黄、黄连、黄芩苦寒清热泻火而消痞，原用麻沸汤浸服，取其轻清之气主清在上之热，为君药。附子辛热醇厚，温经扶阳，原为煎取浓汤后兑入前药，取其药味醇厚以趋下，为佐药。诸药配合，分途施治，治寒不碍热，治热不妨寒，各奏其功。

【附方】 大黄附子汤（《金匮要略》） 大黄_{三两} 附子_{二两} 细辛_{一两}，上3味，以水五升，煮取二升，分温三服；若强人煮取二升半，分温三服。服后如人行四五里，进一服。

功用：温里散寒，通便止痛。

主治：寒积实证。症见腹痛便秘，胁下偏痛，发热，手足厥逆，脉紧弦。

按：附子泻心汤治伤寒心下痞，上承《伤寒论》第154条，该条当有心下痞见症及舌脉；兼见恶寒汗出，非表邪，实为阳虚腠理不密所致。大黄附子汤用以治疗虚寒积滞相并，既用苦寒的大黄泻结，又用辛热的附子、细辛散寒，与附子泻心汤均属寒热并用之法。附子泻心汤主在清法，本方主在下法，与单纯苦寒攻下不同。

3. 半夏泻心汤（《伤寒论》） 误下虚痞。

【歌诀】

半夏泻心黄连芩　干姜甘草与人参

大枣和^①之治虚痞　法在降阳而和阴

【注释】 ①和：调和，即调和诸药。

【组成】 半夏_{三两} 黄连_{一两} 黄芩　干姜　炙甘草　人参_{各二两}大枣_{四枚}

【用法】 水煎，分三次服。

【功用】 散结消痞，益气和中。

【主治】 误下虚痞。症见心下痞满不痛，或干呕，或呕吐，肠鸣下利，舌苔薄黄而腻，脉弦数。

【方析】 因误下，中阳受损，邪热入里，寒热互结于心下，故寒热互结之痞证为本方主证。脾胃之气被伤，中焦升降失常，故呕吐、下利，为本方的次要症状。方用黄芩、黄连苦寒泄热，为君药。干姜、半夏辛温散结，降逆止呕，共为臣药。君臣药相配，辛开苦降，寒热并用，善消心下痞满。人参、炙甘草、大枣益气和中为佐药。

4. 白虎汤 (《伤寒论》) 肺胃实热。

【歌诀】

白虎汤用石膏偎　知母甘草粳米陪

亦有加入人参者　躁烦热渴舌生苔

【组成】　石膏一斤　知母六两　炙甘草二两　粳米六合

【用法】　上4味，水煮米熟，汤成去滓，分三次服。

【功用】　清热生津。

【主治】　阳明经热盛证（或气分热盛证）。症见壮热面赤，烦渴引饮，大汗恶热，苔黄，脉洪大有力，或滑数。

【方析】　壮热、大汗、渴饮、脉洪大为本方主证，属阳明经热盛（或气分热盛）。方用石膏辛甘大寒，专清肺胃邪热，解肌透热，生津止渴，为君药。臣以知母苦寒质润，助石膏清气分实热，并治已伤之阴。粳米、甘草益胃护津，防止石膏大寒伤中，为佐药。

【附方】　白虎加人参汤（《伤寒论》）　石膏一斤　知母六两　炙甘草二两粳米六合　人参三两，水煎服。

功用：清热益气生津。

主治：阳明气分热盛，但汗多而脉大无力，气津两伤之证；及暑病气津两伤，症见汗出背微恶寒，身热而渴等。

5. 竹叶石膏汤 (《伤寒论》) 肺胃虚热。

【歌诀】

竹叶石膏汤人参　麦冬半夏竹叶灵

甘草生姜兼粳米　暑烦热渴脉虚寻①

【注释】　①寻：找，搜求，引申为选用。

【组成】　竹叶二把　石膏一斤　制半夏半升　麦冬一升　人参二两甘草二两　粳米半升

【用法】　加姜煎，以水一斗，煮取六升，去滓，内粳米，煮米熟汤成，去米，温服一升，日三服。

【功用】　清热生津，益气和胃。

【主治】　伤寒、温病、暑病之后，余热未清，气津两伤证。症见身热多汗，心胸烦闷，气逆欲呕，口干喜饮，或虚烦不寐，虚羸少气，脉虚数，舌红苔少。

【方析】 热病后期，余热未清，气津两伤为本方主证。心胸烦闷，气逆欲呕，虚烦不寐，均为次要症状。方用石膏、竹叶清阳明余热而除烦，为君药。人参、麦冬益气生津为臣。半夏、生姜降逆止呕为佐。甘草、粳米和中养胃为使药。

注：原方无生姜。

6. 升阳散火汤 (《脾胃论》) 火郁。

【歌诀】

升阳散火葛升柴　羌独防风参芍侪①

生炙二草加姜枣　阳经火郁发之佳

【注释】 ①侪：侪（chái），音柴。同辈。

【组成】 葛根　升麻　羌活　独活　人参　白芍各五钱　柴胡八钱 生甘草二钱　炙甘草三钱　防风二钱半

【用法】 加生姜、大枣，水煎服。

【功用】 升脾胃阳气，散中焦郁火。

【主治】 胃虚阳遏，火郁脾土证。症见四肢发热，肌热，骨髓中热，热如火燎，扪之烙手。

【方析】 阳经火郁为本方主证。方用柴胡以散少阳之火为君。臣以升麻、葛根发散阳明之火；羌活、防风发散太阳之火；独活发散少阴之火；均为味薄气轻，上行升散之药，使三焦舒畅，阳气升腾，火郁得解。佐以人参、生炙甘草益气健脾，兼清热解毒；白芍敛阴清热；姜、枣调和脾胃，酸敛甘缓，散中有收。

7. 凉膈散 (《太平惠民和剂局方》) 膈上实热。

【歌诀】

凉膈硝黄栀子翘　黄芩甘草薄荷饶

竹叶蜜煎疗膈上　中焦燥实服之消

【组成】 芒硝　大黄　炙甘草各二十两　黄芩　薄荷　栀子各十两 连翘四十两

【用法】 为末，每服6g，入竹叶7片、白蜜少许，水煎，去滓，食后温服；小儿可服1.5g，随岁数加减服之。

【功用】 泻火通便。

【主治】 上中二焦热邪炽盛证。症见烦躁口渴，面赤唇焦，口舌生疮，胸膈烦热，咽痛吐衄，便秘溲赤，舌边红，苔黄，脉数；

及小儿急惊，痘疮黑陷等。

【方析】 上中二焦热邪炽盛为本方主证。胃火发斑，小儿急惊、痘疮黑陷均为兼证。方中连翘清热解毒，轻清上浮，用量独重为君。臣以黄芩清心肺郁热；栀子通泻三焦之火，引热下行；薄荷、竹叶清疏心胸之热。佐以大黄、芒硝荡涤结热，导热从下而解。甘草与硝、黄同用，即调胃承气汤，加白蜜缓和峻下，以泻代清，为使药。全方使上焦之热从外而清，中焦之实由下而泻。

8. 清心莲子饮（《太平惠民和剂局方》） 心火淋渴。

【歌诀】

清心莲子石莲参　地骨柴胡赤茯苓

芪草麦冬车前子　躁烦消渴及崩淋

【组成】 石莲子　人参　赤茯苓　炙黄芪各七钱半　地骨皮　柴胡　炙甘草　麦冬　车前子各五钱

【用法】 为末，每服9g，水中沉冷，空腹温服。

【功用】 清心火，益气阴，止淋浊。

【主治】 心火偏旺，气阴两虚，湿热下注。症见遗精淋浊，血崩带下，遇劳则发；肾阴不足，则口舌干燥，烦躁发热。

【方析】 心火偏旺，气阴不足为本方主证。心肾不交，虚火内动，膀胱复有湿热为本方兼证。方用石莲子清心火，人参益气生津，共为君药；臣以地骨皮清泄虚热，黄芪补益阳气，助君药泻火益气。佐以柴胡散肝胆相火；麦冬清心肺之火；茯苓、车前子利下焦湿热；炙甘草和中调和药性，为佐使药。全方虚实兼顾，使气阴恢复，心火清宁，心肾交通，湿热分消，诸症自除。

注：原方含黄芩清热泻火；一方，加远志、石菖蒲（各一钱）。发热，加柴胡、薄荷。

9. 甘露饮（《太平惠民和剂局方》） 胃中湿热。

【歌诀】

甘露两地与茵陈　芩枳枇杷石斛伦

甘草二冬平胃热　桂苓犀角可加均

【组成】 生地　熟地　茵陈　黄芩　枳壳　枇杷叶　石斛　炙甘草　天冬　麦冬各等分

【用法】 水煎服。

【功用】 滋阴降火，清热利湿。

【主治】 胃肾阴虚，胃中湿热上蒸证。症见口臭喉疮，齿根宣露，及吐衄齿龈出血等。

【方析】 胃肾二经虚热为本方主证。湿热上蒸为兼证。方中生地黄、熟地黄补益胃肾之阴为君。天冬、麦冬、甘草、石斛滋阴清虚热为臣。佐以茵陈、黄芩清热祛湿，平肝泻热；枇杷叶、枳壳降上行之气。若本方加肉桂、茯苓，增强利尿作用，导湿热从下而去，名"桂苓甘露饮"；亦可加犀角（水牛角代）凉心泻肝，增强清热解毒作用（《普济本事方》）。

【附方】（1）河间桂苓甘露饮（《宣明论方》）滑石四两　石膏　寒水石　甘草各二两　白术　茯苓　泽泻各一两　猪苓　肉桂各五钱，为末，每服9g，温汤调，新汲水亦得，生姜汤尤良。小儿每服3g。

功用：清热降火，化气利水。

主治：中暑受湿。症见烦渴引饮，头痛，湿热便秘。

（2）子和桂苓甘露饮（《儒门事亲》）滑石　石膏　寒水石　白术　茯苓　泽泻　人参　干葛各一两　甘草二两　藿香五钱　木香一分，为末，每服9g。

功用：清热降逆，化气利水。

主治：伏暑烦渴，脉虚水逆。

按：《局方》甘露饮用二地二冬四味润药培育阴液以治阴虚失濡；河间桂苓甘露饮用滑石、石膏、寒水石三味石药清热镇降以治火气燔蒸，并用茯苓、猪苓、泽泻等渗利水湿，肉桂化气行水，镇、清、通、化合而为方；子和桂苓甘露饮去猪苓，减三石一半，加人参、干葛、藿香、木香，加强补虚降逆以治伏暑脉虚水逆。

10. 清胃散（《兰室秘藏》）胃火牙痛。

【歌诀】

清胃散用升麻连　当归生地牡丹全

或益石膏平胃热　口疮吐衄及牙宣

【组成】升麻一钱　黄连　当归　生地各三分　丹皮五分

【用法】水煎，去滓，放冷服之。

【功用】清胃凉血。

【主治】胃火牙痛之胃有积热证。症见牙痛牵引头痛，面颊发热，其齿恶热喜冷；或牙龈溃烂；或牙宣出血；或唇舌颊腮肿痛；口气热臭，口舌干燥，舌红苔黄，脉滑大而数。

【方析】 胃有积热为本方主证。方中黄连苦寒泻火，清心胃积热为君。臣以生地黄凉血滋阴，牡丹皮凉血散瘀。佐以当归养血和血，消肿止痛。使以升麻升散火毒，引诸药达阳明经。若胃中热盛，可再加石膏清热。

11. 泻黄散 (《小儿药证直诀》) 胃热口疮。

【歌诀】

泻黄甘草与防风　石膏栀子藿香充

炒香蜜酒调和服　胃热口疮并见功

【组成】 甘草三两　防风四两　石膏五钱　栀子一钱　藿香七钱

【用法】 为末，与蜜酒微炒香，每服3～6g，水煎温服。

【功用】 泻脾胃伏火。

【主治】 脾胃伏火证。症见口燥唇干，口疮口臭，烦热易饥，舌红脉数，及脾热弄舌等。

【方析】 脾胃伏火为本方主证。方以石膏清胃热，泻脾经伏火；栀子清利三焦，使热从小便出，共为君药。臣以防风疏散郁火。佐以藿香芳香醒脾，理气和中，助防风疏散脾火。使以生甘草泻火解毒，调和诸药。蜜酒炒者，取其疏散和中之意。

按：本方与清胃散均可清胃火，但本方泻脾胃伏火，主要用于脾热弄舌；清胃散则清胃凉血，主要用于胃火牙痛及牙宣出血。

12. 钱乙泻黄散 (《证治准绳》) 脾胃郁火。

【歌诀】

钱乙泻黄升防芷　芩夏石斛同甘枳

亦治胃热及口疮　火郁发之斯为美

【组成】 升麻　防风　白芷　黄芩　枳壳各一钱半　半夏一钱　石斛一钱二分　甘草七分

【用法】 加生姜3片，水煎服。

【功用】 发散脾胃郁火。

【主治】 脾胃风热郁火证。症见口唇燥裂，或生口疮。

【方析】 脾胃风热郁火为本方主证。方用升麻、白芷散胃经风热，防风祛风而散脾火，为君。臣以黄芩泻中上二焦之热；枳壳利中上二焦之气；石斛清热养胃；甘草泻脾火。佐以半夏、生姜调和胃气。

按：本方原名泻黄饮，为王肯堂所制，钱乙泻黄散又名"泻脾散"，即前一方泻黄散，原书有误，今校正之。

13. 泻白散（《小儿药证直诀》） 肺火。

【歌诀】

泻白桑皮地骨皮　甘草粳米四般宜

参茯知芩皆可入　肺炎喘嗽此方施

【组成】 桑白皮　地骨皮各一两　甘草一钱　粳米三钱

【用法】 水煎，食前服。

【功用】 泻肺清热，平喘止咳。

【主治】 肺热气壅证。症见咳嗽或喘，皮肤蒸热，日晡尤盛，舌红苔黄，脉细数。

【方析】 肺有伏火，肺气壅盛为本方主证。方中桑白皮清肺化痰，泻肺平喘为君。臣以地骨皮清肺中伏火，并除虚热，与君药相合加强清肺平喘之功。佐以粳米、甘草和中益气，培土生金。

【附方】（1）加减泻白散（《医学发明》） 桑白皮一两　地骨皮七钱　甘草　陈皮　青皮　五味子　人参各五钱　茯苓三钱，水煎服。

功用：泻肺清热，平喘止咳，益胃止呕。

主治：肺热咳嗽，喘急呕吐。

（2）加减泻白散（《卫生宝鉴》） 桑白皮一两　知母　陈皮　桔梗　地骨皮各五钱　青皮　甘草　黄芩各三钱，水煎服。

功用：泻肺清热，平喘止咳，行气利膈。

主治：咳嗽气喘，烦热口渴，胸膈不利。

14. 泻青丸（《小儿药证直诀》） 肝火。

【歌诀】

泻青丸用龙胆栀　下行泻火大黄资

羌防升上芎归润　火郁肝经用此宜

【组成】 龙胆草　山栀　大黄　羌活　防风　当归　川芎各等分

【用法】 为末，和蜜为丸，每服9g，小儿酌减，竹叶煎汤同砂糖化下；或水煎服。

【功用】 清肝泻火。

【主治】 肝火郁结证。症见不能安卧，烦躁易怒，目赤肿痛，尿赤便秘，脉洪实；及小儿急惊，热盛抽搐。

【方析】 肝火郁结为本方主证。方用龙胆草泻肝胆实火为君。大黄泻热通便，栀子清三焦利小便，助君药引热从二便而出为臣。羌活、防风辛散祛风，顺肝木之条达，取"火郁发之"之意。川芎活血散风，疏解肝郁，当归养血柔肝，共为佐药。蜂蜜、砂糖调和诸药为使。

15. 龙胆泻肝汤（《医方集解》引《局方》） 肝经湿热。

【歌诀】

龙胆泻肝栀芩柴　生地车前泽泻偕

木通甘草当归合　肝经湿热力能排

【组成】 龙胆草　生地　车前子各三钱　栀子　黄芩　柴胡　泽泻　当归各二钱　木通　甘草各一钱

【用法】 水煎服。

【功用】 泻肝胆实火，清下焦湿热。

【主治】 肝胆实火上扰证，症见头痛目赤，胁痛口苦，耳聋耳肿。也可用于治疗湿热下注证，症见阴肿阴痒，筋痿阴汗，小便淋浊，妇女湿热带下。

【方析】 肝胆实火炽盛为本方主证。阴肿阴痒，筋痿阴汗，小便淋浊，妇女湿热带下为兼湿热下注之证。方以龙胆草泻肝胆实火，除下焦湿热为君。黄芩清热燥湿；栀子泻三焦火，利尿除湿，共为臣。泽泻、木通、车前子清热利湿，使邪有出路；生地黄滋阴生津；当归、柴胡养血疏肝，共为佐药。使以甘草调和诸药。

16. 当归龙荟丸（《宣明论方》） 肝火。

【歌诀】

当归龙荟用四黄　龙胆芦荟木麝香

黑栀青黛姜汤下　一切肝火尽能攘①

【注释】 ①攘：攘（rǎng），音嚷。排除，抵御。

【组成】 当归　龙胆草　黄连　黄柏　黄芩　栀子各一两　大黄　芦荟　青黛各半两　木香二钱　麝香半钱

【用法】 共研细末，白蜜和丸如小豆大，每服二十丸，生姜汤送下。

【功用】 清热泻肝，攻下行滞。

【主治】 肝胆实火证。症见头痛面赤，目赤目肿，胸胁胀痛，便秘尿赤，形体壮实，脉象弦劲，躁扰不安，甚或抽搐。

【方析】 肝胆实火为本方主证。方以龙胆草、青黛、芦荟直入肝经而泻火为君。臣以大黄、黄连、黄柏、黄芩、栀子通泻上中下三焦之火。佐以木香、麝香走窜通窍以调气，使诸药清热泻火力更迅猛；当归和血补肝，合生姜汤性温防苦寒太过。

17. 左金[①]丸 (《丹溪心法》) 肝火。

【歌诀】

左金茱连六一[②]丸　肝经火郁吐吞酸

再加芍药名戊己　热泻热痢服之安

连附六一治胃痛　寒因热用理一般

【注释】 ①左金：指据"实则泻其子"而制方，心火为肝木之子，黄连泻心火，则不刑肺金，金旺则能制木。

②六一：指二药用量比例为6:1。

【组成】 黄连六两　吴茱萸一两

【用法】 研细末，水泛成丸，每服1.5～3g；或水煎服。

【功用】 清泻肝火，降逆止呕。

【主治】 肝经火旺，肝火犯胃证。症见胁肋胀痛，嘈杂吞酸，呕吐口苦，脘痞嗳气，舌红苔黄，脉弦数。

【方析】 肝经火旺为本方主证。嘈杂吞酸，呕吐嗳气为肝火犯胃，胃失和降的次要症状。方中重用黄连泻心胃之火，降逆止呕为君。佐以吴茱萸温中散寒，降逆止呕，疏肝解郁，与黄连相配辛开苦降，泄肝和胃。

【附方】 （1）戊己丸 (《太平惠民和剂局方》) 黄连　吴茱萸　芍药各五两，研末为丸。

功用：疏肝和脾。

主治：肝脾不和。症见胃痛吞酸，腹痛泄泻，运化不力，及热泻、热痢等。

（2）连附六一汤 (《医学正传》) 黄连六钱　附子一钱，加姜、枣，水煎服。

功用：清泻肝火。

主治：肝火亢盛，胃脘痛，呕吐酸水。

按：连附六一汤配用附子是防黄连苦寒，格拒不入，为寒因热用。

18. 导赤散（《小儿药证直诀》） 心、小肠火。

【歌诀】

导赤生地与木通　草梢竹叶四般攻

口糜淋痛小肠火　引热同归小便中

【组成】　生地　木通　甘草梢各等分

【用法】　为末，每服9g，入竹叶同煎，食后温服。

【功用】　清心凉血，利水通淋。

【主治】　心经热盛证。症见心胸烦热，口渴面赤，意欲饮冷，及口舌生疮，或心热下移小肠，小溲赤涩刺痛。

【方析】　心经热盛为本方主证。小便赤涩刺痛为心移热于小肠之兼证。方用生地黄清心凉血，下滋肾水为君。臣以竹叶清心除烦，引热从小便而出。佐以木通上清心火，下利小便。甘草梢清热解毒，止尿道疼痛，并可调药为使。

19. 清骨散（《证治准绳》） 骨蒸劳热。

【歌诀】

清骨散用银柴胡　胡连秦艽鳖甲符

地骨青蒿知母草　骨蒸劳热保无虞①

【注释】　①虞：虞（yú），音于，作忧字讲。"保无虞"，即保无忧。

【组成】　银柴胡一钱半　胡黄连　秦艽　炙鳖甲　地骨皮　青蒿　知母各一钱　炙甘草五分

【用法】　水煎服。

【功用】　清虚热，退骨蒸。

【主治】　虚劳骨蒸。症见低热日久不退，唇红颧赤，形瘦盗汗，舌红少苔，两脉细数。

【方析】　虚劳骨蒸为本方主证。方用银柴胡甘微寒，善退虚热而无苦泄之弊，为君药。知母滋阴润燥，泻肺肾虚火；胡黄连清血分之热；地骨皮清泄肺热，除有汗骨蒸；青蒿、秦艽善透伏热，使从外解，诸药配合内清外透，共为臣药。佐鳖甲滋阴潜阳，并引诸药入阴分。少用甘草调和诸药为使。

20. 普济消毒饮（《东垣试效方》） 大头天行。

【歌诀】

普济消毒芩连鼠　玄参甘桔蓝根侣

升柴马勃连翘陈　僵蚕薄荷为末咀^①

或加人参及大黄　大头天行力能御

【注释】①咀：咀（jǔ），音举。嚼。

【组成】 黄芩　黄连各五钱　玄参　甘草　陈皮各二钱　板蓝根　马勃　连翘　薄荷　牛蒡子各一钱　升麻　僵蚕各七分　柴胡　桔梗各二钱

【用法】 为末，汤调，时时服之，或蜜拌为丸，噙化。

【功用】 疏风散邪，清热解毒。

【主治】 大头瘟，风热疫毒之邪，壅于上焦。症见发于头面，恶寒发热，头面红肿焮痛，目不能开，咽喉不利，舌燥口渴，舌红苔黄，脉数有力。

【方析】 外感风热疫毒，壅于上焦，攻冲头面为本方主证。方中重用黄连、黄芩清泻上焦热毒为君。牛蒡子、薄荷、连翘、僵蚕辛凉宣泄，疏散风热为臣。玄参、板蓝根、马勃、桔梗、甘草清热解毒，清利咽喉；陈皮理气散结，共为佐药。升麻、柴胡辛凉散热，升阳散火，为"火郁发之"，并可协诸药上达头面，兼为使药。若体虚加人参，便秘加大黄。

21. 清震汤（《素问病机气宜保命集》） 雷头风。

【歌诀】

清震汤治雷头风　升麻苍术两般充

荷叶一枚升胃气　邪从上散不传中

【组成】 升麻　苍术各五钱　全荷叶一个

【用法】 水煎服。

【功用】 升清解毒，健脾燥湿。

【主治】 雷头风。

【方析】 风热外攻，痰火内郁为本方主证。方用升麻升清气，解热毒，引药上行头目；苍术燥湿健脾，发汗解肌，共为君药。荷叶升胃中清气，助辛温升散之药上行而发散，并保护胃气，使邪不传里。

按：据本方组成及功用应置于解表或祛风剂中。

22. 桔梗汤 (《济生方》) 肺痈，咳吐脓血。

【歌诀】

桔梗汤中用防己　桑皮贝母瓜蒌子

甘枳当归薏杏仁　黄芪百合姜煎此

肺痈吐脓或咽干　便秘大黄可加使

【组成】 桔梗　防己　桑白皮　贝母　瓜蒌子　枳壳　当归　薏苡仁各一两　黄芪一两半　杏仁　百合　甘草各半两

【用法】 加生姜5片，水煎服。

【功用】 清热补肺，利气除痰，消痈排脓。

【主治】 肺痈。症见心胸气壅，咳嗽脓血，心神烦闷，咽干多渴，两脚肿满，小便赤黄，大便多涩。

【方析】 肺热气壅，化腐成脓为本方主证。方用桔梗祛痰止咳，消肿排脓为君。臣以桑白皮泻肺行水；薏苡仁消痈散结；百合、瓜蒌仁、贝母、杏仁润肺清火，降气除痰。佐以黄芪补肺气；当归和血；防己消肿祛风，利湿清热；枳壳利气。甘草和中调药，与桔梗相配，能清利咽膈；生姜和中兼散水气、化痰浊；共为佐使药。便秘可加大黄。

按：本方归为痈疡剂更为适宜。

23. 清咽太平丸 (《医方集解》) 肺火咳血。

【歌诀】

清咽太平薄荷芎　柿霜甘桔及防风

犀角蜜丸治膈热　早间咳血颊常红

【组成】 薄荷一两　川芎　柿霜　甘草　防风　犀角各二两　桔梗三两

【用法】 共研细末，和白蜜为丸如弹子大，每服一丸。

【功用】 清热止血，清利咽喉。

【主治】 膈上有热，肺燥阴伤证。症见肺火咳血，咽喉不清利，两颊泛红等。

【方析】 膈上有热，肺燥阴伤为本方主证。方用犀角（水牛角代）清热凉血为君。臣以川芎行气散瘀调血；薄荷、防风消散风热；桔梗、甘草清咽利膈。佐以柿霜生津润肺。白蜜调和诸药，并能润燥，为佐使药。

24. 消斑青黛饮（《伤寒六书·杀车槌法》）胃热发斑。

【歌诀】

消斑青黛栀连犀　知母玄参生地齐

石膏柴胡人参草　便实参去大黄跻①

姜枣煎加一匙醋　阳邪里实此方稽②

【注释】 ①跻：跻（jī），音基。原作登字讲，此处作加字讲。

②稽：稽（jī），音基。作凭据讲。

【组成】 青黛　栀子　黄连　犀角　知母　玄参　生地　石膏　柴胡　人参　甘草（原无剂量）

【用法】 加生姜1片、大枣2枚，水煎，加醋一匙服。

【功用】 泻火解毒，凉血化斑。

【主治】 温病或伤寒化热，邪入营分证。症见身热不退，皮肤斑疹，色红而深，口渴烦躁，舌质红，苔干少液。

【方析】 热邪入营为本方主证。方用犀角（水牛角代）清营解毒，凉血散瘀，清心安神；生地黄清营凉血，滋阴生津，共为君药。臣以石膏清胃火；青黛清肝火；黄连泻心火；栀子清三焦之火。佐以玄参、知母清热养阴；柴胡引邪透达肌表；姜枣调和营卫；人参、甘草益气和胃。斑已外见，不宜过用升散，本方在用大量寒药的同时，仅用一味柴胡，清透并用，避免毒邪内陷，又加醋酸敛以防柴胡过散，又能引药入肝经血分为使。便实者去人参加大黄以通结泻热为佐。

25. 辛夷散（《济生方》）肺热鼻瘜。

【歌诀】

辛夷散里藁防风　白芷升麻与木通

芎细甘草茶调服　鼻生瘜肉此方攻

【组成】 辛夷　藁本　防风　白芷　升麻　木通　川芎　细辛　甘草各等分

【用法】 研细末，每服9g，清茶调下。

【功用】 利窍升清，散热除湿。

【主治】 肺虚又感风寒湿热之气证。症见鼻肉壅塞，涕出不止；或鼻生息肉，气息不通，不闻香臭。

【方析】 肺虚感风寒湿热之气为本方主证。方用辛夷、升麻、白芷引胃中清阳上行于脑，共为君药。臣以防风、藁本上入巅顶以祛风燥湿；细辛散寒通窍；川芎散郁而助阳气上行。以上各药均为上行升散通窍之品，恐辛燥太过，故佐以木通清热利水，泻火下行；绿茶清利头目，生津降火，与君臣药相配，升降并用。甘草清热和中调药，为佐使药。

26. 苍耳散 （《济生方》） 风热鼻渊。

【歌诀】

苍耳散中用薄荷　辛夷白芷四般和

葱茶调服疏肝肺　清升浊降鼻渊瘥①

【注释】 ①瘥：瘥（chài），音差，去声。病愈。

【组成】 苍耳子二钱半　薄荷叶　辛夷各半两　白芷一两

【用法】 共研细末，每服6g，葱茶调服。

【功用】 清热疏风，通利鼻窍。

【主治】 鼻渊。症见流黄浊鼻涕，鼻塞不通。

【方析】 风热上扰脑中，清阳不升，浊阴上逆为本方主证。方用苍耳子疏风散湿，上通脑顶；辛夷散风热，通九窍；共为君药。臣以白芷上行头面，祛风通窍，协辛夷通利之功；薄荷疏肝泄肺，清利头目，助苍耳子上达之力。佐以葱白升阳通窍，清茶清火降浊。

27. 妙香散 （《杂病源流犀烛》） 惊悸梦遗。

【歌诀】

妙香山药与参芪　甘桔二茯远志随

少佐辰砂木香麝　惊悸郁结梦中遗

【组成】 山药　黄芪　茯苓　茯神　远志各一两　辰砂（即朱砂，另研）三钱　人参　甘草　桔梗各五钱　木香二钱半　麝香一钱

【用法】 研极细末和匀，每服6g，酒送下。

【功用】 安神宁志，涩精止遗。

【主治】 忧思郁结证。症见惊悸不安，梦遗失精。

【方析】 心气不足为本方主证。方用人参、黄芪补益心气为君。臣以山药益阴清热，固肾涩精；远志、茯苓、茯神宁心安神。佐以桔梗开肺气；木香舒肝脾；麝香解郁结；朱砂镇心神。佐使以甘草

调诸药，并补脾气。

按：本方归于安神剂更为适宜。

增　　辑

1. 紫雪丹（《太平惠民和剂局方》） 烦热发狂。

【歌诀】

紫雪犀羚朱朴硝　硝磁寒水滑和膏

丁沉木麝升玄草　更用赤金法亦超

【组成】 石膏　寒水石　滑石　磁石各三斤　犀角屑　羚羊角屑各五两　青木香　沉香各五两　玄参　升麻各一斤　甘草八两　丁香一两　朴硝十斤　硝石四升　麝香一两二钱半　朱砂三两　黄金一百两

【用法】 制成散剂，每服0.9～1.5g，日一至二次，冷开水调下。

【功用】 清热开窍，镇痉安神。

【主治】 温热病之热邪内陷心包。症见高热烦躁，神昏谵语，痉厥，口渴唇焦，尿赤便闭，及小儿热盛惊厥。

【方析】 气营两燔为本方主证。痉厥为兼肝热生风证。方用生石膏、寒水石、滑石大寒清热泻火，除烦止渴；犀角（水牛角代）清心凉血，解毒安神；羚羊角凉肝息风止痉厥；麝香芳香开窍，共为君药。臣以玄参、升麻，玄参并能养阴生津；朱砂、磁石、黄金重镇安神。佐以青木香、丁香、沉香宣通气机；芒硝、硝石泻热通便。甘草清热解毒，护胃和中，为佐使药。

2. 至宝丹（《太平惠民和剂局方》） 神昏谵语。

【歌诀】

至宝朱砂麝息香　雄黄犀角与牛黄

金银二箔兼龙脑　琥珀还同玳瑁良

【组成】 生乌犀角　生玳瑁　琥珀　朱砂　雄黄各一两　龙脑　麝香各一分　牛黄半两　安息香一两半　金箔半入药，半为衣　银箔各五十张

【用法】 研末，炼蜜为丸，每服一丸，小儿减半，日一次，研碎开水和服。

【功用】 清热开窍，化浊解毒。

【主治】 中暑、中风及温病之痰热内闭。症见神昏谵语，身热烦

躁，痰盛气粗，舌红苔黄垢腻，脉滑数；及小儿惊厥属痰热内闭者。

【方析】 痰热内闭，蒙蔽心窍为本方主证。方中麝香、安息香、龙脑（冰片）芳香开窍，辟秽化浊，共为君药。牛黄清心解毒，豁痰开窍；犀角（水牛角代）清营凉血，透包络邪热；玳瑁镇心平肝，息风定惊；雄黄劫痰解毒，共为臣药。朱砂、琥珀、金银箔镇心安神为佐药。

按：原用人参汤化服，加强益气扶正，宜于正气虚弱者；另有用童子便合生姜汁化服一法，增强祛痰止呕，滋阴降火之功，宜于热闭而脉实者。

3. 万氏牛黄丸（《痘疹世医心法》） 邪入心包，神识昏迷。

【歌诀】

万氏牛黄丸最精　芩连栀子郁砂并

或加雄角珠冰麝　退热清心力更宏

【组成】 牛黄二分五厘　朱砂一钱五分　生黄连五钱　黄芩　山栀各三钱 郁金二钱

【用法】 炼蜜为丸，蜡封，每服一丸，小儿酌减，研碎开水和服。

【功用】 清热解毒，开窍安神。

【主治】 温邪内陷，热入心包证。症见神昏谵语，身热，烦躁不安；及小儿惊厥，中风窍闭等。

【方析】 热邪内陷心包为本方主证。方中牛黄清热解毒，豁痰开窍，息风定惊为君。臣以黄连、黄芩、栀子泻火解毒，导热下行，助君药清心包之火；郁金开窍醒神。佐以朱砂镇心安神，与牛黄相合，有相使之妙。

【附方】 安宫牛黄丸（《温病条辨》） 牛黄　郁金　黄连　黄芩　山栀　朱砂　雄黄　犀角各一两　梅片　麝香各二钱五分　珍珠五钱　金箔，共为极细末，炼蜜为丸，金箔为衣，或不用，蜡护，每服一丸，或鼻饲，小儿减半。

功用：清热解毒，豁痰开窍。

主治：温热病，热邪内陷心包，痰热壅闭心窍。症见高热烦躁，神昏谵语，或舌强语謇肢厥；及中风昏迷，小儿惊厥属邪热内闭者。

按：万氏牛黄丸较安宫牛黄丸清热开窍之力较弱，宜用于热闭轻证。

紫雪丹、至宝丹及二牛黄丸均宜置于开窍剂中。

4. 玉女煎（《景岳全书》） 养液清胃。

【**歌诀**】

玉女煎中地膝兼　石膏知母麦冬全

阴虚胃火牙疼效　去膝地生温热痊

【**组成**】 石膏_{三、五钱} 熟地黄_{三、五钱或一两} 麦冬_{二钱} 知母 牛膝_{各钱半}

【**用法**】 水煎服。

【**功用**】 清胃滋阴。

【**主治**】 胃热阴虚证。症见烦热干渴，牙痛，头疼，齿松牙衄，舌红苔黄且干；亦治消渴，消谷善饥等。

【**方析**】 胃热阴伤为本方主证。方以石膏清泻胃火，生津止渴为君。熟地黄补肾滋阴，壮水制火；知母苦寒质润，助石膏清胃止渴；麦冬助熟地黄滋阴润燥为臣。佐以牛膝补肝肾、强筋骨，导热引血下行。若温热病气阴两伤兼虚火上扰者，可去怀牛膝，熟地黄易为生地黄，以增强清虚热之力。

5. 清瘟败毒饮（《疫疹一得》） 时行瘟疫。

【**歌诀**】

清瘟败毒地连芩　丹石栀甘竹叶寻

犀角玄翘知芍桔　瘟邪泻毒亦滋阴

【**组成**】 生石膏_{大剂六至八两，中剂二至四两，小剂八钱至一两二钱} 小生地_{大剂六钱至一两，中剂三至五钱，小剂二至四钱} 乌犀角_{大剂六至八钱，中剂三至五钱，小剂二至四钱} 真川连_{大剂四至六钱，中剂二至四钱，小剂一至一钱半} 栀子 桔梗 黄芩 知母 赤芍 玄参 连翘 甘草 丹皮 鲜竹叶_{各适量}

【**用法**】 先煮石膏数十沸，后下诸药，犀角磨汁和服。

【**功用**】 清热解毒，凉血救阴。

【**主治**】 一切火热证。症见大热烦躁，渴饮干呕，头痛如劈，昏狂谵语，或发斑吐衄，舌绛唇焦，脉沉细而数，或沉而数，或浮大而数等。

【**方析**】 热毒充斥，气血两燔为本方主证。方由白虎汤、犀角地黄汤、黄连解毒汤三方加减而成，重用石膏、知母、甘草，以清阳明经热为君。臣以犀角地黄汤清营凉血；黄连解毒汤泻火解毒。

玄参清热养阴，竹叶清心除烦，连翘清热解毒，共为佐药。桔梗载药上行，且合甘草利咽，为佐使药。

6. 化斑汤 （《温病条辨》） 温邪发斑。

【歌诀】

化斑汤用石膏元　粳米甘犀知母存

或入银丹大青地　温邪斑毒治神昏

【组成】 石膏一两　知母四钱　甘草　元参各三钱　犀角二钱　粳米一合

【用法】 水煮，日三服夜一服。

【功用】 清热凉血，解毒化斑。

【主治】 温病发斑。症见斑疹，高热口渴，神昏谵语。

【方析】 温毒入里，营血热炽为本方主证。方用石膏清阳明经热，犀角（水牛角代）清营解毒、凉血散瘀，共为君药。臣以知母清热养阴；玄参滋阴凉血解毒。佐以甘草、粳米益胃护津。若再加金银花、大青叶泻心胃热毒，生地黄助玄参滋阴，牡丹皮助犀角凉血散瘀，效果更好。

7. 神犀丹 （《温热经纬》） 谵语发斑。

【歌诀】

神犀丹内用犀君　金汁参蒲芩地群[①]

豉粉银翘蓝紫草　温邪暑疫有奇勋

【注释】 ①群：聚在一起。

【组成】 犀角磨汁　石菖蒲　黄芩各六两　鲜生地绞汁　银花各一斤　金汁　连翘各十两　板蓝根九两　豆豉八两　元参七两　天花粉　紫草各四两

【用法】 各研细，用犀角汁、生地汁和捣为丸，每丸9g，日二丸，小儿减半，凉开水化服。

【功用】 清热解毒，凉血开窍。

【主治】 温热暑疫之耗液伤阴，逆传内陷证。症见痉厥昏狂谵语，斑疹色紫，舌色干光，或紫绛、或圆硬、或黑苔；及痘疹后余毒内炽，口糜咽痛，目赤神烦等。

【方析】 温热毒邪内陷为本方主证。方用犀角（水牛角代）清心凉血解毒为君。臣以金银花、紫草、板蓝根清热解毒，凉血散瘀；黄芩、连翘清热泻火；金汁清热解毒，凉血消斑。佐以生地黄、玄参、天花粉养阴生津；菖蒲开窍；豆豉宣郁，引内陷之邪热外透。

按：制丹时单用药汁和药，不易粘合，切勿加蜜，以免甘缓延迟药力发挥，可用豆豉煮烂捣和作丸。

8. 青蒿鳖甲汤（《温病条辨》）养阴透热。

【歌诀】

青蒿鳖甲知地丹　　阴分伏热此方攀

夜热早凉无汗者　　从里达表服之安

【组成】青蒿　知母各二钱　鳖甲五钱　生地四钱　丹皮三钱

【用法】水煎服。

【功用】养阴透热。

【主治】温病后期，阴液耗伤，邪伏阴分证。症见夜热早凉，热退无汗，舌红苔少，脉细数。

【方析】温病后期，阴液已伤，余邪未尽为本方主证。方以鳖甲滋阴退热，青蒿清透引邪外出，共为君药。生地黄滋阴清热生津；知母滋阴降火，助鳖甲养阴退热；牡丹皮辛苦微寒，助青蒿透泄阴中伏火，共为臣药。

十六、除痰之剂

除痰之剂，即祛痰剂。是以祛痰药为主组成的方剂，用于治疗各种痰病。痰的成因很多，内伤外感皆可生痰。根据其适应证，祛痰剂可分为燥湿化痰、清热化痰、润燥化痰、温化寒痰、治风化痰等5类，运用时应分清寒热虚实，辨明标本缓急。

1. 二陈汤（《太平惠民和剂局方》）一切痰饮。

【歌诀】

二陈汤用半夏陈　　益以茯苓甘草臣

利气调中兼去湿　　一切痰饮此为珍

导痰汤内加星枳　　顽痰胶固力能驯[①]

若加竹茹与枳实　　汤名温胆可宁神

润下丸仅陈皮草　　利气祛痰妙绝伦

【注释】①驯：驯（xùn），音训。使顺服。

【组成】半夏　橘红_{各五两}　白茯苓_{三两}　炙甘草_{一两半}

【用法】为末，每服12g，加生姜7片，乌梅1个，水煎服。

【功用】燥湿化痰，理气和中。

【主治】湿痰证。症见咳嗽，痰多色白易咳，胸膈痞闷，恶心呕吐，肢体困倦，或头眩心悸，舌苔白润，脉滑。

【方析】湿痰停聚为本方主证。方用半夏燥湿化痰，降逆和胃为君。臣以橘红理气燥湿。佐以茯苓健脾渗湿；生姜降逆化痰，既制半夏之毒，又助半夏、橘红行气消痰；乌梅收敛肺气，与半夏散收相伍。使以炙甘草和中调药，化痰止咳。

【附方】（1）导痰汤（《妇人大全良方》）半夏_{二钱}　南星　枳实　茯苓　橘红_{各一钱}　甘草_{五分}　生姜_{十片}，水煎服。

功用：燥湿祛痰，行气开郁。

主治：痰涎壅盛。症见胸膈痞塞，或咳嗽恶心，饮食少思，及肝风挟痰，呕不能食，头晕口干，不时吐痰，甚或痰厥。

（2）温胆汤（《三因极一病证方论》）半夏　竹茹　枳实_{各二两}　陈皮_{三两}　炙甘草_{一两}　茯苓_{一两半}，为末，每服12g，加姜5片、枣1枚，水煎服。

功用：理气化痰，清胆和胃。

主治：胆胃不和，痰热内扰。症见虚烦不眠，或呕吐呃逆，及惊悸不宁、癫痫等。

（3）润下丸（又名二贤散，即《证治准绳·类方》二贤散）陈皮_{八两}　炙甘草_{二两}　盐_{五钱}，陈皮用盐水浸洗或煮烂，晒干，同甘草共研细末，蒸饼糊丸。

功用：利气祛痰。

主治：膈中痰饮。症见积块少食。

2. 涤痰汤（《济生方》）中风痰证。

【歌诀】

涤痰汤用半夏星　甘草橘红参茯苓

竹茹菖蒲兼枳实　痰迷舌强服之醒

【组成】姜半夏　胆星_{各二钱半}　橘红　枳实　茯苓_{各二钱}　人参　菖蒲_{各一钱}　竹茹_{七分}　甘草_{五分}

【用法】 加姜、枣，水煎服。

【功用】 涤痰开窍。

【主治】 中风之痰迷心窍。症见舌强不能言。

【方析】 中风痰迷心窍为本方主证。方用橘红、半夏、胆南星利气燥湿化痰为君。臣以菖蒲化痰开窍；竹茹清化热痰；枳实破气利膈。佐以人参、茯苓、甘草补益心脾，以杜生痰之源。诸药同用，使痰消火降，经络通利。

3. 青州白丸子（《太平惠民和剂局方》） 风痰惊痰。

【歌诀】

青州白丸星夏并　白附川乌俱用生

晒露糊丸姜薄引　风痰瘫痪小儿惊

【组成】 生天南星三两　生半夏七两　生白附子二两　生川乌半两

【用法】 研极细末，盛绢袋中，用井水摆出粉，再擂再摆以尽为度，将药置瓷盆中，日晒夜露，每日换清水搅之，春五日、夏三日、秋七日、冬十日，晒干，糯米糊丸如绿豆大。初服五丸，加至十五丸，姜汤下。瘫痪每服二十丸，温酒下。小儿惊风每服二三丸，薄荷汤下。

【功用】 燥湿散寒，祛风化痰。

【主治】 风痰壅盛证。症见呕吐涎沫，半身不遂，口眼㖞斜，手足瘫痪，及小儿惊风等。

【方析】 风痰壅盛为本方主证。方中半夏、南星辛温燥湿，祛风逐痰为君。臣以川乌、白附子散寒逐风。四药浸而晒之用沉淀，意在杀生药之毒，化刚为柔；半夏与乌头相反，是取其相反相成之意。全方借星、附之醒豁，乌、半之冲激，可以奋起一身之阳气以祛风逐痰。生姜、薄荷和胃利清窍为佐。

按：本方为治风痰上药，热痰迷窍不宜。

4. 清气化痰丸（《医方考》） 顺气行痰。

【歌诀】

清气化痰星夏橘　杏仁枳实瓜蒌实

芩苓姜汁为糊丸　气顺火消痰自失

【组成】 胆南星　半夏各一两半　瓜蒌仁　陈皮　黄芩　杏仁　枳实　茯苓各一两

【用法】 生姜汁为丸，每服6g，温开水送下。

【功用】 清热化痰，理气止咳。

【主治】 痰热内结证。症见咳嗽痰黄，咳之不爽，胸膈痞满，小便短赤，舌质红，苔黄腻，脉滑数。

【方析】 痰热内结为本方主证。方以胆南星清热化痰，治热痰实火之壅闭。臣以黄芩、瓜蒌仁降肺气，化热痰，以助胆南星之力；枳实、陈皮下气开痞，消痰散结。佐以茯苓健脾渗湿；杏仁宣肺降气；半夏燥湿化痰。姜汁为丸可制半夏毒，且防寒凉之品伤中。

5. 顺气消食化痰丸 (《瑞竹堂经验方》) 酒食生痰。

【歌诀】

顺气消食化痰丸　青陈星夏菔苏攒①

曲麦山楂葛杏附　蒸饼为糊姜汁抟②

【注释】 ①攒：攒（cuán），音窜，阳平声（即拼音的二声）。聚在一起。

②抟：抟（tuán），音团。把东西揉成球状。

【组成】 胆星　半夏各一斤　青皮　陈皮　生莱菔子　炒苏子　葛根　炒神曲　炒麦芽　炒山楂　杏仁　制香附各一两

【用法】 研细末，用姜汁和蒸饼煮糊成丸，如梧桐子大，每服9g。

【功用】 消食化痰，通顺气机。

【主治】 酒湿食积生痰。症见痰多而黏，胸膈胀闷，早晨咳嗽等。

【方析】 酒食生痰为本方主证。方用胆南星、半夏燥湿化痰为君。臣以紫苏子、莱菔子、杏仁降气化痰；青皮、陈皮、制香附行气除胀。佐以葛根、神曲解酒清热；山楂、麦芽消食和胃。姜汁、蒸饼为丸可制星、夏毒，且消食和胃。诸药相合，使湿去食消，痰除气顺，诸症自消。

6. 礞石滚痰丸 (《痘疹金镜录》) 顽痰怪病。

【歌诀】

滚痰丸用青礞石　大黄黄芩沉水香

百病多因痰作祟①　顽痰怪症力能匡②

【注释】 ①祟：祟（suì），音岁。指鬼怪或鬼怪害人。

②匡：纠正。

【组成】 酒大黄　酒黄芩各八两　青礞石　焰硝各一两　沉香半两

【用法】 以硝煅礞石如金色，与诸药为细末，水丸如梧桐子大，每服四、五十丸，量虚实加减服，清茶、温水送下，临卧食后服。

【功用】 泻火逐痰。

【主治】 实热老痰。症见癫狂惊悸，或怔忡昏迷，或咳喘痰稠，或胸脘痞闷，或眩晕耳鸣，或绕项结核，或口眼蠕动，或不寐，或梦寐奇怪之状，或骨节猝痛难以名状，或噎塞烦闷，大便秘结，苔黄厚，脉滑数有力。

【方析】 实热老痰为本方主证。方以硝煅礞石为君药，燥悍重坠，善攻逐陈积伏匿之老痰。臣以大黄荡涤实热，开痰火下行之路。佐以黄芩泻火，清上焦气分之热。沉香降气，引药力及痰火下行，兼为佐使药。

按：本方为攻坠实热老痰之峻剂，体虚者及孕妇不可轻投。

7. **金沸草散**（《类证活人书》） 咳嗽多痰。

【歌诀】

金沸草散前胡辛　半夏荆甘赤茯因

煎加姜枣除痰嗽　肺感风寒头目颦①

局方不用细辛茯　加入麻黄赤芍均

【注释】 ①颦：颦（pín），音频。原指忧愁，此处作痛字讲。

【组成】 旋覆花（即金沸草的花）　前胡　细辛各一钱　荆芥一钱半　半夏五分　炙甘草三分　赤茯苓六分

【用法】 加生姜5片，大枣1枚，水煎服。

【功用】 消痰降气，发散风寒。

【主治】 中脘停痰，外感风寒证。症见咳嗽痰多，发热恶寒，头目昏痛，鼻塞声重等。

【方析】 中脘停痰为本方主证。发热恶寒、头昏痛、鼻塞为外感风寒兼证。方用旋覆花消痰降气为君。臣以前胡、半夏降气化痰止咳。佐以荆芥发汗解表；细辛温经散寒；赤茯苓利水以杜生痰之源；姜、枣益中和胃。炙甘草和中调药为使。

【附方】《局方》金沸草散（《太平惠民和剂局方》） 麻黄　前胡各三两　荆芥穗四两　甘草　半夏　赤芍各一两，加生姜3片、枣1个，水煎服。

功用：宣肺发表，消痰止咳，凉血清热。

主治：外感风寒。症见咳嗽喘满，痰涎不利。

按:《局方》金沸草散不用细辛、赤茯苓,加麻黄宣肺发表;赤芍凉血清热,既防辛温发汗太过,又解风寒郁经之邪热。故其适应证以风邪伤表,痰气不利为主;而朱肱金沸草散则宜于原有寒痰,复感风寒而发者。

8. 半夏天麻白术汤（《脾胃论》） 痰厥头痛。

【歌诀】

半夏天麻白术汤　参芪橘柏及干姜

苓泻麦芽苍术曲　太阴痰厥头痛良

【组成】 半夏　麦芽　陈皮各一钱半　白术　炒神曲各一钱　天麻　苍术　人参　黄芪　白茯苓　泽泻各五分　黄柏　干姜各二分

【用法】 水煎服。

【功用】 健脾化饮,息风定眩。

【主治】 痰厥头痛。症见头痛欲裂,咳痰稠黏,眼黑头眩,恶心烦闷,身重如山,四肢厥冷等。

【方析】 脾胃二经素有湿痰,又冒受风寒,湿痰厥逆上冲为本方主证。方用半夏燥湿化痰;天麻祛风化痰,息风定眩,共为君药。臣以人参、黄芪、白术、苍术补气健脾,燥湿除痰;茯苓、泽泻利水通小便而除湿。佐以干姜温中逐寒;黄柏泻下焦之火;神曲、麦芽消食助胃;陈皮理气调胃而除痰。诸药相合,湿痰得祛,内风得息,脾胃得健,则头痛解除。

9. 常山饮（《太平惠民和剂局方》） 痰疟。

【歌诀】

常山饮中知贝取　乌梅草果槟榔聚

姜枣酒水煎露之　劫痰截疟功堪诩[①]

【注释】 ①诩:诩(xǔ),音许。夸张。此处作赞许讲。

【组成】 常山二钱　知母　贝母　草果　槟榔各一钱　乌梅二个　生姜三片　大枣一枚

【用法】 水煎,疟未发时温服。

【功用】 劫痰截疟。

【主治】 疟疾。

【方析】 疟痰作疟为本方主证。方用常山祛除疟痰;槟榔下气破积,消食行痰为君。臣以贝母助君药除痰。佐以知母滋阴清热;乌梅生津清热;草果温脾除寒,燥湿截疟;姜枣调和营卫。

10. 截疟七宝饮（《易简方》） 劫痰截疟。

【歌诀】

截疟七宝常山果　槟榔朴草青陈伙

水酒合煎露一宵　阳经实疟服之妥

【组成】 常山一钱　草果　槟榔　厚朴　炙甘草　青皮　陈皮各

五分

【用法】 水酒各半煎，露一宿，晨起空腹服。

【功用】 劫除疟痰，截止发作。

【主治】 阳经实疟久发不止。症见疟疾数发不止，体壮痰湿盛，舌苔白腻，寸口脉弦滑浮大。

【方析】 疟邪夹痰阻于膜原为本方主证。方用常山除痰截疟；草果化湿除痰截疟，共为君药。臣以厚朴平胃除满，槟榔破积消滞；佐以青皮疏肝，陈皮理气。甘草和胃，调和药性，为佐使药。

按：本方七味药相合截疟效果很好，故称"七宝"。本方与常山饮均只宜治疗实证，久疟不已而属虚者不宜。

增　辑

1. 三子养亲汤（《韩氏医通》） 痰火咳嗽。

【歌诀】

三子养亲痰火方　芥苏莱菔共煎汤

外台别有茯苓饮　参术陈姜枳实尝

【组成】 白芥子　苏子　莱菔子各一钱

【用法】 每剂不过9g，用生绢小袋盛之，煮作汤饮，代茶水啜用，不宜煎熬太过。若大便素实者，临服加熟蜜少许；若冬寒加生姜3片。

【功用】 降气消食，温化痰饮。

【主治】 痰壅气滞证。症见咳嗽喘逆，痰多胸痞，食少难消，舌苔白腻，脉滑。

【方析】 老人中虚，痰壅气滞为本方主证。方中白芥子温肺利气，快膈消痰；紫苏子降气行痰，止咳平喘；莱菔子消食导滞，行气祛痰。三药合用能使气顺痰消，食积得化，咳喘得平；临证观何证居多，则以何药为君。

【附方】 茯苓饮（《外台秘要》） 茯苓　人参（或党参）　白术　陈皮　生姜各三钱　枳实二钱，水煎服。

功用：健脾除痰。

主治：心胸中有停痰宿水，自吐水涎，气满不能食。

2. 指迷茯苓丸（《丹溪心法》） 停痰伏饮。

【歌诀】

指迷茯苓丸最精　风化芒硝枳半并

臂痛难移脾气阻　停痰伏饮有嘉名

【组成】 半夏四两　茯苓二两　枳壳一两　风化朴硝半两

【用法】 为末，自然汁煮糊为丸，如梧桐子大。每服三十丸，生姜汤下。

【功用】 燥湿行气，软坚消痰。

【主治】 痰停中脘，流于四肢证。症见两臂疼痛，或四肢浮肿，舌苔白腻，脉弦滑。

【方析】 痰停中脘为本方主证。方中以半夏燥湿化痰为君。臣以茯苓健脾渗湿，既消已成之痰，又绝生痰之路。佐以枳壳理气宽中，俾痰随气行；风化朴硝软坚润下，使结癖停痰易消；姜汁制半夏之毒，且能化痰散饮。

3. 紫金锭（《片玉心书》） 祛痰辟秽。

【歌诀】

紫金锭用麝朱雄　慈戟千金五倍同

太乙玉枢名又别　祛痰逐秽及惊风

【组成】 山慈菇　五倍子各三两　红大戟一两半　千金子霜　雄黄　朱砂各一两　麝香三钱

【用法】 为末，用糯米粉压制成锭，阴干。每服0.6～1.5g，日二次；外用醋磨，调敷患处。

【功用】 化痰开窍，辟秽解毒，消肿止痛。

【主治】 瘟疫时邪。症见神昏瞀闷，脘腹胀闷疼痛，呕吐泄泻，小儿痰厥。外敷疔疮疖肿。

【方析】 感受秽恶痰浊，气机闭塞为本方主证。方中山慈菇清热消肿；千金子行水破血；大戟攻水行瘀，共为君药。臣以麝香芳香开窍，行气止痛；雄黄辟秽解毒；朱砂镇心安神。佐以五倍子酸敛并降火化痰，以防攻窜太过。

按：本方又名"太乙玉枢丹"。宜置于开窍剂中。

4. 小陷胸汤（《伤寒论》）治小结胸。

【歌诀】

小陷胸汤连夏蒌　宽胸开结涤痰周

邪深大陷胸汤治　甘遂硝黄一泻柔

大陷胸丸加杏葶　项强柔痉①病能休

【注释】　①痉：痉（zhì），音至。风病的一种，症见口噤，角弓反张，抽搐。发热有汗为柔痉，发热无汗为刚痉。后人以"痉"代"痓"。

【组成】　黄连一两　半夏半升　瓜蒌实一枚

【用法】　上3味，水煎，分三次服。

【功用】　清热化痰，宽胸散结。

【主治】　小结胸之痰热互结证。症见胸脘痞闷，按之则痛，或咳痰黄稠，舌苔黄腻，脉滑数。

【方析】　痰热互结于胸膈为本方主证。方以瓜蒌实清热化痰，通胸膈之痹为君。臣以黄连泻热降火，半夏降逆化痰，二药相合，辛开苦降，助君药清热涤痰，散结开痞。

【附方】　（1）大陷胸汤（《伤寒论》）　大黄二两　芒硝一升　甘遂一钱匕，上3味，先煮大黄，后入芒硝，内甘遂末，温服一升，得快利止后服。

功用：泻热逐水。

主治：水热互结之结胸证。症见不大便五六日，舌上燥而渴，心下硬满而痛不可近，短气烦躁，日晡所小有潮热，脉沉而紧，按之有力。

（2）大陷胸丸（《伤寒论》）　大黄半斤　葶苈子　芒硝　杏仁各半升，上4味，捣筛二味，内杏仁、芒硝，合研如脂，和散，取如弹丸一枚；别捣甘遂末一钱匕，白蜜二合，水二升，煮取一升，温顿服之，一宿乃下，如不下，更服，取下为效。

功用：泻热逐水破结。

主治：结胸，项亦强，如柔痉状。

5. 十枣汤（《伤寒论》）　攻泻伏饮。

【歌诀】

十枣汤中遂戟花　强人①伏饮效堪夸

控涎丹用遂戟芥　葶苈大枣亦可嘉

【注释】①强人：素体强壮之人。

【组成】 大枣_{十枚} 甘遂 大戟 芫花_{各等分}

【用法】 上3味等分，各别捣为散，以水一升半，先煮大枣肥者十枚，取八合，去滓，内药末，强人服一钱匕（1g），羸人服半钱（0.5g），温服之，平旦服。若不下，病不除者，明日更服，加半钱（0.5g），得快利后，糜粥自养。

【功用】 攻逐水饮。

【主治】①悬饮。症见胁下有水气，咳唾胸胁引痛，心下痞硬，干呕短气，头痛目眩；或胸背掣痛不得息，舌苔滑，脉沉弦。②水肿腹胀属实证。

【方析】 水饮壅盛于里为本方主证。方中甘遂善行经隧水湿；大戟善泄脏腑水湿；芫花善消胸胁伏饮痰癖，三药峻烈，各有专攻，合而为君，能攻逐脏腑胸胁积水。佐以大枣益气护胃，缓诸药之峻烈及毒性，使下不伤正，且能培土以制水。

【附方】（1）控涎丹（又名妙应丸，《三因极一病证方论》） 甘遂 大戟 白芥子_{各等分}，研末，糊丸如梧桐子大，每服五至十丸，临卧姜汤送下。

功用：祛痰逐饮。

主治：痰饮伏在胸膈上下。症见忽然颈项、胸背、腰胯隐痛不可忍，筋骨牵引作痛，走易不定，或手足冷痹，或头痛不可忍，或神昏嗜睡，或饮食无味，痰唾稠黏，夜间喉中痰鸣，多流涎唾。

（2）葶苈大枣泻肺汤（《金匮要略》） 葶苈子_{捣丸如弹子大} 大枣_{十二枚}，以水三升，煮枣取二升，去枣，内葶苈，煮取一升，顿服。

功用：泻痰行水，下气平喘。

主治：肺痈。症见浊唾痰涎，咳喘胸满不得卧，或面目浮肿等。

按：十枣汤又名三圣散（《圣济总录》），《丹溪心法》改为丸剂，名十枣丸，药力较本方缓和。如患者体虚邪实，又非攻不可，可用本方与健脾补益剂交替用，或先攻后补，或先补后攻。

按：十枣汤及控涎丹宜置于泻下剂中。

6. 千金苇茎汤（《备急千金要方》） 肺痈。

【歌诀】

千金苇茎生薏仁　瓜瓣桃仁四味邻

吐咳肺痈痰秽浊　凉营清气自生津

【组成】 苇茎（可芦根代）二升　薏苡仁半升　瓜瓣（即甜瓜子，可冬瓜子代）半升　桃仁三十枚

【用法】 为末，内苇汁中煎煮，分2次服。

【功用】 清肺化痰，逐瘀排脓。

【主治】 肺痈。症见咳嗽，有微热，甚则咳吐腥臭痰、脓血，胸中隐隐作痛，胸胁肌肤甲错，舌红苔黄腻，脉滑数。

【方析】 痰热内结为本方主证。方中苇茎甘寒轻浮，清泻肺热为君。臣以冬瓜仁清热化痰，利湿排脓；桃仁活血化瘀，散结消痈；薏苡仁清肺排脓，渗湿利尿，使湿热从小便而去。

按：本方宜置于痈疡剂或清热剂中。

7. 苓桂术甘汤（《伤寒论》） 痰饮和剂。

【歌诀】

苓桂术甘痰饮尝　和之温药四般良

雪羹①定痛化痰热　海蜇荸荠共合方

【注释】 ①羹：羹（gēng），音更。原指用肉、菜做的汤。此处因海蜇漂淡之后，色白如雪，故用雪羹作方名。

【组成】 茯苓四两　桂枝三两　白术　炙甘草各二两

【用法】 水煎服。

【功用】 温化痰饮，健脾利湿。

【主治】 痰饮病。症见胸胁支满，目眩心悸，或短气而咳，舌苔白滑，脉弦滑。

【方析】 痰饮中阳不足为本方主证。方中重用茯苓健脾渗湿为君。臣以桂枝温阳化气，化饮利水，且平冲降逆。君臣相伍，一利一温，对于水饮滞留而偏寒者尤宜。佐以白术健脾燥湿，助脾运化。佐使以甘草益气和中调药。诸药合用，共收饮去脾和，湿不复聚之功。

【附方】 雪羹汤（《绛雪园古方选注》） 海蜇一两　荸荠四个，水煎服。

功用：泄热止疼，消痰化结。

主治：肝经热厥，少腹攻冲作痛。

8. 金水六君煎（《景岳全书》） 肾水成痰。

【歌诀】

金水六君用二陈　再加熟地与归身

别称神术丸苍术　大枣芝麻停饮珍

【组成】　当归　半夏　茯苓_{各二钱}　熟地_{二至五钱}　陈皮_{一钱半}　炙甘草_{一钱}

【用法】　加生姜3～7片，水煎空腹服。

【功用】　温补肺肾，利水化痰。

【主治】　肺肾阴虚，湿痰内盛证。症见咳嗽呕恶，喘逆多痰，痰带咸味。

【方析】　肾虚水泛为痰为本方主证。方用熟地黄滋阴补肾；半夏燥湿和胃，降逆化痰为君。臣以陈皮理气燥湿，当归养血和血，治咳逆上气。佐以茯苓健脾渗湿；生姜降逆化痰，制半夏之毒。佐使以炙甘草调和诸药，润肺和中。

【附方】　神术丸（《本事方》）　苍术_{一斤}　芝麻_{五钱}　大枣_{十五枚，}和匀杵丸，如梧桐子大，每服五十丸。

功用：燥湿，健脾，化痰。

主治：脾虚停饮成癖。症见呕吐酸水，吐已复作。

9. 止嗽散（《医学心悟》）　祛痰止嗽。

【歌诀】

止嗽散中用白前　陈皮桔梗草荆添

紫菀百部同蒸用　感冒咳嗽此方先

【组成】　桔梗　荆芥　紫菀　百部　白前_{各二斤}　甘草_{十二两}　陈皮_{一斤}

【用法】　为末，每服9g，开水调服；如初感风寒，生姜汤调下。

【功用】　止咳化痰，疏表宣肺。

【主治】　风邪犯肺证。症见咳嗽咽痒，或微有恶寒发热，舌苔薄白等。

【方析】　风邪束肺，肺失宣降为本方主证。恶寒发热，苔薄白为兼风寒表证。方中紫菀、白前、百部止咳化痰为君。臣以桔梗、陈皮宣降肺气，止咳消痰。佐以荆芥祛风解表。使以甘草调和诸药，与桔梗相配能清利咽喉。

按：本方温润平和，不寒不热，可用于治疗多种外感后期余邪未尽之咳嗽。然外感初起，以表证为主之咳嗽，非本方所宜。

十七、收涩之剂

收涩之剂，即固涩剂。是以固涩药为主组成的方剂，用于治疗气血精津滑脱耗散证。气血精津是维持人体正常生命活动的宝贵物质，若因先天不足或久病失养，正气虚极不能固密，便可见各种滑脱不禁证。根据"散者收之"（《素问·至真要大论》）及"十剂"中"涩可固脱"的原则，滑脱证当用固涩法治疗，固涩剂可分为固表止汗、敛肺止咳、涩肠止泻、涩精止遗、固崩止带五类，应用时常与补益药配合以标本兼顾。

1. 金锁固精丸（《医方集解》）梦遗滑精。

【歌诀】

金锁固精芡莲须　龙骨蒺藜牡蛎需

莲粉糊丸盐酒下　涩精秘①气滑遗无

【注释】　①秘：秘（bì），音必。使固密。

【组成】　沙苑蒺藜　芡实　莲须各二两　龙骨　牡蛎各一两

【用法】　莲子粉糊丸，每服9g，空腹淡盐汤下；或入莲子肉，水煎服。

【功用】　补肾涩精。

【主治】　遗精之肾虚精亏，精关不固证。症见遗精滑泄，神疲乏力，四肢酸软，腰酸耳鸣等。

【方析】　肾虚不固为本方主证。方以沙苑蒺藜补肾止遗为君。臣以莲肉、芡实固肾涩精，益脾宁心。佐以龙骨、牡蛎收涩止遗，固下潜阳；莲须收涩止遗，尤为涩精要药。

2. 茯菟丹（《太平惠民和剂局方》）遗精消渴。

【歌诀】

茯菟丹疗精滑脱　菟苓五味石莲末

酒煮山药为糊丸　亦治强中①及消渴

【注释】　①强中：见猪肾荠苨汤。

【组成】　菟丝子十两　五味子八两　茯苓　石莲肉各三两　山药六两

【用法】　先酒浸菟丝子，余酒煮山药为糊，和余药末为丸，每服9g，日二、三次。遗精用淡盐汤下；白浊用茯苓汤下；赤浊用灯心汤下；消渴及强中病用米汤下。

【功用】　固肾涩精，镇益心神，渗湿止浊。

【主治】　遗精之心气不足，思虑太过，肾经虚损，真阳不固证。症见溺有余沥，小便白浊，梦寐频泄，强中消渴。

【方析】　肾水亏，心火亢为本方主证。方用菟丝子强阴益阳，补肾益精为君。臣以五味子涩精生津；石莲肉清心止浊；山药健脾涩精；茯苓淡渗利湿，通心气于肾。

3. 治浊固本丸（《医学正传》）湿热精浊。

【歌诀】

治浊固本莲蕊须　砂仁连柏二苓俱

益智半夏同甘草　清热利湿固兼驱

【组成】　莲须　黄连　猪苓各二两　砂仁　黄柏　益智仁　半夏　茯苓各一两　炙甘草三两

【用法】　为末，汤浸蒸饼和丸，梧桐子大，每服五七十丸，空腹温酒下。

【功用】　清热利湿，健脾温肾。

【主治】　胃中湿热，渗入膀胱证。症见小便下浊不止。

【方析】　湿热下渗膀胱为本方主证。方用黄连、黄柏清热利湿为君。臣以茯苓、猪苓淡渗利湿；半夏燥湿除痰。佐以砂仁、益智仁利气益脾固肾，防湿热郁滞所伤；莲须收涩止浊。使以炙甘草调诸药，防苦寒伤胃。

按：本方中炙甘草用三两，恐太过滋腻，使湿热之邪黏滞不去。

4. 诃子散（《兰室秘藏》）寒泻脱肛。

【歌诀】

诃子散用治寒泻　炮姜粟壳橘红也

河间木香甘草连　仍用术芍煎汤下

二者药异治略同　亦主脱肛便血者

【组成】　煨诃子七分　炮姜六分　罂粟壳　橘红各五分

【用法】　水煎服。

【功用】　涩肠止泻，固肾收脱。

【主治】　虚寒泄泻。症见肠鸣腹痛，米谷不化，脱肛不收，或久痢，便脓血。

【方析】 肾虚不固，虚寒泄泻为本方主证。方用诃子酸涩止泻固脱；罂粟壳固肾涩肠为君；臣以炮姜温中散寒而补脾阳；橘红升阳调气，以固气脱（泄泻），亦收形脱（脱肛）。

【附方】 河间诃子散（《素问病机气宜保命集》） 诃子—两（半生半煨） 木香五钱　甘草—钱　黄连三钱　为末，每服6g，用白术、芍药汤调下。

功用：涩肠止泻。

主治：泻久腹痛渐已，泻下渐少。

按：诃子散与河间诃子散均能治久泻不止之脱肛，前方有炮姜，温热性强，适用于虚寒下痢；后方无炮姜而有黄连，可用于湿热下痢脓血证。

5. 桑螵蛸散（《本草衍义》） 便数健忘。

【歌诀】

桑螵蛸散治便数　参苓龙骨同龟壳

菖蒲远志及当归　补肾宁心健忘觉

【组成】 桑螵蛸　远志　菖蒲　龙骨　人参　茯神　当归　龟甲各—两

【用法】 为末，夜卧人参汤调下6g；或水煎服。

【功用】 调补心肾，涩精止遗。

【主治】 遗尿之心肾两虚证。症见小便频数，或尿如米泔色，心神恍惚，健忘，或遗尿遗精，舌淡苔白，脉细弱。

【方析】 心肾两虚为本方主证。方用桑螵蛸补肾固精，收涩止遗为君。臣以龙骨涩精宁心安神；龟甲养血滋阴，益肾养肝。佐以人参、当归双补气血，资助化源；茯神养心安神；菖蒲、远志交通心肾。

6. 真人养脏汤（《太平惠民和剂局方》） 虚寒脱肛久痢。

【歌诀】

真人养脏诃粟壳　肉蔻当归桂木香

术芍参甘为涩剂　脱肛久痢早煎尝

【组成】 人参　当归　白术各六钱　肉豆蔻半两　肉桂　炙甘草各八钱　白芍—两六钱　木香—两四钱　诃子—两二钱　罂粟壳三两六钱

【用法】 为末，每服6g，水煎服。

【功用】 温补脾肾，涩肠固脱。

【主治】 脾肾虚寒之久泻久痢。症见滑脱不禁，腹痛喜温喜按，或下痢赤白，或便脓血，日夜无度，里急后重，脐腹疼痛，倦怠食少。

【方析】泻痢日久，脾肾虚寒为本方主证。方中重用罂粟壳涩肠止泻，肉桂温肾暖脾为君。诃子、肉豆蔻温肾暖脾，涩肠止泻，共为臣药。佐以人参、白术益气健脾；当归、白芍养血和营；木香醒脾理气。佐使以甘草健脾和中，合芍药缓急止痛。

7. 当归六黄汤（《兰室秘藏》）自汗盗汗。

【歌诀】

当归六黄治汗出　芪柏芩连生熟地

泻火固表复滋阴　加麻黄根功更异

或云此药太苦寒　胃弱气虚在所忌

【组成】当归　生地　熟地　黄柏　黄芩　黄连各等分　黄芪加倍

【用法】为末，每服15g，水煎服；小儿减半服之。

【功用】滋阴清热，固表止汗。

【主治】阴虚有火证。症见盗汗发热，面赤口干，心烦唇燥，便难尿赤，舌红脉数。

【方析】阴虚有火为本方主证。方中当归、生地黄、熟地黄养血滋阴，清热降火为君。臣以黄连、黄芩、黄柏清热泻火除烦。佐以黄芪益气固表，合当归、熟地黄以养血益气，气血充则腠理密而汗不易泄，合三黄以扶正泻火，使火不内扰，阴液内守而汗可止。如加麻黄根止汗，引诸药走肌表而固腠理，功效更好；胃弱气虚者应慎用，以免苦寒伤胃气。

按：本方宜置于清热剂中。

8. 柏子仁丸（《普济本事方》）阴虚盗汗。

【歌诀】

柏子仁丸人参术　麦麸牡蛎麻黄根

再加半夏五味子　阴虚盗汗枣丸吞

【组成】柏子仁二两　人参　白术　牡蛎　麻黄根　半夏　五味子各一两　麦麸五钱

【用法】为末，枣肉和丸，如梧桐子大，每服五十丸，空腹米汤送下，日二三次。

【功用】养心宁神，清热收敛。

【主治】 阴虚火旺之盗汗。症见夜寐不安，盗汗。

【方析】 阴虚盗汗为本方主证。方中柏子仁养心清热安神为君。臣以牡蛎、麦麸咸寒，清热收敛止汗；五味子味酸收涩，敛阴止汗。佐以半夏和胃燥湿；人参、白术补气。麻黄根专走肌表而止汗，引人参、白术以固卫气为使。

9. 牡蛎散（《太平惠民和剂局方》） 阳虚自汗。

【歌诀】

阳虚自汗牡蛎散　黄芪浮麦麻黄根

扑法芎藁牡蛎粉　或将龙骨牡蛎扪^①

【注释】 ①扪：扪（mén），音门。按，摸。此处作用粉扑。

【组成】 黄芪　麻黄根　牡蛎各一两

【用法】 为粗散，每服9g，加小麦百余粒，水煎分二次服。

【功用】 固表敛汗。

【主治】 诸虚不足之自汗盗汗。症见体常自汗，夜卧尤甚，久而不止，心悸惊惕，短气烦倦，舌质淡红，脉细弱。

【方析】 体虚卫外不固为本方主证。汗出夜卧尤甚，心悸惊惕为兼心阴受损之证。方中牡蛎咸寒敛汗，益阴潜阳为君。臣以黄芪补益肺气，实卫固表；麻黄根专于止汗。佐以小麦益心气，养心阴，清心热。

按：现临床多用浮小麦替代小麦。

【附方】（1）扑法　牡蛎　川芎　藁本各二钱半　糯米粉一两半，共研极细，盛绢袋中，扑周身。

功用：止汗。

主治：自汗不止。

（2）扪法　牡蛎　龙骨　糯米粉各等分，研极细末，扑周身。功用、主治同上。

按：牡蛎散为自汗而设，亦可用于盗汗。

增　辑

1. 桃花汤（《伤寒论》） 少阴利属虚寒者。

【歌诀】

桃花汤用石脂宜　粳米干姜共用之

为涩虚寒少阴利　热邪滞下切难施

【组成】　赤石脂—斤　干姜—两　粳米—升

【用法】　上3味，以水煮米令熟，内赤石脂末（1g），日三服。若一服愈，余勿服。

【功用】　温中涩肠。

【主治】　脾肾阳虚之久痢。症见下利便脓血，色黯不鲜，腹痛喜温喜按，脉迟弱或微细，舌质淡苔白。

【方析】　脾肾阳虚之久痢为本方主证。方以赤石脂涩肠固脱为君。臣以干姜温中散寒，使气温而能通瘀行血。佐以粳米养胃和中，助君、臣药厚肠胃。本方以温中涩肠止泻为主以治标，补虚治本之力不足。

按：本方为虚寒性下利而设，虚甚者酌加人参；热痢初起，切莫误用。

2. **济生乌梅丸**（《济生方》）　治便血。

【歌诀】

济生乌梅与僵蚕　共末为丸好醋参

便血淋漓颇难治　醋吞惟有此方堪

【组成】　乌梅肉—两半　僵蚕—两

【用法】　共研细末，好醋糊丸，如梧桐子大，每服四五十丸，空腹醋汤送下。

【功用】　敛肺涩肠，消风止血。

【主治】　肠风便血。症见便血淋漓不止。

【方析】　肠风便血为本方主证。方中乌梅味酸，敛肺涩肠，入肝止血为君。臣以僵蚕消散肠风；醋助乌梅涩肠止血，又能散瘀而无留瘀之弊。

3. **封髓丹**（《奇效良方》）　梦遗失精。

【歌诀】

失精梦遗封髓丹　砂仁黄柏草和丸

大封大固春常在　巧夺先天服自安

【组成】　砂仁—两　黄柏三两　炙甘草七钱

【用法】　共研细末，蜜和作丸，如梧桐子大，每服9g，空腹淡盐汤送下。

【功用】 降心火，益肾水。

【主治】 遗精梦交之心火偏旺，肾水不足证。

【方析】 心火旺，肾水不足为本方主证。方用黄柏泻火坚阴以固肾为君。砂仁温健脾运，引五脏六腑之精归藏于肾为臣。使以炙甘草补益脾气，并调和黄柏、砂仁之寒温。全方相合，使水火既济，相火不再妄动。

十八、杀虫之剂

杀虫之剂，即驱虫剂。是以驱虫药为主组成的方剂，用于治疗人体寄生虫病。人体寄生虫常见的有蛔虫、蛲虫、钩虫、绦虫等，多由误食沾染虫卵的食物而致。驱虫法应用时应根据体质差异及虚实寒热而配伍用药。

1. 乌梅丸（《伤寒论》） 蛔厥。

【歌诀】

乌梅丸用细辛桂　人参附子椒姜继

黄连黄柏及当归　温藏安蛔寒厥剂

【组成】 乌梅三百枚　细辛　附子　桂枝　人参　黄柏各六两　干姜十两　黄连十六两　当归　蜀椒各四两

【用法】 上10味，异捣筛，合治之，以苦酒渍乌梅一宿，去核，蒸之五升米下，饭熟，捣成泥，和药令相得，内臼中，与蜜，杵二千下，丸如梧桐子大，先食饮，服十丸，日三服，稍加至二十丸。禁生冷、滑物、臭食等。

【功用】 温脏补虚，泻热安蛔。

【主治】 蛔厥证。症见心烦呕吐，时发时止，食入吐蛔，手足厥冷，腹痛。又治久痢，久泻。

【方析】 肠寒胃热蛔厥为本方主证。方中重用乌梅安蛔止痛为君。臣以蜀椒、细辛温脏祛寒，辛可伏蛔；桂枝、附子、干姜加强温里散寒之力；黄连、黄柏苦可下蛔，兼以清热。人参、当归益气养血为佐。蜂蜜为丸，调和诸药为使。

2. 化虫丸（《医方集解》） 肠胃诸虫。

【歌诀】

化虫鹤虱及使君　槟榔芜荑苦楝群

白矾胡粉糊丸服　　肠胃诸虫永绝氛^①

【注释】 ①氛：气氛，此处指虫积肠胃的样子。

【组成】 鹤虱　槟榔　苦楝根皮　胡粉（即铅粉）_{各一两}　使君子　芜荑_{各五钱}　白矾_{二钱半}

【用法】 共研细末，用酒煮面糊作丸，据年龄酌量服，一岁小儿用1.5g。

【功用】 驱杀肠中诸虫。

【主治】 肠中诸虫。症见发作时腹痛，往来上下，呕吐清水或吐蛔。

【方析】 虫积为本方主证。方中鹤虱驱诸虫；苦楝根皮能杀蛔虫、蛲虫；槟榔能杀绦虫、姜片虫；枯矾、铅粉均具杀虫之效；使君子、芜荑杀虫消疳，使君子兼能通大便，使虫由大便排出。

十九、痈 疡 之 剂

痈疡之剂，即痈疡剂。是以解毒消肿、托里排脓、生肌敛疮药为主组成的方剂，用于治疗体表痈、疽、疔、疮、丹毒、流注、瘿、瘤、瘰疬等，以及内在脏腑的痈疡等外科疾患的方剂。体表痈疡可分为阳证及阴证，阳证来势暴急，红肿焮痛，易溃易消；阴证来势缓慢，平塌漫肿，难溃难消。治疗原则，阳证宜清热解毒，活血消肿散结；阴证宜温补和阳，通滞化痰祛瘀。外可用薄贴围药渗药及刀针手术等。内在脏腑痈疡应以清热解毒、逐瘀排脓、散结消肿为主。

1. 真人活命饮 （《校注妇人大全良方》） 一切痈疽。

【歌诀】

真人活命金银花　　防芷归陈草节加
贝母天花兼乳没　　穿山角刺酒煎嘉
一切痈疽能溃散　　溃后忌服用毋^①差
大黄便实可加使　　铁器酸物勿沾牙

【注释】 ①毋：毋（wú），音吴。不要。

【组成】 白芷　贝母　防风　归尾　甘草节　皂角刺　穿山甲　天花粉　乳香　没药_{各一钱}　金银花　陈皮_{各三钱}

【用法】 酒一大碗，煎五七沸服。

【功用】 清热解毒，消肿溃坚，活血止痛。

【主治】 疮疡肿毒初起。症见红肿焮痛，或身热，凛寒，苔薄白或黄，脉数有力。

【方析】 疮疡肿毒初起为本方主证。方以金银花疏散透达，清热解毒，清气凉血为君。臣以防风、白芷疏风散邪，用治痈疡初起；当归尾、乳香、没药、陈皮活血散瘀，行气通络，消肿止痛。佐以贝母、天花粉清热化痰，消肿散结；穿山甲、皂角刺溃坚排脓。甘草清热解毒，加酒活血消肿，协诸药直达病所，为使药。大便燥结可加大黄。

按：用本方脓未成可消，脓已成可溃，但已溃者切不可用；阴证疮疡忌用；脾胃虚、气血不足者慎用。本方煎煮时不可用铁器及接触酸味物品，更不可服食酸物，因酸性收敛，使疮不易消散。本方与仙方活命饮组成药物、用法基本相同，仅少一味赤芍。

2. 金银花酒（《外科精义》） 痈疽初起。

【歌诀】

金银花酒加甘草　奇疡恶毒皆能保

护膜须用蜡矾丸　二方均是疡科宝

【组成】 鲜金银花五两　甘草一两

【用法】 水、酒各半煎，分三次服。

【功用】 消肿散瘀，托毒止痛。

【主治】 一切痈疽恶疮，及肺痈肠痈初起。

【方析】 热毒痈疽恶疮为本方主证。方以金银花甘寒为君，善清热解毒消疮，为疮痈圣药。佐以甘草解毒扶中。使以酒性走散，以助消痈疡。

【附方】 蜡矾丸（《景岳全书》） 黄蜡二两　白矾一两，先将蜡熔化，少冷，入矾和丸，如梧桐子大，每服十丸，渐加至百丸，酒送下，日二三次。

功用：护膜托里，使毒不攻心。

主治：金石发疽，痈疽疮疡，肺痈乳痈，痔漏肿痛，及毒虫蛇犬咬伤。

3. 托里十补散（《太平惠民和剂局方》） 补里散表。

【歌诀】

托里十补参芪芎　归桂白芷及防风

甘桔厚朴酒调服　痈疡脉弱赖之充

【组成】黄芪　当归　人参_{各二钱}　川芎　肉桂　白芷　防风　甘草　桔梗　厚朴_{各一钱}

【用法】为细末，每服6g，加至18g，热酒调服。

【功用】益气和血，温通消散。

【主治】痈疡初起。症见毒重痛甚，形体羸瘦，脉弱无力。

【方析】痈疡体虚为本方主证。方用人参、黄芪补气，当归、川芎和血为君。臣以肉桂温通血脉；白芷、防风开腠理散邪；桔梗宣肺排脓。佐以厚朴散满。甘草清热解毒，调和药性，为佐使药。诸药合用，补里散表，成消散、内托并用之方。

4. 托里温中汤（《卫生宝鉴》）寒疡内陷。

【歌诀】

托里温中姜附羌　茴木丁沉共四香

陈皮益智兼甘草　寒疡内陷呕泻良

【组成】炮姜　羌活_{各三钱}　炮附子_{四钱}　木香_{一钱半}　茴香　丁香　沉香　陈皮　益智仁　炙甘草_{各一钱}

【用法】加生姜5片，水煎服。

【功用】温中托毒，散寒消痞。

【主治】阴性疮疡，疮毒内陷。症见脓汁清稀，心下痞满，肠鸣腹痛，大便溏泄，食则呕逆，时发昏愦等。

【方析】阴性疮疡内陷为本方主证。心下痞满为疮气内攻，聚而为满；胃寒则呕吐呃逆，饮食不下，便溏；邪扰清窍则昏愦，均为次要症状。方用附子、干姜温中助阳，祛寒托毒为君。臣以羌活透散肌腠之邪。益智仁、沉香、丁香温胃散寒以平呕逆；木香、陈皮、茴香散痞消满；炙甘草温补脾胃，调和诸药，为佐使药。

5. 托里定痛汤（《疡医大全》）内托止痛。

【歌诀】

托里定痛四物兼　乳香没药桂心添

再加蜜炒罂粟壳　溃疡虚痛去如拈^①

【注释】①拈：见当归拈痛汤。

【组成】熟地　当归　白芍　川芎　乳香　没药　肉桂_{各一钱}罂粟壳_{二钱}

【用法】 水煎服。

【功用】 托里生肌，消肿止痛。

【主治】 痈疽溃后不敛，血虚疼痛。

【方析】 痈疽溃后血虚为本方主证。方用四物汤补血调血，托里生肌为君。臣以乳香、没药透毒消肿；罂粟壳收敛止痛。佐以肉桂温通血脉。

6. 散肿溃坚汤（《兰室秘藏》） 消坚散肿。

【歌诀】

散肿溃坚知柏连　花粉黄芩龙胆宣

升柴翘葛兼甘桔　归芍棱莪昆布全

【组成】 黄芩八钱　知母　黄柏　天花粉　龙胆草　桔梗　昆布各五钱　黄连一钱　柴胡四钱　升麻　连翘　炙甘草　三棱　莪术各三钱　葛根　当归尾　芍药各二钱

【用法】 水煎服。

【功用】 泻火散结，消肿溃坚。

【主治】 马刀疮。症见疮痈结硬如石，或在耳下至缺盆中，或于肩上，或于胁下；及瘰疬遍于颏，或至颊车，坚而不溃；或上二证已破流水者。

【方析】 肝胆三焦相火与痰湿风热结聚为本方主证。方用黄芩、龙胆草泻肝胆实火，共为君药；黄连清心解毒消疮；黄柏、知母清泻下焦相火；柴胡、连翘清热疏风散结；助君药清热泻火，共为臣药。佐以升麻、葛根清热解毒升阳；天花粉、桔梗清肺排脓；当归尾、芍药益阴养血活血；三棱、莪术行气破血；昆布化痰软坚；甘草清热解毒和中。桔梗载药上行，柴胡引药入肝胆经络，兼为使药。

按：瘰疬生于颈项两侧，小者为瘰，大者为疬，连贯如串者为瘰疬。形长如蛤蜊，色赤而坚，痛如火烙者为马刀疮。

增　辑

1. 醒消[①]**丸**（《外科全生集》） 阳痈。

【歌诀】

醒消乳没麝雄黄　专为大痈红肿尝

每服三钱陈酒化　醉眠取汗是良方

【注释】 ①醒消：用陈酒送药，以微醉为止，睡卧取汗，酒醒痈消，故名之。

【组成】 乳香　没药各一两　雄黄五钱　麝香一钱半

【用法】 捣烂为丸，如莱菔子大，晒干，忌火烘，每服陈酒送下9g，醉盖取汗。

【功用】 活血散结，解毒消痈。

【主治】 痰湿阻滞而致之痈疽肿毒。症见痈疽肿毒坚硬疼痛，未成脓。

【方析】 痈肿初起，痰湿阻滞为本方主证。方用雄黄豁痰解毒去瘀为君。臣以乳香、没药活血行气，消瘀散肿而止痛；麝香解毒通络。酒性走散协诸药以消痈为使。

2. 小金丹（《外科全生集》） 阴疽痰核。

【歌诀】

小金专主治阴疽　鳖麝乌龙灵乳储

墨炭胶香归没药　阴疮流注乳癌除

【组成】 白胶香　草乌　五灵脂　地龙　木鳖各一两五钱　乳香　没药　归身各七钱五分　麝香三钱　墨炭一钱二分

【用法】 为细末，糯米粉打糊为丸，芡实大，每服一丸，陈酒送下，覆盖取汗。

【功用】 化痰祛湿，祛痰通络。

【主治】 寒湿痰瘀，阻滞凝结证。如流注、痰核、瘰疬、乳岩、横痃、贴骨疽等。

【方析】 寒湿痰瘀阻滞凝结所致阴证疮疡或阴疽为本方主证。方以草乌逐寒湿，通经络，开顽痰为君。臣以五灵脂、乳香、没药活血祛瘀，消肿定痛；当归、麝香、地龙温经养血，活血通络；白胶香调气血，消痈疽；木鳖子祛痰毒，消肿结；墨炭止血化瘀消肿。佐以糯米养胃气。使以陈酒助药势，协诸药速达病所。

3. 梅花点舌丹（《外科全生集》） 疔疮发背。

【歌诀】

梅花点舌用三香　冰片硼珠朱二黄

没药熊葶蟾血竭　一丸酒化此方良

【组成】 熊胆　冰片　雄黄　硼砂　血竭　葶苈子　沉香　乳香　没药各一钱　珍珠三钱　牛黄　麝香　蟾酥　朱砂各二钱

【用法】 蟾酥用人乳化开，余药为细末，药汁为丸，绿豆大，金箔为衣，每服一丸，入葱白打碎，陈酒送服；或用醋化开外敷。

【功用】 清热解毒，消肿止痛。

【主治】 疔毒恶疮，无名肿痛。症见红肿痈疖，乳蛾，咽喉肿痛。

【方析】 痈疽疔毒，诸疮肿痛属阳为本方主证。方用蟾酥散邪消肿，解疔疮之毒为君。臣以乳香、没药、血竭行瘀活血止痛；冰片、朱砂、雄黄清热解毒消肿；硼砂散瘀解疮毒；麝香、珍珠止疔毒疼痛，托里消肿。佐以沉香行气止痛；葶苈子利水泻热；牛黄、熊胆清心肝烦热，凉血解毒。

按：《北京市中药成方选集》收录的同名方中含有石决明。

4. 保安万灵丹（《外科正宗》） 阴疽鹤膝风。

【歌诀】

万灵归术与三乌　辛草荆防芎活俱

天斛雄麻全蝎共　阴疽鹤膝湿痹须

【组成】 苍术_{八两} 麻黄 羌活 荆芥 防风 细辛 天麻 全蝎 川乌 草乌 石斛 生首乌 当归 川芎 甘草_{各一两} 雄黄_{六两}

【用法】 为细末，炼蜜为丸，弹子大，预用朱砂18g为衣，每服一丸。

【功用】 散风祛湿，活血解毒。

【主治】 阴寒湿痰流注，风寒湿痹，阴疽，疔疮，对口发颐，附骨疽，鹤膝风，破伤风。或中风瘫痪，口眼㖞斜，半身不遂，皮肤紫斑，舌苔薄白，脉浮紧等。

【方析】 阴寒痰湿凝结为本方主证。方中重用苍术健脾燥湿，祛风除湿为君。臣以麻黄辛温发汗，开腠理，散阴凝；羌活、荆芥、防风散风邪，利头目，助消疮肿；细辛通窍，疗风湿痹痛，痰饮咳逆；天麻息风止痉，疗中风瘫痪，麻木不仁，偏正头痛；全蝎性温善走，祛风解毒，又能散结消肿，疗中风不语；川乌、草乌温散寒湿，祛风通痹；生首乌解毒疗疮止痒；朱砂清热解毒，安神镇怯；雄黄燥湿杀虫，辟秽解毒。佐以石斛清热养阴；当归、川芎养血活血，消肿止痛。甘草解毒调药，为佐使。

注：原方用法中含朱砂，取安神定痛之意，方歌中未涉及。

5. 六神丸（《雷允上诵芬堂方》）疫喉。

【歌诀】

六神丸治烂喉痧　每服十丸效可夸

珠粉腰黄①冰片麝　牛黄还与蟾酥加

【注释】　①腰黄：雄黄的上品。

【组成】　珍珠粉　犀牛黄　麝香_{各一钱五分}　腰黄　冰片　蟾酥_{各一钱}

【用法】　制成小水丸，每服十粒，日二次，将药放在舌心噙化，徐徐咽下，或温开水送下。

【功用】　清热解毒，消肿止痛。

【主治】　肺胃热盛之痈疽疮疖。症见咽喉肿痛，烂喉丹痧，乳蛾喉痹，水浆不下，口舌腐烂，腮项肿痛，痈疽疮疖，无名肿毒，舌尖红，脉浮数等。

【方析】　肺胃热盛壅阻致各种痈疽疮疖，尤其在口腔咽喉部者，为本方主证。方用牛黄清热豁痰为君。臣以麝香芳香开窍，辟秽化浊，消肿止痛；珍珠粉解心肝二经之热，益阴潜阳解毒；雄黄辟秽解毒；蟾酥拔毒攻毒，辟恶通窍；冰片散郁火，解热毒。

6. 阳和汤（《外科全生集》）一切阴疽。

【歌诀】

阳和汤法解寒凝　外症虚寒色属阴

熟地鹿胶姜炭桂　麻黄白芥草相承①

【注释】　①承：承担，此处因顺口而用。

【组成】　熟地_{一两}　鹿角胶_{三钱}　白芥子_{二钱}　肉桂　生甘草_{各一钱}　炮姜炭　麻黄_{各五分}

【用法】　水煎服。

【功用】　温阳补血，散寒通滞。

【主治】　阴疽由阳虚寒凝所致。如贴骨疽、脱疽、流注、痰核、鹤膝风等属于阴疽证者。其症患处漫肿无头，酸痛无热，皮色不变，口中不渴，舌苔淡白，脉沉细等。

【方析】　阳虚寒凝，阴血亏虚为本方主证。方中重用熟地黄温补肝肾，滋阴养血为君。鹿角胶补肾填精，强壮筋骨为臣，与君药相配取"阳生阴长"、"阴中求阳"之意。麻黄开腠理散寒凝，白芥子祛皮里膜外之痰，二药合用使气血宣通，寒凝得散；姜炭、肉桂温经散寒；共为佐药。使以甘草清热解毒，调和诸药。

二十、经 产 之 剂

经产之剂，即治疗妇女特有的经、带、胎、产等疾病的方剂。

经，即月经，月经病包括月经的周期、经量、经色、经质等的改变。治宜分清寒热虚实及发病先后，以确定调经及治疗其他疾病的主次。

带，即带下，有青、赤、黄、白、黑五色之分，常见白带、黄带、赤带三种。治疗亦分寒热虚实，虚证宜适当伍以升提及固涩之品。

胎，即怀胎，特殊的生理变化往往可致妊娠恶阻、胎漏、胎动不安、妊娠肿胀、小产等妊娠病。治宜护胎为本，祛病为标。

产，即因生产引起的各种疾病，或预防难产等。常见的产后病有产后腹痛、产后发热、产后痉厥、血晕、恶露不净、缺乳等。治疗除寒热虚实等一般原则外，产后气血耗损，选方用药必须照顾气血，使补不助邪，攻不伤正，散寒不过用温燥，清热不过用寒凉。

此外，绝经前后诸症的治疗方药也在此列。

1. 妊娠六合汤《医垒元戎》） 妊娠伤寒。

【歌诀】

海藏妊娠六合^①汤　四物为君妙义长

伤寒表虚地骨桂　表实细辛兼麻黄

少阳柴胡黄芩入　阳明石膏知母藏

小便不利加苓泻　不眠黄芩栀子良

风湿防风与苍术　温毒发斑升翘长

胎动血漏名胶艾　虚痞朴实颜相当

脉沉寒厥亦桂附　便秘蓄血桃仁黄

安胎养血先为主　余因各症细参详

后人法此治经水　过多过少别温凉

温六合汤加芩术　色黑后期连附商

热六合汤栀连益　寒六合汤加附姜

气六合汤加陈朴　风六合汤加芷羌

此皆经产通用剂　说与时师好审量

【注释】　①六合：本组方均以四物汤为主，根据六经辨证分别加入两味适当的药，故称六合。

【组成】　熟地　白芍　当归　川芎各一两

（1）表虚六合汤：加桂枝、地骨皮各七钱。

（2）表实六合汤：加麻黄、细辛各半两。

（3）柴胡六合汤：加柴胡、黄芩各七钱。

（4）石膏六合汤：加石膏、知母各半两。

（5）茯苓六合汤：加茯苓、泽泻各半两。

（6）栀子六合汤：加栀子、黄芩各半两。

（7）风湿六合汤：加防风、制苍术各七钱。

（8）升麻六合汤：加升麻、连翘各半两。

（9）胶艾六合汤：加阿胶、艾叶各半两。

（10）朴实六合汤：加厚朴、炒枳实各半两。

（11）附子六合汤：加炮附子、肉桂各半两。

（12）大黄六合汤：加大黄半两，桃仁十个。

【用法】　水煎服。

【功用】　养血安胎，分别兼以解肌止汗；发汗解表；清热生津；利水退肿；清热除烦；散风燥湿；清瘟解毒；暖宫止血；消痞散满；散寒回阳；泻结破瘀之功。

【主治】　妊娠而病伤寒，分别侧重于：

（1）伤风，表虚自汗，头痛项强，身热恶寒，脉浮缓。

（2）伤寒，表实无汗，头痛身热，恶寒，脉浮紧。

（3）寒热往来，心烦喜呕，胸胁满痛，脉弦。

（4）阳明经证，症见身热不恶寒，有汗口渴，脉长而大。

（5）足太阳膀胱腑病，症见小便不利。

（6）发汗或攻下后，虚烦不得眠。

（7）感受风湿，四肢骨节烦疼，头痛发热而脉浮。

（8）下后过经不愈，转为温毒发斑如锦纹。

（9）发汗或攻下后，血漏不止，胎气受损，胎动不安。

（10）发汗或攻下后，心下虚痞，腹中胀满。

（11）少阴证，症见脉沉而迟，四肢拘急，腹中痛，身凉有微汗。

（12）阳明、太阳本病，症见大便色黑而硬，小便色赤而畅，腹胀气满而脉沉数（蓄血）。

【方析】 妊娠伤寒为本方主证，分别有上述兼证。故方以四物汤养血安胎为君。分别佐以上述十二组药以针对不同证候。

【附方】（1）温六合汤（黄芩六合汤） 熟地　白芍　当归　川芎　黄芩　白术各一两，水煎服。

功用：清热凉血，健脾统血。

主治：气虚血热证。症见月经过多。

（2）连附六合汤　熟地　白芍　当归　川芎各一两　黄连　香附（原书无剂量），水煎服。

功用：养血调经，清热行气。

主治：气滞血热证。症见月经后期，色黑不畅。

（3）热六合汤　熟地　白芍　当归　川芎各一两　黄连　栀子（原书无剂量），水煎服。

功用：养血调经，清热凉血。

主治：血虚有热证。症见月经妄行，发热心烦，不能睡卧。

（4）寒六合汤　熟地　白芍　当归　川芎各一两　附子　干姜（原书无剂量），水煎服。

功用：养血调经，温阳散寒。

主治：血虚寒凝证。症见脉微自汗，气难布息，清便自调。

（5）气六合汤　熟地　白芍　当归　川芎各一两　厚朴　陈皮（原书无剂量），水煎服。

功用：养血调经，理气开郁。

主治：气郁经阻证。症见月经不畅，腹胁胀痛。

（6）风六合汤　熟地　白芍　当归　川芎各一两　秦艽　羌活（原书无剂量），水煎服。

功用：养血和血，祛风定眩。

主治：产后血脉空虚，感受风邪而发痉厥。产后痉厥。

按：四物汤是妇科通用方，加减法甚多，以上仅为较常用者，供临证参酌，药量也须随证酌用。

2. 胶艾汤（《金匮要略》）胎动漏血。

【歌诀】

胶艾汤中四物先　阿胶艾叶甘草全

妇人良方单胶艾　胎动血漏腹痛全

胶艾四物加香附　方名妇宝调经专

【组成】川芎　甘草各二两　阿胶二两　艾叶　当归各三两　芍药　熟地各四两

【用法】上7味，以水五升，清酒三升，合煮，取三升，去滓，纳胶，令消尽，温服一升，日三服。

【功用】补血止血，调经安胎。

【主治】妇人冲任虚损证。症见崩中漏下，月经过多，淋漓不止，或半产后下血不绝，或妊娠下血，腹中疼痛。

【方析】冲任虚寒，血失统摄为本方主证。方中阿胶补血止血；艾叶温经止血，二药为调经安胎，治崩止漏要药，共为君药。熟地黄、当归、白芍补血调血，共为臣药。川芎行气活血，防止血留瘀，为佐药。甘草调和诸药，加清酒温散行瘀，共为使药。

【附方】（1）胶艾汤（《妇人大全良方》）阿胶（蛤粉炒）五钱，炖化，艾叶五分　煎汤冲服。

功用：止血安胎。

主治：胎动不安，腹痛漏血。

（2）妇宝丹（经验方）熟地　白芍　川芎　当归　阿胶　艾叶　香附，分别用童便、盐水、酒、醋各浸三日炒。

功用：养血和血，行气调经。

主治：血虚兼寒证。症见月经不调。

3. 当归散（《金匮要略》）养血安胎。

【歌诀】

当归散益妇人妊　术芍芎归及子芩

安胎养血宜常服　产后胎前功效深

【组成】当归　黄芩　芍药　川芎各一斤　白术半斤

【用法】上5味，杵为散，酒饮服方寸匕（1g），日二服。

【功用】 清热祛湿，养胎安胎。

【主治】 妇人妊娠之血少有热证。症见胎动不安，及曾经数次半产者。

【方析】 血少有热，胎动不安为本方主证。方用当归养血和血；黄芩清热凉血安胎，共为君。臣以芍药、川芎养血活血；白术健脾燥湿安胎。

按：常服本方可养血安胎，使临盆易产。本方还可治疗产后病。

4. 黑神散（《太平惠民和剂局方》） 消瘀下胎。

【歌诀】

黑神散中熟地黄　归芍甘草桂炮姜

蒲黄黑豆童便酒　消瘀下胎痛逆[①]忘

【注释】 ①逆：方向相反，不顺利，此处与痛互意，即疼痛。

【组成】 熟地　归尾　赤芍　蒲黄　肉桂　炮干姜　炙甘草各四两 黑豆半升

【用法】 为散，每服6g，温酒调下。原方用酒和童便各半盏同煎后调服。

【功用】 消瘀行血，下胎。

【主治】 瘀血阻滞胞宫证。症见产后恶露不尽，及胞衣不下，胎死腹中，产后瘀血。或攻冲作痛，或脐腹坚胀撮痛。

【方析】 血瘀不行为本方主证。方用蒲黄、黑大豆祛瘀行血为君。熟地黄、当归尾、赤芍养血和血；肉桂、干姜温通血脉，共为臣药。佐以甘草甘缓益气；童便散瘀而引血下行。酒引药入血分而通经络为使。

按：本方为通用预防性药，对一般产后体虚颇为实用。如出现寒热虚实的其他病变，应随症加减，不可拘泥于一方而治万病。

5. 清魂散（《济生方》） 产后昏晕。

【歌诀】

清魂散用泽兰叶　人参甘草川芎协

荆芥理血兼祛风　产中昏晕神魂帖[①]

【注释】 ①神魂帖：用于安神定魂的迷信符咒，此处喻本方疗效灵验。

【组成】 泽兰叶　人参各一两　炙甘草八钱（一方无甘草）　川芎二两 荆芥四两

【用法】 为末，每服3～6g，温酒热汤各半盏调服。同时可用醋喷在炭火上，取烟熏鼻。

【功用】 益气血，散外邪。

【主治】 产后恶露已尽，气血虚弱，感冒风邪证。症见忽然昏晕，不知人事。

【方析】 产后气血虚弱致血晕为本方主证。方中人参补气健脾，益气生血，为君药；川芎、泽兰行血调气，共为臣药。佐以荆芥疏散风邪。使以炙甘草调和诸药；清酒引药入血分。

6. 羚羊角散（《普济本事方》） 子痫①。

【歌诀】

羚羊角散杏薏仁　防独芎归又茯神

酸枣木香和甘草　子痫风中可回春

【注释】 ①子痫：病名，见巢元方《诸病源候论》，又名妊娠风痉、儿风、子冒。

【组成】 羚羊角一钱　独活　防风　川芎　当归　炒酸枣仁　茯神　杏仁　薏苡仁各五分　木香　甘草各二分半

【用法】 加生姜5片，水煎服。

【功用】 清热镇痉，活血安胎。

【主治】 妊娠中风。症见头项强直，筋脉挛急，言语謇涩，痰涎不利，或抽搐，不省人事的子痫证。

【方析】 妊娠肝旺生风为本方主证。方用羚羊角平肝息风止痉为君。臣以酸枣仁、茯神宁心安神；当归、川芎活血安胎；独活、防风散风邪，助君药息风。佐以杏仁、木香理气和中；薏苡仁、甘草调脾胃而舒筋挛。甘草兼能调和药性，为使。

按：一方有五加皮。

7. 当归生姜羊肉汤（《金匮要略》） 褥劳。

【歌诀】

当归生姜羊肉汤　产后腹痛蓐劳匡

亦有加入参芪者　千金四物甘桂姜

【组成】 当归三两　生姜五两　羊肉一斤

【用法】 上3味，水煎，分三次服。

【功用】 温中补虚，祛寒止痛。

【主治】 褥劳证。症见妇人产后腹中痛，及产后气血皆虚，发热自汗，肢体疼痛。

【方析】 产后血虚有寒或气血两虚为本方主证。方用当归养血调营为君。生姜温里散寒；羊肉辛热，大补气血，共为臣药。

【附方】 （1）当归羊肉汤（《济生方》） 黄芪一两 人参 当归各七钱 生姜五钱 羊肉一斤，水煎服。

功用：补益气血，祛寒止痛。

主治：褥劳。

（2）千金羊肉汤（《备急千金要方》） 干地黄五钱 当归 芍药 生姜各三钱 川芎二钱 甘草 肉桂各一钱，水煎服。

功用：养血补虚，散寒止痛。

主治：产后身体虚羸，腹中绞痛，自汗出。

按：本方还可治气滞寒凝之寒疝，腹中痛，胁痛里急。

8. 达①生散（《丹溪心法》） 易②生易产。

【歌诀】

达生紫苏大腹皮 参术甘陈归芍随

再加葱叶黄杨脑 孕妇临盆先服之

若将川芎易③白术 紫苏饮子子悬宜

【注释】 ①达：诗云："诞弥厥月，先生如达。"达，即小羊，其生甚易。此处指难产服本方后能使生产顺利。

②易：即使之容易。

③易：即更换。

【组成】 当归 芍药 人参 白术 陈皮 紫苏各一钱 炙甘草二钱 大腹皮三钱

【用法】 为粗末，加青葱五叶，黄杨脑子（即叶梢）七个，或加枳壳、砂仁，水煎服。

【功用】 补气养血，顺气安胎。

【主治】 气血虚弱证。症见胎产不顺。

【方析】 气血虚弱为本方主证。方用人参补气；当归养血为君。白术、甘草、芍药助君补益气血为臣。佐以紫苏叶、大腹皮、陈皮、葱叶疏利壅滞；黄杨木使人顺产。若加枳壳、砂仁，可增顺气易产之力。

【附方】 紫苏饮（《普济本事方》） 当归三钱 芍药 大腹皮 人参 川芎 陈皮各半两 紫苏一两 炙甘草一钱，水煎服。

功用：顺气和血，安胎止痛。

主治：子悬胎气不和，胀满疼痛；兼治临产惊恐，气结连日不下。

按：达生散又名束胎散。随症加减如：夏季加黄芩；春季加川芎；气虚倍参、术；气滞加香附，倍陈皮；血虚倍当归，加地黄；形实倍紫苏；湿痰加滑石、半夏；食积加山楂；腹痛加木香、肉桂。

9. 参术饮（《丹溪心法》） 妊娠转胞。

【歌诀】

妊娠转胞参术饮　芎芍当归熟地黄

炙草陈皮兼半夏　气升胎举自如常

【组成】 当归　人参　白术　甘草　熟地　川芎　白芍　陈皮　半夏

【用法】 加生姜，水煎服。

【功用】 补益气血，升气举胎。

【主治】 妊娠转胞。症见脐下急痛，小便频数或不通。

【方析】 孕妇气血虚弱为本方主证。痰饮壅滞，胎位压迫胞室（即膀胱）致脐下急痛，小便不利为其次要症状。方用人参、熟地黄益气养血为君。臣以白术健脾燥湿；当归、白芍养血和营。佐以川芎活血行气；陈皮、半夏消痰化饮。甘草益气和中，调和诸药为使。使气得升降，胎位正常，胞室不受压迫，则小便如常。

按：本方即八珍汤去茯苓（补益气血而不引气下行），再加陈皮、半夏而成。原方未著剂量。

10. 牡丹皮散（《妇人大全良方》） 血瘕①。

【歌诀】

牡丹皮散延胡索　归尾桂心赤芍药

牛膝棱莪酒水煎　气行瘀散血瘕削

【注释】 ①瘕：瘕（jiǎ），音甲。腹中积块。

【组成】 牡丹皮　延胡索　当归尾　桂心各一两　牛膝　赤芍　莪术各二两　三棱一两半

【用法】 为粗末，每次9g，水酒各半煎服。

【功用】 化瘀行滞。

【主治】 血瘕。症见心腹间攻冲走注作痛，痛时见硬块，移动而不固定。

【方析】 瘀血凝聚为本方主证。方以牡丹皮活血散瘀为君。臣以赤芍、当归尾养血活血；三棱、莪术、延胡索消瘀散结并行气；牛膝活血并引血下行；桂心温通血脉。以酒为使，使药力入于血分。诸药合用能行血中气滞、气中血滞，使气血周流，经脉通畅，瘀血可散。

11. 固经丸 (《妇人大全良方》) 经多崩漏。

【歌诀】

固经丸用龟甲君　黄柏樗皮香附群

黄芩芍药酒丸服　漏下崩中色黑殷^①

【注释】 ①殷：殷（yān），音烟。赤黑色。

【组成】 黄芩　白芍　龟甲_{各一两}　椿根皮_{七钱}　黄柏_{三钱}　香附二钱半

【用法】 为末，酒糊为丸，如梧桐子大，每服五十丸，酒下。或水煎服。

【功用】 滋阴清热，止血固经。

【主治】 阴虚内热，迫血妄行之崩漏月经过多。症见经行不止，崩中漏下，血色深红，兼夹紫黑瘀块，心胸烦热，腹痛溲赤，舌红，脉弦数。

【方析】 阴虚内热，迫血妄行为本方主证。紫血瘀块，腹痛，脉弦为兼肝郁证。方用龟甲滋阴养血，潜阳降火；黄芩清热凉血以止血，共为君药。白芍益阴敛营，黄柏清泻虚热，椿根皮清热收敛止血，助君药清热止血固经，共为臣药。佐以香附疏肝解郁而调血，以防止血留瘀。

12. 柏子仁丸 (《妇人大全良方》) 血少经闭。

【歌诀】

柏子仁丸熟地黄　牛膝续断泽兰芳

卷柏加之通血脉　经枯血少肾肝匡^①

【注释】 ①匡：匡（kuāng），音筐。纠正。

【组成】 柏子仁　牛膝　卷柏_{各五钱}　泽兰　续断_{各二两}　熟地_{三两}

【用法】 为细末，炼蜜为丸，梧桐子大，每服三十丸，空腹米汤送下。

【功用】 养心安神，补血通经。

【主治】 闭经。女子血少神衰，形体羸瘦，月经停闭。

【方析】 阴血不充为本方主证。血脉不充，血行迟缓而致瘀为兼证。方用柏子仁养心安神为君。臣以熟地黄、牛膝、续断补肝肾益冲任。佐以卷柏、泽兰活血通经。

增　辑

1. 交加散 （《妇人大全良方》） 调和气血。

【歌诀】

交加散用姜地捣　二汁交拌各自炒

姜不辛散地不寒　产后伏热此为宝

【组成】 生姜十二两　生地黄一升

【用法】 各捣取汁，再将生姜汁拌生地渣，生地汁拌生姜渣，焙干研末，每服9g，温酒调下。

【功用】 滋阴清热，温中祛寒，调和气血。

【主治】 妇人气血不和证。症见腹痛结瘕，及产后血虚，伏热不解。

【方析】 气血不和或血虚伏热为本方主证。方用生地黄清热凉血滋阴；生姜温散祛寒，互相拌制，则生地黄滋阴清热而不寒，生姜温中祛寒而不燥，均为君药而互为佐制。

按：《妇人大全良方》卷十九另载同名方组成为当归、荆芥各等分，治瘈疭震颤等。

2. 白术散 （《全生指迷方》） 子肿。

【歌诀】

白术散中用四皮　姜陈苓腹五般奇

妊娠水肿肢浮胀　子肿病名此可医

【组成】 白术一钱　生姜皮　陈皮　茯苓皮　大腹皮各五分

【用法】 研细末，米汤送下。

【功用】 健脾化湿，行气利水。

【主治】 子肿。症见妇人妊娠后期，面目四肢浮肿。

【方析】脾虚水湿泛滥为本方主证。方用白术健脾制水以治本，为君药。生姜皮、陈皮行气疏表使水从毛窍而出；大腹皮、茯苓皮下气行水，使水从小便而出，共为臣药。

按：子肿为脾虚不能制水，水湿泛滥致面目四肢俱肿；子气为冲任风气，水道不利而致，仅见足肿，临证当区别。

3. 竹叶汤（《证治准绳》）子烦。

【歌诀】

竹叶汤能治子烦　人参芩麦茯苓存

有痰竹沥宜加入　胆怯闷烦自断根

【组成】人参五分　麦冬一钱半　茯苓　黄芩各一钱　淡竹叶十片

【用法】有痰加竹沥。水煎服。

【功用】清心除烦，泻火安胎。

【主治】子烦。症见妇人妊娠心惊胆怯，终日烦闷。

【方析】心胆火旺为本方主证。方用竹叶清心除烦为君。臣以黄芩清胆热，泻火安胎；茯苓宁心安神；麦冬清肺养阴。佐以人参补气生津。若夹痰，见呕吐涎沫，可佐竹沥少许以化痰清热。

按：子烦若因停痰积饮，阻滞胸膈而致者，当用二陈汤或温胆汤，本方不宜。

4. 紫菀汤（《妇人大全良方》）子嗽。

【歌诀】

紫菀汤方治子嗽　天冬甘桔杏桑会

更加蜂蜜竹茹煎　孕妇咳逆此为最

【组成】紫菀　天冬各一钱　桔梗五分　炙甘草　杏仁　桑白皮各三分　淡竹茹二分

【用法】加蜂蜜，水煎服。

【功用】清火润肺，降气止嗽。

【主治】子嗽。症见妊娠咳嗽，津血不足，失于濡润。

【方析】肺失濡润，郁火上炎为本方主证。方用紫菀润肺下气，消痰止咳为君。臣以天冬清肺抑火，滋阴润燥；竹茹清热化痰；桑白皮清泻肺火；桔梗祛痰止咳；杏仁润肺降气；白蜜润肺。佐使以炙甘草润肺止咳，调和诸药。

5. 失笑散（《太平惠民和剂局方》） 血瘀痛。

【歌诀】

失笑蒲黄及五灵　晕平痛止积无停

山楂二两便糖入　独圣功同更守经

【组成】 蒲黄　五灵脂_{各等分}

【用法】 先用醋调6g，熬成膏，加水，煎服。

【功用】 活血祛瘀，散结止痛。

【主治】 瘀血停滞证。症见心腹剧痛，或产后恶露不行，或月经不调，少腹急痛等；或产后血晕。

【方析】 瘀血停滞为本方主证。方中五灵脂通利血脉，散瘀止痛；蒲黄行血止血，共为君药。佐以醋及黄酒活血通络，行散药力，加强止痛。

【附方】 独圣散（《医宗金鉴》） 山楂_{二两}，水煎，加童便、砂糖调服。

功用：去胞中瘀血。

主治：产后心腹绞痛。

6. 如圣散（《证治准绳》） 止涩崩漏。

【歌诀】

如圣乌梅棕炭姜　三般皆煅漏崩良

升阳举经姜栀芍　加入补中益气尝

【组成】 乌梅　棕榈_{各一两}　干姜_{一两半}

【用法】 煅成炭，研末，每服6g，乌梅汤送下。

【功用】 敛血止血，止崩漏。

【主治】 冲任虚寒之崩漏。症见崩漏不止，血色淡而无血块。

【方析】 冲任虚寒为本方主证。方中棕榈涩能止血，乌梅酸能收敛，共为君药。臣以干姜温能守中。烧成炭能止血，故均煅黑。

【附方】 升阳举经汤（《医方集解》） 黄芪_{一钱五分}　炙甘草_{五分}　人参　陈皮　升麻　柴胡　白术_{各三分}　当归_{三分}　白芍　黑山栀　生姜　大枣，水煎服。

功用：升阳补气，和营清火。

主治：劳伤脾弱，气虚不能摄血之崩漏，并见身热、自汗、短气、倦怠、懒食等。

按：如圣散为崩漏急救治标用，血止后当辨病因而施治。

7. 生化汤（《傅青主女科》） 产后祛瘀。

【歌诀】

生化汤宜产后尝　归芎桃草炮姜良

倘因乳少猪蹄用　通草同煎亦妙方

【组成】 当归八钱　川芎三钱　桃仁十四枚　炮干姜　炙甘草各五分

【用法】 黄酒、童便各半煎服。

【功用】 活血化瘀，温经止痛。

【主治】 产后血虚受寒证。症见产后恶露不行，小腹冷痛。

【方析】 血虚寒凝血瘀为本方主证。方中重用当归养血活血，祛瘀生新，引血归经为君。川芎活血行气；桃仁活血祛瘀，为臣药。炮姜走血分，温经散寒；黄酒温通血脉；童便益阴化瘀，引血下行，共为佐药。甘草调和诸药为使。

【附方】 猪蹄汤（《太平惠民和剂局方》） 猪蹄一只　通草五两，水煎服。

功用：通经下乳。

主治：产后乳少。

8. 保产无忧方（《傅青主女科》） 安胎保产催生。

【歌诀】

保产无忧芎芍归　荆羌芪朴菟丝依

枳甘贝母姜蕲艾　功效称奇莫浪①讥

【注释】 ①浪：孟浪，有唐突、鲁莽之意。

【组成】 当归　川芎各一钱半　荆芥穗　炙黄芪各八分　艾叶　厚朴各七分　枳壳六分　菟丝子一钱四分　川贝一钱　白芍一钱二分　羌活　甘草各五分

【用法】 姜3片，水煎服。

【功用】 理气安胎。

【主治】 气血不和之胎动不安。症见胎动不安，腰酸腹痛，及胎位不正，难产等。

【方析】 气血不和致胎动不安或胎位不正为本方主证。方用川芎、当归、白芍养血和血，共为君药。臣以黄芪补气，胎动可固胎，产时可助力；菟丝子补肾安胎。荆芥、羌活性升浮，可引气上行，以助安胎；厚朴、枳壳理气和中，可瘦胎易产；贝母开郁散结，有助产之效；生姜温中降逆，行降冲任之气；艾叶暖宫止血安胎，共为佐药。全方看似杂乱，但安胎催生效甚佳。

9. 泰山磐石饮 (《景岳全书》) 安胎保产。

【歌诀】

泰山磐石八珍全　去茯加芪芩断联

再益砂仁及糯米　妇人胎动可安痊

【组成】 人参一钱　黄芪一钱　当归一钱　川续断　黄芩各一钱　白术二钱　川芎八分　芍药八分　熟地八分　砂仁　炙甘草各五分　糯米一撮

【用法】 水煎服。但觉有孕，三、五日常用一服；四月之后，方无虑也。

【功用】 益气健脾，养血安胎。

【主治】 妇人气血两虚之胎动不安。症见胎动不安，面色淡白，倦怠乏力，不思饮食，舌质淡，苔薄白，脉浮滑无力，或沉弱。

【方析】 气血虚弱，冲任失养，胎元不固为本方主证。方中人参、黄芪、熟地黄益气养血为君。臣以白术健脾燥湿；当归、白芍养血和营；续断补益肝肾，止血安胎。佐以川芎活血行气；黄芩清热安胎；砂仁理气安胎；糯米平补脾胃。炙甘草调和诸药为使。

按：本方即八珍汤减茯苓，加黄芪、续断、黄芩、砂仁、糯米而成。方中茯苓淡渗下行，对养胎不利，故去之。

10. 抵当丸 (《伤寒论》) 蓄血。

【歌诀】

抵当丸用桃仁黄　水蛭虻虫共合方

蓄血胞宫少腹痛　破坚非此莫相当

【组成】 桃仁二十五个　大黄三两　水蛭二十枚　虻虫二十个

【用法】 上4味，杵，分为四丸，以水一升，煮一丸，取七合服之，晬时，当下血；若不下者，更服。

【功用】 攻逐瘀血。

【主治】 下焦蓄血。症见少腹满痛，而小便自利，身黄如疸，精神发狂，大便易而色黑，脉沉结。

【方析】 下焦胞宫蓄血为本方主证。方中水蛭逐恶血，破血癥积聚；虻虫逐瘀血，破血积癥瘕，共为君药。臣以桃仁活血化瘀；大黄荡涤热邪，导瘀血下行。

按：本方药物组成及功用主治与抵当汤基本相同，水蛭、虻虫用量较抵当汤轻，汤分三次服，丸分四丸，分四次服，故药力较汤为轻，病情虽重而病久势缓者可用丸。条文中言及小便自利，以与膀胱气分有邪相鉴别。

11. 安胎饮子（《古方选注》） 预防小产。

【歌诀】

安胎饮子建莲先　青苎还同糯米煎

神造汤中须蟹爪　阿胶生草保安全

【组成】 莲子肉　青苎麻根（包）　糯米各三钱

【用法】 水煎，去苎麻根，每早连汤服一次。

【功用】 预防小产。

【主治】 胎动不安，小产。

【方析】 相火妄动，胎气不固为本方主证。方用莲子肉清君相之火，收摄脾肾之气，以助固胎，为君药。苎麻根清热止血安胎，为臣药。佐以糯米补脾益中。全方诸药使火清胎固，故能预防小产。

【附方】 神造汤（《备急千金要方》） 蟹爪一升　生甘草二尺　阿胶三两，烊化，水煎顿服。

功用：破胞堕胎，除宿血而下死胎。

主治：胎死腹中不下。

12. 固冲汤（《医学衷中参西录》） 血崩。

【歌诀】

固冲汤中芪术龙　牡蛎海蛸五倍同

茜草山萸棕炭芍　益气止血治血崩

【组成】 白术一两　生黄芪六钱　煅龙骨　煅牡蛎　黄肉各八钱　生杭芍　海螵蛸各四钱　茜草三钱　棕榈炭二钱　五倍子末五分

【用法】 水煎服。

【功用】 益气健脾，固冲摄血。

【主治】 脾气虚弱，脾不统血，冲脉不固之崩漏或月经过多。症见血崩或月经过多，色淡质稀，心悸气短，舌淡，脉细弱或虚大。

【方析】 气不摄血而致崩漏下血为本方主证。方中重用白术、黄芪为君，补气健脾，固冲摄血治其本。臣以山萸萸、白芍补益肝肾，敛阴养血。佐以煅龙骨、煅牡蛎、海螵蛸、棕榈炭、五倍子收敛固涩治其标；配用茜草活血止血，使血止而不留瘀。

按：本方与归脾汤均可治脾不统血之崩漏。但归脾汤以补益心脾为主，偏于治本；而本方健脾与收涩止血药相配，标本兼顾，止血力更强。

附：（一）便用杂方

1. 望梅丸（《医方集解》）生津止渴。

【歌诀】

望梅丸用盐梅肉　苏叶薄荷与柿霜

茶末麦冬糖共捣　旅行赍①服胜琼浆

【注释】　①赍：赍（lài），音赖。给，此处作赠送讲。

【组成】　盐制梅肉四两　紫苏叶五钱　薄荷叶　柿饼霜　细茶叶　麦冬各一两

【用法】　共研极细末，加白霜糖四两，共捣作丸如芡实大。每用一丸，含口中。

【功用】　生津止渴，提神。

【主治】　旅行中口渴。

【方析】　津液耗损，失于濡润为本方主证。方中梅肉生津止渴为君。臣以紫苏透散解热，理气宽胸；薄荷清利咽喉；柿霜甘凉，能清热润燥；麦冬滋阴润燥。佐以茶叶清头目，除烦渴；白霜糖润肺生津，兼以调味。诸药配合津液得生，燥渴可解。

2. 软脚散（《集验良方拔萃》）远行健足。

【歌诀】

软脚散中芎芷防　细辛四味碾如霜

轻撒鞋中行远道　足无箴疱①汗皆香

【注释】　①箴疱：箴（zhēn），音针。疑同针，此处指针刺样感觉；疱（pào），音泡。皮肤上长水疱样小疙瘩。箴疱即远行使足生水疱或茧子等。

【组成】　川芎　细辛各二钱半　白芷　防风各五钱

【用法】　共研极细末，撒少许于鞋袜内。

【功用】　活血舒筋，止痛除臭，并能润滑。

【主治】　远行足底生疱，脚臭。

【方析】　远行足部疲劳为本方主证。方中川芎行气活血为君。

臣以细辛、白芷、防风散风胜湿，解痉止痛。撒药粉于鞋袜内，可减少摩擦。

附：（二）幼科

1. 回春丹（《验方》） 风痰惊搐。

【歌诀】

回春丹用附雄黄　冰麝羌防蛇蝎襄[①]

朱贝竺黄天胆共　犀黄蚕草钩藤良

【注释】　①襄：襄（xiāng），音香。帮助。

【组成】　白附子　雄黄　羌活　防风　全蝎　朱砂　天麻　僵蚕各三钱　冰片　麝香各一钱五分　蛇含石八钱　川贝　天竺黄各一两　胆星二两　犀牛黄一钱

【用法】　各研细末；再用甘草一两，钩藤二两，水煎，和蜜为丸，如花椒大，晒干后蜡封。1~2岁、3~4岁、10岁以上分别每服二三五粒，钩藤、薄荷煎汤送下；周岁以内小儿，可用一粒化开，搽乳头上吮下。

【功用】　清热安神，镇惊息风，化痰开窍。

【主治】　急慢惊风、抽搐、瘈疭、伤寒邪热、斑疹烦躁、痰喘气急、五痫痰厥等证。

【方析】　风痰壅盛为本方主证。方中白附子、胆南星祛风化痰镇痉；犀牛黄开窍豁痰，息风定惊，清热解毒，共为君药。天麻、全蝎、僵蚕、钩藤平肝息风，镇痉化痰；川贝、天竺黄清热化痰；雄黄解毒燥湿祛痰；同为臣药。羌活、防风散风解痉；朱砂、蛇含石镇惊安神；冰片、麝香清热通窍；俱为佐药。甘草调和诸药为使药。

按：方中纯是祛风、化痰、镇惊息风、清热安神、开窍醒脑之品配合而成，服量虽小，药力颇猛，非重证急病不宜用。

2. 抱龙丸（《卫生宝鉴》） 化痰镇惊。

【歌诀】

抱龙星麝竺雄黄　加入辰砂痰热尝

琥珀抱龙星草枳　苓怀参竺箔朱香

牛黄抱龙星辰蝎　苓竺腰黄珀麝僵

明眼三方凭选择　急惊风发保平康

【组成】　胆南星_{四两}　麝香_{一钱}　天竺黄_{一两}　雄黄　辰砂_{各五钱}

【用法】　各研细末，煮甘草膏和丸，如皂角子大，朱砂为衣。每服一丸，薄荷汤送下。

【功用】　清热化痰，镇惊安神。

【主治】　急惊风。症见痰厥，高热抽搐。

【方析】　痰热内蕴为本方主证。方中胆南星祛风痰，镇痉为君。臣以天竺黄清化热痰；雄黄祛痰解毒；麝香开窍；朱砂安神。佐以薄荷清利头目。甘草调和诸药为使。

【附方】　（1）琥珀抱龙丸（《幼科发挥》）　琥珀　人参　天竺黄　茯苓　檀香_{各一两五钱}　生甘草_{三两}　枳壳　枳实　胆星_{各一两}　朱砂_{五钱}　怀山药_{一斤}。各研细末，和丸如芡实大，金箔为衣；每服一二丸，百日内小儿服半丸，薄荷汤下。

功用：清化热痰，镇惊安神，兼以扶正。

主治：同抱龙丸。

（2）牛黄抱龙丸（《医学入门》）　牛黄_{五分}　胆星_{一两}　辰砂　全蝎_{各一钱五分}　茯苓_{五钱}　天竺黄_{三钱五分}　腰黄（即雄黄）　琥珀_{各二钱五分}　麝香_{二分}　僵蚕_{三钱}。各研细末，为丸，每丸潮重四分，金箔为衣；每服一二丸，钩藤汤送下。

功用：镇惊息风，化痰开窍。

主治：同抱龙丸。

按：三方主治虽同，但第一方无祛风药，以化痰为主，宜于痰热内闭，内风将动未动的病证；第二方也无祛风药，但有人参、山药、茯苓、琥珀等药，故安神中兼以补正，宜于小儿体质较虚而痰热不重者；第三方加入全蝎、僵蚕，祛风豁痰之力最猛，不仅可治小儿风动痉厥，一切中风痰迷，温热内闭，神昏谵语均可服用。临证应细辨虚实缓急，酌情选用。

3. 肥儿丸（《医宗金鉴》）　脾疳。

【歌诀】

肥儿丸用术参甘　麦曲荟苓楂二连

更合使君研细末　为丸儿服自安然

验方别用内金朴　苓术青陈豆麦联

槟曲蟾虫连楂合　砂仁加入积消痊

【组成】 人参　芦荟各二钱五分　白术　胡黄连各五钱　黄连二钱　茯苓三钱　麦芽　神曲　山楂肉各三钱五分　炙甘草一钱五分　使君子肉四钱

【用法】 为末，黄米糊为丸，黍米大，每服二十至三十丸，米汤化下。现改炼蜜为丸，每丸重一钱，每服一二丸。

【功用】 杀虫消积，健脾清热。

【主治】 脾疳。症见面黄消瘦，身热，困倦嗜卧，心下痞硬，乳食懒进，好食泥土，肚腹坚硬疼痛，头大颈细，有时吐泻烦渴，大便腥黏等。

【方析】 脾虚虫疳为本方主证。方中使君子、芦荟驱虫消积为君。臣以黄连苦寒清热下蛔，胡黄连清热除湿消疳。佐以人参、白术、甘草、茯苓补脾；山楂、麦芽、神曲消积导滞。

【附方】 验方肥儿丸　鸡内金　厚朴　茯苓各四两　炒白术六两　青皮　陈皮各二两　炒扁豆　炒麦冬　炒山楂各八两　槟榔一两五钱　干蟾十一只　六神曲十二两　五谷虫　胡黄连　砂仁各三两，共研细末，蜜和作丸，每丸重9g；每服一丸，米汤送下。

功用：杀虫消积。

主治：脾疳。

按：二方均治脾疳，验方肥儿丸用槟榔、干蟾、五谷虫等杀虫，鸡内金、六神曲等消积，厚朴、青陈皮、扁豆、白术燥湿除满，故杀虫消积力较强，但无人参等健脾，故临证小儿体虚用第一方，体实用第二方。

4. **八珍糕**（《北京市中药成方选集》） 补虚健脾。

【歌诀】

八珍糕与小儿宜　参术苓陈豆薏依

怀药芡莲糯粳米　健脾益胃又何疑

【组成】 党参三两　白术二两　茯苓　扁豆　薏苡仁　怀山药　芡实　莲子肉各六两　陈皮一两五钱　糯米　粳米各五升

【用法】 共研细粉，加白糖十两，蒸制成膏，开水冲调，或作茶点吃。

【功用】 补虚健脾。

【主治】 小儿脾胃虚弱证。症见消化不良，形瘦色黄，腹臌便溏。

【方析】 脾胃虚弱为本方主证。方中党参健脾益胃为君。臣以白术、茯苓、扁豆、薏苡仁健脾利湿；怀山药、芡实、莲子肉健脾止泻。佐以陈皮行气燥湿，糯米、粳米健脾强胃。

按：本方制成糕，并加白糖，变药物为食品，利于小儿服食。

5. 保赤丹（《古今医方集成》） 痰涎壅滞。

【歌诀】

保赤丹中巴豆霜　朱砂神曲胆星尝

小儿急慢惊风发　每服三丸自不妨

【组成】 巴豆霜三钱　朱砂　胆星各一两　神曲一两五钱

【用法】 各研细末，用神曲糊丸，如绿豆大，朱砂为衣；每服二三粒，开水调化送下。

【功用】 清热导滞，化痰镇惊。

【主治】 小儿内热积滞，痰涎壅盛证。症见小儿急慢惊风，及胎火、停食停乳，内热积滞，痰涎壅盛。症见肚腹胀满，身热面赤，烦躁不安，大便秘结等。

【方析】 方中巴豆霜荡涤积滞，祛痰开结为君。臣以胆南星祛风化痰定惊；神曲健胃消食化滞。佐以朱砂镇静安神。

经 络 歌 诀

（一）十二经脉歌

1. 手太阴肺经歌

【歌诀】

手太阴肺中焦①起　下络大肠胃口②行

上膈属肺从肺系③　横从腋下臑内④萦

前于心与心包脉　下肘循臂骨上廉⑤

遂入寸口上鱼际⑥　大指内侧爪甲根

支络还从腕后出　接次指交阳明经

此经多气而少血　是动则为喘满咳

膨膨肺胀缺盆痛　两手交瞀⑦为臂厥

肺所主病咳上气　喘渴烦心胸满结

臑臂之内前廉痛　为厥或为掌中热

肩背痛是气有余　　小便数欠或汗出
气虚亦痛溺色变　　少气不足以报息

【注释】　①中焦：三焦之一。三焦的中部，指上腹腔部分。

②胃口：胃的上口，贲门处。

③肺系：喉咙，兼指气管。

④臑内：臑（nào），音闹。指上臂。屈侧称臑内，当肱二头肌部。

⑤廉：廉（lián），音连。指旁边。

⑥鱼际：又称"大鱼际"，位于手掌第一掌骨，赤白肉际处。

⑦瞀：瞀（mào），音茂。看不清楚。

【语译】　手太阴肺经起始于中焦胃部，向下行络于大肠，再回来沿着胃上口，穿过膈膜，属于肺脏，沿肺系上行，斜出横行经腋下，下循上臂内侧，走手少阴心经和手厥阴心包经的前面，下行到肘内，沿着臂内侧桡骨边缘，下行到掌后高骨下面，入于寸口，经过鱼际，到大指内侧，止于爪甲根部。另一支络从腕后高骨处，走向食指内侧，出其末端，接手阳明大肠经。

本经多气而少血，经气有了病变，就会出现肺中胀满，膨膨气喘，咳嗽，缺盆疼痛。严重时则两手交捧紧按于胸前，感到心中烦闷，视觉模糊。还可出现前臂部的厥冷、麻木、疼痛等症。

本经所属腧穴，能治肺脏发生的病证。如咳逆上气，喘促口渴，心烦胸满，上臂、前臂内侧前缘疼痛，或厥冷，或掌中发热等。

若邪气盛而有余，多见肩背疼痛，小便频而量少。如汗出而恶风寒，是被风邪所伤。

本经气虚不足，也可见肩背痛而恶寒，气短、呼吸急促，小便的颜色改变。

2. 手阳明大肠经歌

【歌诀】

手阳明经大肠脉　　次指内侧起商阳
循指上廉①出合谷　　两骨两筋②中间行
循臂入肘行臑外　　肩髃③前廉柱骨傍
会此下入缺盆内　　经肺下膈属大肠
支从缺盆上入颈　　斜贯两颊下齿当
夹口人中交左右　　上夹鼻孔尽迎香

此经血盛气亦盛　是动齿痛颈亦肿

是主津液病所生　目黄口干鼽衄④动

喉痹痛在肩前臑　大指次指痛不用

【注释】　①上廉：取屈肘执笔位，上廉即靠桡骨一侧。

②两筋：指拇长伸肌腱、拇短伸肌腱的过腕关节处。

③髃：髃（yú），音愚。指肩峰部。

④鼽衄：（qiú nù）。鼻出血。

【语译】　手阳明大肠经从食指末端内侧商阳穴起始，沿食指桡侧，出第一、二掌骨间（合谷穴），从两指歧骨中间，出腕侧两筋凹陷处（阳溪穴），沿前臂桡侧，进入肘外侧，经上臂外侧前，经肩髃穴，上肩，出肩峰部前，向上交会颈部大椎穴，再向前下入缺盆，络肺脏，下过膈膜，入属于大肠。另一支脉从缺盆上行颈部，通过两颊，进入齿龈，左右两脉在人中穴会合，交叉上行于鼻翼两侧的迎香穴，与足阳明胃经衔接。

本经多气多血，如果有了病变就会出现牙齿痛，颈部肿胀。

本经所属穴位能主治津液方面的病证。如目黄、口干、鼽衄、喉痹，肩前、上臂部痛，大指和其侧的次指痛而不好活动。

3. 足阳明胃经歌

【歌诀】

足阳明胃鼻頞①起　下循鼻外入上齿

环唇夹口交承浆②　颐③后大迎④颊车⑤里

耳前发际至额颅⑥　支循喉咙缺盆入

下膈属胃络脾宫　直者下乳夹脐中

支起胃口循腹里　下行直合气街⑦逢

遂由髀关⑧下膝膑　循胫足跗⑨中趾通

支从中趾入大趾　厉兑⑩之穴经尽矣

此经多气复多血　振寒伸欠面颜黑

病至恶见火与人　忌闻木声心惕惕

闭户塞牖⑪欲独处　甚则登高弃衣走

贲⑫响腹胀为骭厥⑬　狂疟温淫⑭及汗出

鼽衄口㖞并唇胗⑮　颈肿喉痹腹水肿

膺乳膝膑股伏兔　骭外⑯足跗上皆痛

气盛热在身以前　有余消谷溺黄甚

不足身以前皆寒　胃中寒而腹胀壅

【注释】　①頞：頞（è），音遏。鼻梁。

②承浆：穴名，在颏唇沟中央，属任脉。

③颐：颐（yí），音移。面颊，腮。

④大迎：穴名，在下颌角前1.3寸骨陷中，有面动脉。

⑤颊车：穴名，在下颌角前，咬肌中。

⑥颅：即前额骨部，在发下眉上处。

⑦气街：指经络之气通行的路径。此处是指气冲部，当股动脉搏动处。

⑧髀关：髀（bǐ），音比。股外为髀。髀关穴在髂前上棘直下，缝匠肌外侧，约平会阴。

⑨足跗：指足背。

⑩厉兑：穴名，在第二趾外侧，距趾甲角约0.1寸。

⑪牖：牖（yǒu），音有。窗户。

⑫贲：贲（bēn），音奔。贲响即腹中有气奔冲而响。

⑬骭厥：骭（gàn），音干。指足胫部气血阻滞。

⑭温淫：指热性病证。

⑮唇胗：胗（zhēn），音珍。口唇疮疡。

⑯骭外：胫骨外。

【语译】　足阳明胃经起于鼻旁凹陷处，与手阳明经的迎香穴相会，循鼻翼外缘下行入上齿龈，回出环绕口唇，于承浆穴交叉，而后沿颌下向后经大迎、颊车穴，上行入耳前，沿发际到额颅。另有支脉在大迎穴前下行，循喉咙入缺盆，下膈膜，入属胃，络于脾。外行的主干脉，从缺盆向下，经乳中，向下夹脐两旁，进入少腹气街穴。另一支脉从胃口向下，循腹里下行，与本经气街穴相合，继之下行，由髀关、伏兔穴，经膝膑中，沿胫骨外侧，下行足背，进入中趾内侧趾缝，出次趾末端的厉兑穴。又一支脉从足面冲阳穴别走入大趾内侧，直出大趾下端，与足太阴经衔接。

本经多气多血，如有病变，则发生振寒、呻吟、呵欠、面部颜色发黑等症状。

若病气至经脉，就厌恶他人和火光，听到木器响声就发生惊惕；所以患者欲独自关闭门户居住室内。严重时则可登高而歌，弃衣乱跑。胸膈部响，腹部胀满。此时可发为小腿部气血阻逆，如厥冷、麻木、酸痛等症。

本经腧穴可主治血分病证。如躁狂、疟疾、温热病，自汗出，鼻塞流涕或出血，口喎，唇生疱疹，颈部肿，喉咙痛，大腹水肿，膝关节肿痛；沿着胸前、乳部、气街、腹股沟部、大腿前、小腿外侧、足背上均痛，足中趾不能动。

本经气盛时，身体的前部皆热。如胃气有余，就可消谷善饥，小便发黄。

本经气虚不足，则身体前面畏寒。胃中虚寒，就会脘腹胀满。

4. 足太阴脾经歌

【歌诀】

太阴脾起足大趾　　循趾内侧白肉际①

过核骨②后内踝③前　　上腨④循胫膝股里

股内前廉入腹中　　属脾络胃上膈通

夹咽连舌散舌下　　支者从胃注心宫

此经血少而气壮　　是动即病舌本⑤强

食则呕出胃脘痛　　心中善噫而腹胀

得后与气快然衰　　脾病身重不能摇

瘕泄⑥水闭⑦及黄疸　　烦心心痛食难消

强立⑧股膝内多肿　　不能卧因胃不和

【注释】　①白肉际：指四肢掌面与背面交接的边缘，皮肤色浅，称白肉，又称赤白肉际。

②核骨：指跚趾内侧的骨头部突起，形如半个果核，故名核骨。

③内踝：胫骨下端突出处。

④腨：腨（shuàn），音涮。腓肠肌，俗称腿肚子。

⑤舌本：舌根部。

⑥瘕泄：瘕，指腹部忽聚忽散的痞块；泄，指水泄。

⑦水闭：即小便不通。

⑧强立：勉强站立。

【语译】　足太阴脾经起于大趾端，沿大趾内侧赤白肉际，经核骨，上行内踝前面，上小腿内侧，沿胫骨后侧，交足厥阴肝经之前，上膝股内前缘，进入腹中，属脾，络胃，穿过膈膜，沿乳外侧上至周荣穴，折返下行至大包穴，再回过来上行，夹咽喉，连舌根，散布于舌下。另一支脉，从胃部上过膈肌，注于心中，与手少阴心经相接。

本经多气少血。若经气有了病变，则舌根强硬，食入即呕，胃脘痛，腹胀，嗳气，得便或放屁后感到轻松。

本经所属腧穴主治脾虚经气不利的病证，如舌根痛，身体不能活动，食不下，心胸烦闷，心下急痛，大便溏，腹有痞块，泄利，或小便不通，黄疸，勉强站立，大腿和小腿内侧肿，或胃不和不能安睡。

5. 手少阴心经歌

【歌诀】

手少阴心起心经　　下膈直络小肠承
支者夹咽①系目系　　直者心系②上肺腾
下腋循臑后廉出　　太阴心主之后行
下肘循臂抵掌后　　锐骨③之端小指停
此经少血而多气　　是动咽干心痛应
目黄胁痛渴欲饮　　臂臑内痛掌热蒸

【注释】①夹咽：夹咽喉。

②心系：指心与各脏相连的组织。

③锐骨：指腕骨之豌豆骨。

【语译】手少阴心经起始于心中，下过膈肌，络于小肠。另有支脉从心系上行，夹咽喉，与眼球内连于脑的络脉。直行的经脉，从心系上行至肺，斜出腋下，沿上臂内侧后缘，走手太阴、手厥阴经之后，下肘，沿前臂内侧后缘，下行到掌后豌豆骨进入掌内后，沿小指桡侧直至小指端，与手太阳小肠经相接。

本经少血多气。如果发生了病变，就会出现心部疼痛，咽喉干燥，口渴想喝水。

本经所属腧穴能主治心脏病变。若本经有病，则发生目黄、胁痛、臂臑内侧后缘疼痛，或厥冷，或掌心热痛等症。

6. 手太阳小肠经歌

【歌诀】

手太阳经小肠脉　　小指之端起少泽
循手上腕出踝①中　　上臂骨②出肘内侧
两筋之间臑后廉　　出肩解③而绕肩胛④
交肩之上入缺盆　　直络心中循嗌⑤咽
下膈抵胃属小肠　　支从缺盆上颈颊
至目锐眦⑥入耳中　　支者别颊复上䪼⑦

抵鼻至于目内眦　　络颧交足太阳接

嗌痛颔肿头难回　　肩似拔兮⑧臑似折

耳聋目黄肿颊间　　是所生病为主液

颈颔肩臑肘臂痛　　此经少气而多血

【注释】　①踝：指手腕后小指侧高骨。

②臂骨：尺骨。

③肩解：肩关节缝。

④肩胛：成片骨即肩胛骨体。

⑤嗌：嗌（yì），音益。咽喉。

⑥目锐眦：目外角。

⑦顿：顿（zhuō），音拙。目眶下。

⑧兮：兮（xī），音息。古汉语助词。

【语译】　手太阳小肠经起于小指外侧少泽穴，沿手掌尺侧，上行至腕部，出尺骨小头处，直上沿尺骨下缘，出肘部内侧当肱骨内上髁和尺骨鹰嘴之间，经臂臑后缘，出肩后骨缝，绕肩胛部，交肩上，至大椎穴与诸阳经相会，向前进入缺盆，络于心，沿食管，过膈肌，到胃，入属于小肠。另有支脉，从缺盆沿颈部上行，上面颊，到眼外角，弯向后入耳中。又一支脉从颊部分出至目眶下，上向颧骨，靠鼻旁至内眼角，与足太阳膀胱经衔接。

本经多血少气。若经气有了病变，则出现咽喉疼痛，颔肿，颈不得回顾，肩部痛如人牵拉，上臂痛如折断。

本经所属腧穴主治津液方面的病变。如耳聋，眼睛昏黄，面颊肿，颈部、颔下、肩胛、上臂、前臂的外侧后缘疼痛。

7. 足太阳膀胱经歌

【歌诀】

足太阳经膀胱脉　　目内眦上额交巅①

支者从巅入耳角　　直者从巅络脑间

还出下项②循肩膊　　夹脊③抵腰循膂④旋

络肾正属膀胱府　　一支贯臀入腘⑤传

一支从膊别贯胛　　夹脊循髀合腘行

贯腨出踝循京骨　　小趾外侧至阴全

此经少气而多血　　头痛脊痛腰如折

目似脱兮项似拔　腘如结兮腨如裂

痔疟狂癫疾并生　鼽衄目黄而泪出

囟[⑥]项眦腰尻[⑦]腘腨　病若动时皆痛彻

【注释】①巅：头顶正中最高点，当百会穴处。

②项：后项部。

③夹脊：指夹行脊柱两旁。

④膂：膂（lǚ），音旅。夹脊两旁的肌肉。

⑤腘：腘（guó），音国。膝后中间凹陷处。

⑥囟：囟（xìn），音信。顶门处，在百会穴前3寸。

⑦尻：尻（kāo），音考，阴平声（即拼音的一声）。尾椎骨尽头处。

【语译】足太阳膀胱经起于内眼角，上行额部，交会于头顶。支脉从头顶下行至耳上角。直脉从巅顶入络于脑，还出后项下，循肩胛，夹背脊，下抵腰部，经腰膂，入络肾脏，属膀胱。还有一支脉从腰部夹脊下行，过臀部，进入腘窝中。另一支脉从肩髆处，过肩胛，夹背脊下行，经股外侧髀枢，下行与另一支脉会于腘中，而后下行穿过腿肚，出足踝外后方，循京骨穴，达小趾外侧到至阴穴，与足少阴肾经相接。

本经少气多血。如果本经产生病变，则出现头重痛，眼睛似脱出感，颈项如被人牵拉，背脊痛，腰痛如折，股关节不能弯曲，腘窝屈伸不利，腓肠肌有撕裂痛感。

本经所属腧穴主治筋方面的病变，如痔，疟疾，躁狂，癫痫，头囟后项痛，眼睛昏黄，流泪，鼻塞、多涕或出血，后项，背腰部，骶尾部、膝弯、腓肠肌、足跟等处疼痛，小趾不能随意活动。

8. 足少阴肾经歌

【歌诀】

足肾经脉属少阴　斜从小趾趋足心

出于然谷[①]循内踝　入跟上腨腘内寻

上股后廉直贯脊　属肾下络膀胱深

直者从肾贯肝膈　入肺夹舌循喉咙

支者从肺络心上　注于胸交手厥阴

此经多气而少血　是动病饥不欲食

咳唾有血喝喝[②]喘　目䀮[③]心悬坐起辄

善恐如人将捕之　咽肿舌干兼口热

上气心痛或心烦　黄疸肠澼④及痿厥⑤

脊股后廉之内痛　嗜卧足下热痛彻

【注释】 ①然谷：穴名，在内踝前大骨下，即舟骨粗隆下方。

②喝喝：气喘声。

③肮：肮（huāng），音荒。视物不清。

④肠澼：澼（pì），音辟。肠澼，即肠间水也。

⑤痿厥：痿，主要指下肢痿弱；厥，指逆冷。

【注译】 足少阴肾经起于足小趾下端，斜向足底心，出舟骨粗隆下，再经内踝之后，分支进入足跟，上行于腿肚内侧，出腘窝内侧，经大腿内后侧，通过脊柱，属于肾，络于膀胱。直行脉从肾向上，通过肝、膈，进入肺中，沿喉咙，夹舌根。支脉从肺部走出，络于心，流注于胸中，接交于厥阴心包经。

本经多气少血。如果出现病变，则饥不欲食，咳嗽，痰唾带血，喝喝气喘，两目视物不清，心如悬在空中不安，而且有如饥饿的感觉，易发生恐惧，如被人追捕的感觉。

本经所属腧穴能主治有关肾脏的疾病，如口热，舌干燥，咽部肿，气上逆，喉咙干痛，心烦痛，黄疸，腹泻，脊柱、大腿内侧后面痛，痿软，厥冷，喜卧，足心热痛等。

9. 手厥阴心包经歌

【歌诀】

手厥阴经心主①际　心包下膈络三焦

起自胸中支出胁②　下腋三寸循臑迢

太阴少阴中间走　入肘下臂两筋③超

行掌心从中指出　支从小指次指交

是经少气原多血　是动则病手心热

肘臂挛急腋下肿　甚则支满在胸胁

心中憺④憺时大动　面赤目黄笑不歇

是主脉⑤所生病者　掌热心烦心痛掣

【注释】 ①心主：即心包络，为心之外卫。

②胁：乳下旁肋部。

③两筋：指桡侧腕屈肌和掌长肌腱。

④憺：憺（dàn），音淡。形容心悸状。

⑤主脉：诸脉皆属于心，心包络代心受邪，故主脉所生病。

【语译】 手厥阴心包经起于胸中，浅出属于心包络，下过膈肌，络于三焦，直至腹部为止。支脉从胸中出胁下，当腋下三寸处向上行至腋下，循上臂内侧，于手太阴、手少阴之间，进入肘中，下行到前臂两筋间，进入掌心，沿中指桡侧直达指端。另有支脉从掌心沿无名指直达指端，与手少阳三焦经相接。

本经少气多血。如果发生病变，则见手心发热，上臂与肘部挛急，腋下肿。病变剧烈还可见胸胁支满，心中跳动不安，面赤目黄，喜笑不休等症。

本经所属腧穴主治有关血脉病变。如心胸烦闷，心痛，掌心发热。

10. 手少阳三焦经歌

【歌诀】

手少阳经三焦脉　　起手小指次指间

循腕出臂之两骨①　　贯肘循臑外②上肩

交出足少阳之后　　入缺盆布膻中传

散络心包而下膈　　循属三焦表里联

支从膻中③缺盆出　　上项出耳上角巅

以屈下颊而至䪼　　支从耳后入耳缘

出走耳前交两颊　　至目锐眦胆经连

是经少血还多气　　耳聋嗌肿及喉痹

气所生病汗出多　　颊肿痛及目锐眦

耳后肩臑肘臂外　　皆痛废及小次指

【注释】 ①臂之两骨：指前臂背侧，尺骨与桡骨间。

②臑外：上臂后侧。

③膻中：膻（dàn），音旦。膻中，穴名，位于两乳间。

【语译】 手少阳三焦经起始于无名指外端，沿着手背，出于前臂伸侧两骨间，过肘部，沿上臂外侧，向上过肩部，交出足少阳经后面，进入缺盆，分散于膻中，散络于心包，过膈肌，到腹中，泛属上、中、下三焦。支脉从膻中上行，出缺盆，上向颈旁，沿耳后直上至耳上角，弯向下行，经颊部至目眶下。另一支脉从耳后进入耳中，出耳前，经过上关前，交面颊，至外眼角接足少阳胆经。

本经少血多气。如果有了病变，则发生耳聋，咽肿，或喉痹。

本经所属腧穴能治疗有关气方面的病证，如自汗出，眼外角痛，面颊肿，耳后、肩部、上臂、肘弯、前臂外侧诸痛，小指次指不能随意活动。

11. 足少阳胆经歌

【歌诀】

足少阳脉胆之经　　起于两目锐眦边

上抵头角①下耳后　　循颈行手少阳前

至肩却出少阳后　　入缺盆中支者分

耳后入耳耳前走　　支别锐眦下大迎

合手少阳抵于颐　　下加颊车下颈连

复合缺盆下胸膈　　络肝属胆表里萦

循胁里向气街出　　绕毛际②入髀厌③横

直者从缺盆下腋　　循胸季肋过章门

下合髀厌髀阳④外　　出膝外廉外辅缘

下抵绝骨⑤出外踝　　循跗入小次趾间

支者别跗入大趾　　循趾歧骨出其端

此经多气而少血　　是动口苦善太息

心胁痛疼转侧难　　足热面尘体无泽

头痛颔痛锐眦痛　　缺盆肿痛亦肿胁

马刀侠瘿⑥颈腋生　　汗出振寒多疟疾

胸胁髀膝胫绝骨　　外踝皆痛及诸节

【注释】　①头角：当额结节处。

②毛际：耻骨阴毛处。

③髀厌：即髀枢，相当于环跳穴处。

④髀阳：指大腿外侧。

⑤绝骨：指腓骨下段凹陷处。

⑥马刀侠瘿：瘿（yīng），音婴，颈部肿物。马刀侠瘿，指瘰疬病生在颈项或腋下等部位。

【语译】　足少阳胆经起始于眼外角，上行至额角，下行到耳后，沿颈旁，行手少阳三焦经之前，下入缺盆。其支脉从耳后进入耳中，走耳前，至外眼角。另一支脉从眼外角，下向大迎，会手少阳三焦经至眼下，再下行经过颊车穴，至颈部与前入缺盆的支脉相合。由此下行胸中，过膈肌，络于肝，属于胆，再循胁里下行出少腹气冲穴，环绕阴毛，横行入髀枢。直行的主干脉从缺盆下走腋前，循胸部，过季肋下行，过足厥阴肝经章门穴，继向后下方，沿骶骨而下，与前入髀枢的支脉相合，再沿股外侧，经膝外侧，下向腓骨头前，直下至腓骨下段，下出外踝之前，沿足背进入第四趾外端。在足跗处又分出一条支脉，下行入大趾端，返回穿过趾甲，与足厥阴肝经相接。

本经多气少血。发生病变，则口苦，好叹气，胸胁痛不能转侧，甚则面色晦黯，好似蒙着一层灰尘，身体无光泽，小腿外侧发热等。

本经所属腧穴主治骨方面的病证。如头痛、下颔痛、眼外角痛、缺盆中肿、胁下肿，以及胸胁、髀枢、膝、胫骨外侧的绝骨、足外踝等处疼痛。颈腋部可生马刀侠瘿，还自汗出，战栗发冷，发生疟疾。

12. 足厥阴肝经歌

【歌诀】

足厥阴肝脉所终　　大趾之端毛际丛
循足跗上上内踝　　出太阴后入腘中
循股入毛绕阴器　　上抵小腹夹胃通
属肝络胆上贯膈　　布于胁肋循喉咙
上入颃颡①连目系　　出额会督顶巅逢
支者后从目系出　　下行颊里交环唇
支者从肝别贯膈　　上注于肺乃交宫
是经血多而气少　　腰痛俯仰难为工
妇少腹肿男癩疝　　嗌干脱色面尘蒙
胸满呕逆及飧②泄　　狐疝遗尿或闭癃

【注释】　①颃颡：颃颡（háng sǎng），音杭嗓。上腭处的两个孔，与鼻腔相通。

②飧：飧（sūn），音孙。大便泻出未完全消化的食物。

【语译】　足厥阴肝经为十二经脉之末，起始于足大趾背毫毛处，沿足背上行至足内踝上八寸处，交出足太阴脾经之后，沿大腿内侧，进入阴毛中，环绕阴部，上行抵少腹，上夹胃，属于肝，络于胆，继之贯膈肌上行，分布于胁肋部，沿气管之后，向上进入颃颡，连接目系，出额上行与督脉会于巅顶。其支脉从目系下行颊里，环绕唇内。另一支脉从肝分出，过膈肌，上注于肺，下行于中焦，与手太阴肺经相接。

本经多血少气。若有病变，则腰痛，不能俯仰。妇人则少腹肿胀，男子则为疝。严重者咽喉干燥，面色不泽，如灰尘蒙蒙。

本经所属腧穴主治肝脏病证，如胸满呕逆，飧泄，遗尿，狐疝，或小便癃闭。

（二）奇经八脉歌

【歌诀】

1. 任脉歌

任脉起于中极^①底　以上毛际循腹里

上于关元^②至咽喉　上颐^③循面入目是

2. 冲脉歌

冲起气街并少阴　夹脐上行胸中至

冲为五脏六腑海　五脏六腑所禀气

上渗诸阳灌诸精　从下冲上取兹义

亦有并肾下冲者　注少阴络气街出

阴股内廉入腘中　伏行骭^④骨内踝际

下渗三阴灌诸络　以温肌肉至跗趾

3. 督脉歌

督起小腹骨中央　入系廷孔^⑤络阴器

合篡^⑥至后别绕臀　与巨阳络少阴比

上股贯脊属肾行　上同太阳起内眦

上额交巅络脑间　下项循肩仍夹脊

抵腰络肾循男茎　下篡亦与女子类

又从少腹贯脐中　贯心入喉颐及唇

上系目下中央际　此为并任亦同冲

大抵三脉同一本　灵素言之每错综

督病少腹冲心痛　不得前后冲疝攻

其在女子为不孕　嗌干遗溺及痔癃

任病男疝女瘕带　冲病里急气逆冲

4. 跷脉歌

跷乃少阴之别脉　起于然骨至内踝

直上阴股入阴间　上循胸入缺盆过

出人迎前入颃^⑦眦　合于太阳阳跷和

此皆灵素说奇经　带及二维未说破

【注释】　①中极：穴名，任脉腹正中线脐下4寸。

②关元：穴名，腹正中线脐下3寸。

③上颐：指下颌部，承浆穴部位。

④骱：骱（héng），音横。即胫，自膝至足的部分。

⑤廷孔：指阴户。

⑥篡：篡（cuàn），音窜。即会阴部，位于肛门与阴器之间。

⑦頏：頏（qiú），音求。面颧。

【语译】　以上四歌合并注译于下。

任脉起于中极下的会阴部，向上至阴毛处，沿腹里，上出关元穴，向上行至咽喉部，再上行至下颌，口旁，沿面部上至目下。

冲脉起于足阳明胃经气冲穴，与少阴肾经并行，循腹夹脐上至胸中而分散。冲脉为五脏六腑之海，五脏六腑之气皆禀受于冲脉的濡养。其上行者，出于颃颡，渗灌精血于诸阳经。因本脉从下冲上而行，故称冲脉。然而也有下冲注于足少阴肾经的大络，出于气冲部分，沿大腿内侧下行，入腘窝中，伏行于小腿深部胫骨内侧，至足内踝之后的跟骨上缘而分出两支，与足少阴经并行，将精气灌注于足三阴经，所以本脉温肌肉下至足背大趾间。

督脉起始于小腹部，当骨盆的中央，在女子入内联阴部廷孔外端，男子则络阴器，合于前后阴相交处的篡间。另分出一络脉，绕臀部，在足太阳膀胱经与足少阴肾经相合处相会，一同上行经股贯脊，入属于肾。本脉上端与足太阳膀胱经相同，起于目内眦，上行至额，交会于巅顶，入络于脑，再下行经项部，下肩背，夹脊下行，抵达腰中，入络于肾。在男子则循阴茎，下至会阴部，与女子相同。督脉原虽起少腹下，一支向下至篡间，另一支则从少腹直上，贯脐中央，再上贯心中，入咽喉、面部及唇内，上系两眼中央。这一支与任脉并行，也与冲脉同行。

督脉有病变时，则为气从少腹上冲心中痛，前后二阴不通，二便不行，名为冲疝。女子督脉有病，则不得受孕。其余嗌干、遗尿或癃闭，以及痔疮等，男女皆同。

任脉有病，则男子发为七疝（即寒疝、水疝、筋疝、血疝、气疝、狐疝、癞疝），女子则为瘕聚、带下。

冲脉有病，则气逆上冲，腹中急痛。

阴跷脉是足少阴胃经的别脉，起于足跟，循足内踝直上，经股入阴间，循腹、胸上入缺盆，出于颈动脉之前，再入颧部到眼内角。

阳跷脉起于足跟足太阳膀胱经申脉穴，循足外踝上经腓骨后缘，上行大腿外侧，继续上行胁后，从腋缝后入肩部，循颈，上行入口角，上至眼内角与阴脉会合，再沿足太阳膀胱经上至额部，经足少阳胆经至足阳明胃经的风池穴终止。

歌中对带脉和阳维、阴维三脉未作说明，今补充于下：

带脉起于季胁之下，斜下行，横行回绕一身。因它约束一身如带，故称带脉。

阳维脉起于足跟外侧足太阳经金门穴，出足外踝，沿足少阳胆经上行，经股外侧，再上循胁肋后，至腋窝后缘，上行肩部，经颈部，与督脉会合在哑门和风府穴，再相行入风池，沿足少阳胆经上头过巅顶，下至前额的阳白穴为止。

阴维脉起于小腿内侧足太阴脾经的筑宾穴，沿股内侧中央线上行至少腹，与足太阴脾经相合，循胸入乳，斜向颈部，与任脉相会于天突、廉泉穴，再上行至巅顶为止。

由于此二脉维络于一身，行于外侧和身后者，叫阳维，行于内侧和身前者叫阴维。

注：歌诀中所属内廉、外廉等，与现代解剖的内、外部位相反，是以尺侧为外，以桡侧为内。

方　剂　索　引

二　画

207　二陈汤
172　二妙丸
152　二香散
047　十四味建中汤
109　十全大补汤
215　十枣汤
152　十味香薷饮
064　十神汤
104　丁香柿蒂竹茹汤
103　丁香柿蒂汤
053　七宝美髯丹
166　八正散
109　八珍汤
251　八珍糕
062　人参败毒散
133　人参荆芥散
110　人参养荣汤
060　九味羌活汤

三　画

213　三子养亲汤
169　三仁汤
069　三化汤
125　三生饮
075　三圣散
173　三妙丸
067　三拗汤
151　三物香薷饮
086　三黄石膏汤
130　三痹汤
092　大安丸
089　大羌活汤
186　大补阴丸
057　大青龙汤
068　大承气汤
154　大顺散
135　大活络丹
124　大秦艽汤
084　大柴胡汤
215　大陷胸丸
215　大陷胸汤
189　大黄附子汤
164　大橘皮汤
204　万氏牛黄丸
129　上中下通用痛风方
239　千金羊肉汤
216　千金苇茎汤
131　川芎茶调散
158　小半夏加茯苓汤
058　小青龙汤
230　小金丹
046　小建中汤
069　小承气汤
135　小活络丹

076	小柴胡汤	206	化斑汤
215	小陷胸汤	235	风六合汤
123	小续命汤	107	丹参饮
117	小蓟饮子	097	乌药顺气汤
193	子和桂苓甘露饮	225	乌梅丸
		155	六一散

四 画

		041	六君子汤
054	天王补心丹	099	六郁汤
148	天台乌药散	051	六味地黄丸
071	木香导滞丸	152	六味香薷饮
070	木香槟榔丸	080	六和汤
082	木贼煎	232	六神丸
176	五汁安中饮		

五 画

		205	玉女煎
162, 163	五皮饮	053	玉屏风散
157	五苓散	102	正气天香散
152	五物香薷饮	192	甘露饮
086	五积散	169	甘露消毒丹
168	五淋散	148	术附汤
101	五磨饮子	052	左归饮
091	不换金正气散	197	左金丸
061	太无神术散	052	右归饮
218	止嗽散	196	龙胆泻肝汤
122	少腹逐瘀汤	197	戊己丸
172	中满分消丸	090	平陈汤
171	中满分消汤（丸）	089	平胃散
250	牛黄抱龙丸	223	扑法
235	气六合汤	051	归芍地黄丸
244	升阳举经汤	111	归脾汤
042	升阳益胃汤	100	四七汤
191	升阳散火汤	118	四生丸
059	升麻葛根汤		
225	化虫丸		

041	四君子汤	108	百合汤
158	四苓散	045	百合固金汤
109	四物汤	239	达生散
140	四逆汤	083	达原饮
077	四逆散	227	托里十补散
144	四神丸	228	托里定痛汤
082	四兽饮	228	托里温中汤
101	四磨汤	223	扪法
245	生化汤	203	至宝丹
154	生脉散	222	当归六黄汤
244	失笑散	196	当归龙荟丸
061	白术汤	113	当归四逆加吴茱萸生姜汤
242	白术散	112	当归四逆汤
073	白头翁汤	238	当归生姜羊肉汤
190	白虎加人参汤	239	当归羊肉汤
190	白虎汤	052	当归补血汤
179	白茯苓丸	167	当归拈痛汤
141	白通加猪胆汁汤	178	当归润肠汤
074	瓜蒂散	236	当归散
212	半夏天麻白术汤	143	回阳救急汤
189	半夏泻心汤	249	回春丹
091	加味平胃散	190	竹叶石膏汤
079	加味逍遥散	243	竹叶汤
195	加减泻白散	066	竹叶柳蒡汤
195	加减泻白散	082	休疟饮
		067	华盖散

六　画

		121	血府逐瘀汤
126, 180	地黄饮子	160	舟车丸
078	芍药甘草汤	242	交加散
072	芍药汤	247	安胎饮子
088	芎苏饮	204	安宫牛黄丸
062	再造散	042	异功散

073, 145 导气汤

198 导赤散

208 导痰汤

232 阳和汤

160 防己黄芪汤

085 防风通圣散

066 防风解毒汤

244 如圣散

236 妇宝丹

七 画

051 麦味地黄丸

120 赤小豆当归散

202 苍耳散

148 芪附汤

099 苏子降气汤

105 苏合香丸

051 杞菊地黄丸

073 更衣丸

049 还少丹

197 连附六一汤

235 连附六合汤

142 吴茱萸汤

240 牡丹皮散

223 牡蛎散

081 何人饮

048 龟鹿二仙胶

201 辛夷散

163 羌活胜湿汤

164 羌活除湿汤

183 沙参麦冬饮

220 诃子散

096 补中益气汤

122 补阳还五汤

046 补肺阿胶散

100 《局方》四七汤

211 《局方》金沸草散

188 附子泻心汤

138 附子理中丸

202 妙香散

233 妊娠六合汤

156 鸡苏散

170 鸡鸣散

八 画

209 青州白丸子

207 青蒿鳖甲汤

217 苓桂术甘汤

082 奔豚汤

246 抵当丸

249 抱龙丸

248 软脚散

054 虎潜丸

159 肾着汤

247 固冲汤

241 固经丸

062 败毒散

051 知柏地黄丸

217 金水六君煎

211 金沸草散

108 金铃子散

050 金匮肾气丸

227 金银花酒

219 金锁固精丸

250	肥儿丸	165	栀子柏皮汤
173	炙甘草汤	075	栀子豉汤
146	疝气汤	104	柿蒂汤
055	河车大造丸	145	厚朴温中汤
221	河间诃子散	214	指迷茯苓丸
193	河间桂苓甘露饮	175	韭汁牛乳饮
195	泻白散	126	星香散
195	泻青丸	110	胃风汤
194	泻黄散	090	胃苓汤
220	治浊固本丸	115	咳血方
104	定喘汤	088	香苏饮
161	实脾饮	073	香连丸
240	参术饮	042	香砂六君子汤
051	参麦地黄丸	152	香薷葛根汤
087	参苏饮	119	复元活血汤
147	参附汤	210	顺气消食化痰丸
093	参苓白术散	128	顺风匀气散
185	驻车丸	049	保元汤
		245	保产无忧方

九　画

		231	保安万灵丹
224	封髓丹	252	保赤丹
088	茵陈丸	091	保和丸
165	茵陈蒿汤	082	追疟饮
159	茯苓甘草汤	244	独圣散
214	茯苓饮	048	独参汤
219	茯菟丹	127	独活汤
092	枳术丸	130	独活寄生汤
070	枳实导滞丸	112	养心汤
094	枳实消痞丸	177	活血润燥丸
107	枳实薤白桂枝汤	175	活血润燥生津饮
222, 241	柏子仁丸	224	济生乌梅丸
188	栀子金花丸	050	济生肾气丸

218	神术丸	156	益元散
060	神术散	047	益气聪明汤
063	神白散	075	烧盐方
247	神造汤	150	浆水散
206	神犀丹	134	资寿解语汤
		191	凉膈散
		062	消风败毒散

十　画

116	秦艽白术丸	130	消风散
116	秦艽防风汤	201	消斑青黛饮
116	秦艽苍术汤	178	消渴方
044	秦艽扶羸汤	061	海藏神术散
043	秦艽鳖甲散	208	涤痰汤
246	泰山磐石饮	208	润下丸
221	真人养脏汤	176	润肠丸
226	真人活命饮	097	调中益气汤
139	真武汤	069	调胃承气汤
085	桂枝加大黄汤	076	通关散
057	桂枝汤	177	通幽汤
057	桂枝麻黄各半汤	140	通脉四逆汤
200	桔梗汤	065	桑菊饮
107	栝蒌薤白半夏汤	221	桑螵蛸散
106	栝蒌薤白汤	251	验方肥儿丸
114	桃仁承气汤		
223	桃花汤		

十一画

235	热六合汤	138	理中汤
091	柴平汤	119	黄土汤
085	柴胡加芒硝汤	187	黄龙汤
078	逍遥散	078	黄芩加半夏生姜汤
194	钱乙泻黄散	078	黄芩汤
092	健脾丸	047	黄芪建中汤
236	胶艾汤	043	黄芪鳖甲散
142	益元汤	077	黄连汤

184	黄连阿胶汤	199	清震汤
151	黄连香薷饮	182	清燥汤
187	黄连解毒汤	183	清燥救肺汤
166	萆薢分清饮		
132	菊花茶调散		**十二画**
230	梅花点舌丹	250	琥珀抱龙丸
217	雪羹汤	184	琼玉膏
216	控涎丹	055	斑龙丸
212	常山饮	098	越鞠丸
065	银翘散	229	散肿溃坚汤
158	猪苓汤	095	葛花解酲汤
180	猪肾荠苨汤	059	葛根汤
072	猪胆汁导法	087	葛根黄芩黄连汤
245	猪蹄汤	064	葱豉汤
074	麻子仁丸	216	葶苈大枣泻肺汤
063	麻黄人参芍药汤	181	酥蜜膏酒
056	麻黄汤	178	搜风顺气丸
061	麻黄附子细辛汤	240	紫苏饮
101	旋覆代赭汤	214	紫金锭
248	望梅丸	044, 243	紫菀汤
238	羚羊角散	203	紫雪丹
136	羚羊钩藤汤	120	黑地黄丸
209	清气化痰丸	237	黑神散
192	清心莲子饮	149	黑锡丹
132	清空膏	075	稀涎散
193	清胃散	081	痛泻要方
200	清咽太平丸	199	普济消毒饮
198	清骨散	235	温六合汤
153	清暑益气汤	208	温胆汤
080	清脾饮	071	温脾汤
237	清魂散	185	滋肾通关丸
205	清瘟败毒饮	174	滋燥养营汤

235　寒六合汤
114　犀角地黄汤
161　疏凿饮子

十三画及以上

083　蒿芩清胆汤
117　槐花散
156　碧玉散
213　截疟七宝饮
227　蜡矾丸
072　蜜煎导法
167　缩泉丸

153　缩脾饮
186　增液汤
137　镇肝熄风汤
086　熟料五积散
103　橘皮竹茹汤
147　橘核丸
229　醒消丸
210　礞石滚痰丸
079　藿香正气散（丸）
152　藿薷汤
095　鳖甲饮子

12检